编　委　会

主　编：余尚贞 （江门市五邑中医院）

副主编：朱连雨 （江门市五邑中医院）

　　　　金正龙 （江门市五邑中医院）

编　委：谭金华 （江门市五邑中医院）

　　　　宋理萍 （江门市五邑中医院）

　　　　孔庆活 （江门市五邑中医院）

　　　　孙希洁 （暨南大学中医学院）

　　　　胡经航 （江门市五邑中医院恩平分院）

　　　　赖礼聪 （江门市五邑中医院江海分院）

中医经典经方

考核题集

余尚贞◎主编

朱连雨　金正龙◎副主编

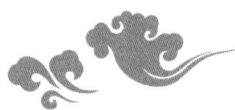

暨南大学出版社
JINAN UNIVERSITY PRESS

中国·广州

图书在版编目（CIP）数据

中医经典经方考核题集 ／ 余尚贞主编；朱连雨，金正龙副主编. -- 广州：暨南大学出版社，2024. 11.

ISBN 978-7-5668-3986-2

Ⅰ. R289.2-44

中国国家版本馆 CIP 数据核字第 2024ET2268 号

中医经典经方考核题集

ZHONGYI JINGDIAN JINGFANG KAOHE TIJI

主　编：余尚贞

副主编：朱连雨　金正龙

出 版 人：阳　翼

策划编辑：冯　琳　郑晓玲

责任编辑：詹建林

责任校对：刘舜怡　何江琳　杨柳牧菁

责任印制：周一丹　郑玉婷

出版发行：暨南大学出版社（511434）

电　　话：总编室（8620）31105261

　　　　　营销部（8620）37331682　37331689

传　　真：（8620）31105289（办公室）　　37331684（营销部）

网　　址：http：//www.jnupress.com

排　　版：广州尚文数码科技有限公司

印　　刷：广州市金骏彩色印务有限公司

开　　本：787mm×1092mm　1/16

印　　张：17.25

字　　数：394 千

版　　次：2024 年 11 月第 1 版

印　　次：2024 年 11 月第 1 次

定　　价：69.80 元

（暨大版图书如有印装质量问题，请与出版社总编室联系调换）

前　言

　　中医经典是中医学术的瑰宝，承载着几千年的智慧和经验。这套《中医经典经方考核题集》旨在帮助中医临床医师及中医住院医师规范化培训学员深入了解和掌握中医经典的核心知识，提高中医临床实践能力。

　　本书内容涵盖了多部中医经典著作，包括《黄帝内经》（人民卫生出版社）、《伤寒杂病论》[《伤寒论》（人民卫生出版社）、《金匮要略》（人民卫生出版社）]、《温病条辨》（人民卫生出版社）、《神农本草经（大字诵读版）》（中国医药科技出版社）、《医学三字经》（中国中医药出版社）。我们分门别类，编创整理试题共2000余道，力求通过这些精心设计的题目，全面考察中医临床医师及中医住院医师规范化培训学员对中医经典理论、诊断方法、方药运用等方面的理解和应用能力。

　　本书由国家中医临床教学培训示范中心暨南大学附属江门中医院（江门市五邑中医院）党委委员、副院长余尚贞教授等专家编写。余尚贞教授出身医学世家，为广东省名中医、第七批全国名老中医药专家学术经验继承工作指导老师、暨南大学博士生导师、国家临床重点专科江门市五邑中医院脑病科学术带头人。她行医执教30余年，其中主管教学工作10余年，一直致力于中医青年医师的培养工作，"拜名师、读经典、做临床"是她对中医成才之路的总结。自2013年开始她每年组织中医经典考试竞赛，激发大家学习中医经典的热情及动力，本书是她领导下的编委会近10年的心血之作。在编写过程中，我们遵循了科学、严谨的原则，确保题目的准确性和权威性。同时，我们也注重题目的实用性和针对性，以帮助中医临床医师及中医住院医师规范化培训学员加深对知识点的理解和记忆，更好地将中医经典知识转化为实际的临床技能。

我们希望这套考核题集不仅能够成为中医临床医师及中医住院医师规范化培训学员自我评估和提升的工具，也能够成为中医教育和临床实践的有益参考。我们相信，中医临床医师及中医住院医师规范化培训学员通过不断学习和积累，能够在中医经典的引领下，不断提升自己的医术水平，为患者提供更优质的医疗服务。

本书虽然经过三审修改，但在整理编订之时难免有所遗误，各位读者在阅读过程中如有发现相关错误、纰漏，望不吝批评指正，以便再次进行修订。祝愿所有使用本书的中医临床医师及中医住院医师规范化培训学员都能在中医经典的学习道路上取得优异成绩，并为弘扬中医文化、推动中医事业发展贡献自己的力量。

广东省余尚贞名中医传承工作室
江门市五邑中医院科教科住培办
2024年3月27日

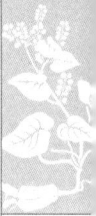

目　录

前　言 ·· 1

《黄帝内经》篇

试题一 ·· 2

试题二 ·· 6

试题三 ·· 9

试题四 ·· 17

试题五 ·· 25

试题六 ·· 32

试题七 ·· 39

试题八 ·· 47

试题九 ·· 50

试题十 ·· 59

试题十一 ·· 61

《伤寒论》篇

试题一 ·· 64

试题二 ·· 73

试题三 ·· 82

试题四 ·· 91

试题五 ·· 100

试题六 ·· 109

试题七 ·· 118

试题八 ·· 122

试题九 ·· 125

试题十 ·· 128

《金匮要略》篇

试题一 ·· 132

试题二 ·· 138

试题三 ·· 144

试题四 ·· 150

试题五 ·· 156

试题六 ·· 162

试题七 ·· 167

试题八 ·· 171

《温病学》篇

试题一 ·· 180

试题二 ·· 189

试题三 ·· 198

试题四 ·· 208

试题五 ·· 217

试题六 ·· 227

试题七 ·· 231

《神农本草经》篇

试题一 ·· 236

试题二 ·· 238

试题三 ·· 240

《医学三字经》篇

试题一 ·· 243

试题二 ·· 245

试题三 ·· 247

试题四 ·· 249

试题答案 ·· 252

《黄帝内经》篇

试题一

一、填空题

1. 现存《内经》分为 _____、_____ 两部分，每部分各 _____ 篇，合计 _____ 篇。

2. 《素问·举痛论》："余知百病生于气也。怒则气 _____，喜则气 _____，悲则气 _____，恐则气 _____，寒则气 _____，炅则气 _____，惊则气 _____，劳则气 _____，思则气 _____。"

3. 《素问·上古天真论》："上古之人，春秋皆度 _____ 而动作不衰；今时之人，年 _____ 而动作皆衰者，时世异耶？人将失之耶？"

4. 《素问·上古天真论》："女子七岁，_____ 盛，_____；……丈夫八岁，……三八，肾气平均，_____，故 _____ 而长极。"

5. 《素问·四气调神大论》："夫四时阴阳者，万物之 _____ 也。所以圣人春夏养 _____，秋冬养 _____，以从其 _____，……故阴阳四时者，万物之 _____ 也，死生之本也。逆之则 _____，从之则 _____，是谓得道。"

6. 《灵枢·天年》："岐伯曰：以 _____ 为基，以 _____ 为楯。_____ 者死，_____ 者生也。"

7. 《素问·阴阳应象大论》："阴阳者，_____，万物之纲纪，_____，生杀之本始，_____。治病 _____。"

8. 《素问·阴阳应象大论》："故积阳为天，_____，阴静 _____，阳生阴长，_____。阳化气，_____。……清气在下，则生 _____；浊气在上，则生 _____。此阴阳反作，病之逆从也。"

9. 《素问·阴阳应象大论》："壮火之 _____，少火之 _____；壮火 _____，气食 _____。壮火 _____，少火 _____。"

10. 《素问·六微旨大论》："亢则害，_____，制则生化，外列盛衰，_____，生化大病。"

11. 《素问·灵兰秘典论》："心者，_____ 之官也，_____ 出焉。……小肠者，_____ 之官，_____ 出焉。"

12. 《素问·六节藏象论》："心者，_____ 之本，_____ 之变也，其华在 _____，其充在 _____。"

13. 《素问·六节藏象论》："肾者，主蛰，_____之本，_____之处也，其华在_____，其充在_____。"

14. 《素问·五脏别论》："所谓五脏者，藏_____，故_____；六腑者，传_____，故_____。"

15. 《内经》理论体系形成的基础中，属于自然科学的是：_____。

二、单选题

1. 《灵枢·百病始生》认为"两虚相得"的"两虚"是指（　　）
   A. 自然界气候正常和人体正气充实　　B. 虚邪之风和人体正气虚弱
   C. 气候异常和人体正气充实　　D. 气候正常和人体正气虚弱
   E. 上巨虚穴和下巨虚穴

2. 据《素问·生气通天论》所述，出现"首如裹"病证的原因是（　　）
   A. 寒　　B. 暑　　C. 湿　　D. 风　　E. 燥

3. 《素问·至真要大论》中"皆属于下"的原文是（　　）
   A. 诸逆冲上　　B. 诸胀腹大　　C. 诸躁狂越　　D. 诸厥固泄　　E. 诸痛痒疮

4. 《素问·至真要大论》中"皆属于热"的原文是（　　）
   A. 诸风掉眩　　B. 诸寒收引　　C. 诸气膹郁　　D. 诸厥固泄　　E. 诸胀腹大

5. 据《素问·调经论》所述，导致内热的原因是（　　）
   A. 感寒　　B. 感热　　C. 伤于饮食　　D. 伤于情志　　E. 有所劳倦

6. 《素问·热论》认为伤寒四日，则（　　）
   A. 太阳受之　　B. 阳明受之　　C. 太阴受之　　D. 厥阴受之　　E. 少阳受之

7. 据《素问·评热病论》，风厥病的病位在于（　　）
   A. 太阳与少阴　　B. 阳明与太阴　　C. 少阳与厥阴　　D. 手太阴肺
   E. 足太阴脾

8. 《素问·咳论》论述了外内合邪而致肺咳，其中最易伤肺的外邪是（　　）
   A. 燥邪　　B. 寒邪　　C. 湿邪　　D. 热邪　　E. 暑邪

9. 据《素问·痹论》所述，冬季感受风寒湿之气，发为（　　）
   A. 行痹　　B. 痛痹　　C. 著痹　　D. 肾痹　　E. 骨痹

10. 据《素问·痹论》所述，脉痹不已，复感于邪，内舍于（　　）
    A. 肾　　B. 肝　　C. 肺　　D. 小肠　　E. 心

11. 《素问·痹论》认为卫者为（　　）
    A. 水谷之清气　　B. 水谷之精气　　C. 水谷之浊气　　D. 水谷之悍气
    E. 水谷之糟粕

12. 据《素问·痿论》所述，具有"主束骨而利机关"作用的是（　　）

　　A. 经脉　　B. 宗筋　　C. 经筋　　D. 肌肉　　E. 络脉

13. 据《素问·痿论》所述，具有"主渗灌溪谷"作用的是（　　）

　　A. 经脉　　B. 宗筋　　C. 冲脉　　D. 任脉　　E. 带脉

14. 《素问·厥论》认为阳气起于足的（　　）

　　A. 五指之表　　B. 五指之里　　C. 五指之上　　D. 聚足于心　　E. 上于膝

15. 据《灵枢·水胀》所述，石瘕是因寒邪客于（　　）

　　A. 胸腔　　B. 腹腔　　C. 肠内　　D. 肠外　　E. 子门

16. 《素问·脉要精微论》认为"夫脉者"，为（　　）

　　A. 心之府　　B. 血之府　　C. 气之府　　D. 精之府　　E. 神明之府

17. 据《素问·脉要精微论》所述，"头倾视深"是（　　）

　　A. 气血将夺　　B. 精神将夺　　C. 营卫将夺　　D. 骨髓将夺　　E. 经气将夺

18. 据《素问·脉要精微论》所述，"阳气微上，阴气微下"是在（　　）

　　A. 立冬后四十五日　　B. 冬至后四十五日　　C. 立夏后四十五日

　　D. 夏至后四十五日　　E. 夏至前四十五日

19. 《素问·平人气象论》指出虚里是（　　）

　　A. 脾之大络　　B. 心之大络　　C. 肺之大络　　D. 肝之大络

　　E. 胃之大络

20. 据《素问·汤液醪醴论》，上古之世做汤液醪醴是（　　）

　　A. 为而不用，以为备耳　　B. 服之万全　　C. 服之亦不必已

　　D. 配合针石　　E. 配合

21. 《素问·至真要大论》认为对"诸热之而寒者"宜采用的治法为（　　）

　　A. 取之热　　B. 取之寒　　C. 取之阳　　D. 取之阴　　E. 取之营

22. 《素问·五常政大论》认为，治寒病用热性药，服药时，当（　　）

　　A. 凉而行之　　B. 温而行之　　C. 冷而行之　　D. 热而行之

　　E. 冷热饮之都可

23. 《素问·标本病传论》认为"治反为（　　）"

　　A. 正　　B. 误　　C. 逆　　D. 从　　E. 顺

24. 据《素问·异法方宜论》所述，地域不同，发病亦异。南方之域，（　　）

　　A. 其病生于内　　B. 其病多痿厥寒热　　C. 其病挛痹　　D. 脏寒生满病

　　E. 其病皆为痈疡

25. 《素问·阴阳应象大论》指出，对"精不足者"宜采取的治则是（　　）

　　A. 温之以气　　B. 补之以味　　C. 阴阳双补　　D. 掣引之　　E. 引而竭之

三、多选题

1. 据《素问·四气调神大论》所述，违背春季养生规律可导致（　　　）
   A. 少阳不生　　B. 太阳不长　　C. 肝气内变　　D. 太阴不收　　E. 伤肝
   F. 夏为寒变　　G. 冬为飧泄　　H. 伤心

2. 据《素问·经脉别论》所述，下列哪些原因可以致喘？（　　　）
   A. 饮食饱甚　　B. 摇体劳苦　　C. 夜行　　D. 堕坠　　E. 持重远行
   F. 惊恐　　G. 疾走恐惧　　H. 度水跌仆

3. 据《素问·太阴阳明论》所述，太阴阳明为表里但生病而异，是因为（　　　）
   A. 阴阳异位　　B. 更虚更实　　C. 更逆更从　　D. 或从内或从外
   E. 感邪而异　　F. 或入脏或入腑　　G. 或属脾或属胃　　H. 循行上下

4. 《灵枢·本神》认为智者之养生必做到哪几个方面？（　　　）
   A. 和喜怒　　B. 顺四时　　C. 节阴阳　　D. 安居处　　E. 调刚柔

5. 据《灵枢·营卫生会》所述，营卫二气运行的规律是（　　　）
   A. 营在脉中，卫在脉外，营周不休，五十而复大会
   B. 太阴主内，太阳主外，各行二十五度，分为昼夜
   C. 卫气行于阴二十五度，行于阳二十五度，分为昼夜，故气至阳而起，至阴而止
   D. 营气从目内眦开始运行
   E. 卫气从目外眦开始运行

6. 《灵枢·天年》中三十岁的表现为（　　　）
   A. 血气始盛　　B. 五脏大定　　C. 血脉盛满　　D. 肌肉坚固　　E. 肌肉方长

7. 《灵枢·决气》指出，液的生成和作用是（　　　）
   A. 谷入气满　　B. 淖泽注于骨　　C. 骨属屈伸　　D. 泄泽补益脑髓、皮肤润泽
   E. 若雾露之溉

8. 据《素问·至真要大论》所述，"皆属于热"的病机是（　　　）
   A. 诸胀腹大　　B. 诸病有声，鼓之如鼓　　C. 诸转反戾，水液混浊
   D. 诸逆冲上　　E. 诸呕吐酸，暴注下迫

9. 《内经》载五运六气的篇章有（　　　）
   A. 天元纪大论、至真要大论　　B. 五运行大论、五常政大论
   C. 四气调神大论　　D. 六微旨大论、六元正纪大论　　E. 气交变大论

10. 据《素问·五藏别论》所述，奇恒之腑包括（　　　）
    A. 女子胞　　B. 脉　　C. 骨　　D. 脑　　E. 髓　　F. 胆

试题二

填空题

1.《素问·阴阳应象大论》:"故曰:天地者,万物之上下也;阴阳者,血气之男女也;左右者,＿＿＿＿＿＿＿＿也;水火者,＿＿＿＿＿＿＿＿也;阴阳者,万物之能始也。故曰:阴在内,＿＿＿＿＿＿＿＿;阳在外,＿＿＿＿＿＿＿＿。"

2.《素问·阴阳应象大论》:"阴味出下窍,＿＿＿＿＿＿＿＿。味厚者为阴,＿＿＿＿＿＿＿＿。气厚者为阳,＿＿＿＿＿＿＿＿。味厚则泄,薄则通。气薄＿＿＿＿＿＿,＿＿＿＿＿＿＿＿。壮火＿＿＿＿＿＿,＿＿＿＿＿＿＿＿;壮火食气,＿＿＿＿＿＿＿＿;壮火散气,＿＿＿＿＿＿＿＿。气味＿＿＿＿＿＿＿＿,＿＿＿＿＿＿＿＿。"

3.《素问·阴阳应象大论》:"故天有精,地有形;＿＿＿＿＿＿＿＿,＿＿＿＿＿＿＿＿,故能为万物之父母。清阳上天,浊阴归地,是故天地之动静,＿＿＿＿＿＿＿＿,故能以＿＿＿＿＿＿,终而复始。惟贤人＿＿＿＿＿＿＿＿,＿＿＿＿＿＿＿＿,＿＿＿＿＿＿＿＿。"

4.《素问·藏气法时论》:"夫邪气之客于身也,以胜相加,至＿＿＿＿＿＿愈,至＿＿＿＿＿＿＿＿,至＿＿＿＿＿＿持,＿＿＿＿＿＿＿＿起;必先定＿＿＿＿＿＿＿＿,乃可＿＿＿＿＿＿,死生之期也。"

5.《素问·六微旨大论》:"岐伯曰:亢＿＿＿＿＿＿,＿＿＿＿＿＿,制则生化,外列盛衰,害＿＿＿＿＿＿,生化大病。"

6.《素问·灵兰秘典论》:"膻中者,＿＿＿＿＿＿＿＿,＿＿＿＿＿＿＿＿出焉。……膀胱者,州都之官,＿＿＿＿＿＿＿＿,气化则能出矣。凡此十二官者,不得相失也。"

7.《素问·五脏别论》:"所谓五脏者,＿＿＿＿＿＿＿＿,故满而不能实;六腑者,＿＿＿＿＿＿＿＿,故实而不能满也。"

8.《素问·六节藏象论》:"脾、胃、大肠、小肠、三焦、膀胱者,＿＿＿＿＿＿＿＿,＿＿＿＿＿＿＿＿,名曰器,能化糟粕,转味而入出者也,其华＿＿＿＿＿＿＿＿,＿＿＿＿＿＿＿＿,其味甘,其色黄,此至阴之类,通于土气。"

9.《素问·经脉别论》:"是以夜行则＿＿＿＿＿＿＿＿,淫气病肺。有所堕恐,＿＿＿＿＿＿,淫气害脾。有所惊恐,喘出于肺,淫气伤心。度水跌仆,喘出于肾与骨。当是之时,勇者气行则已,怯者则＿＿＿＿＿＿＿＿。故曰:诊病之道,＿＿＿＿＿＿＿＿,＿＿＿＿＿＿＿＿,能知其情,以为诊法也。故饮食饱甚,汗出于胃。＿＿＿＿＿＿＿＿,＿＿＿＿＿＿＿＿。持重远行,汗出于肾。疾走恐惧,汗出于肝。摇体劳苦,汗出于脾。故春秋冬夏，四时阴阳，_____，此为常也。"

10.《灵枢·本神》："……天之在我者_____，地之在我者_____。德流气薄____。故_____谓之精；_____谓之神；_____谓之魂；_____谓之魄；所以任物者谓之心；_____谓之意；_____谓之志；因志而存变谓之思；_____谓之虑；_____谓之智。故智者之养生也，必_____，和_____，节阴阳而调刚柔。如是则僻邪不至。长生久视。"

11.《素问·太阴阳明论》："帝曰：脾病而四肢不用何也？岐伯曰：四肢皆禀气于胃_____，必因于脾乃得禀也。今脾病_____，四肢不得禀水谷气，_____，脉道不利，筋骨肌肉，皆_____，故不用焉。"

12.《灵枢·营卫生会》："黄帝曰：愿闻中焦之所出。岐伯答曰：中焦亦并胃中，_____，此所受气者，_____，_____，化其精微，上注于_____，以奉生身，莫贵于此，故独得_____，命曰营气。黄帝曰：夫血之与气，异名同类。何谓也？岐伯答曰：营卫者，精气也，血者，神气也，故血之与气，异名同类焉。故夺_____，夺_____，故人生有两死而无两生。"

13.《灵枢·决气》："岐伯曰：_____，_____，_____，是谓精。何谓气？岐伯曰：_____，_____，_____，_____，是谓气。何谓津？岐伯曰：腠理发泄，汗出溱溱，是谓津。何谓液？岐伯曰：谷入气满，_____，骨属屈伸，泄泽_____，_____，是谓液。何谓血？岐伯曰：_____，_____，是谓血。何谓脉？岐伯曰：_____，_____，是谓脉。"

14.《素问·生气通天论》："故阳气者，一日而主外。平旦_____，日中_____，日西_____，_____。是故_____，_____，_____，反此三时，_____。"

15.《素问·生气通天论》："岐伯曰：阴者，_____；阳者，_____。阴不胜其阳，_____，_____；阳不胜其阴，_____，_____。是以圣人陈阴阳，_____，骨髓坚固，_____。如是则内外调和，_____，耳目聪明，_____。"

16.《素问·举痛论》："余知百病生于气也。怒则气上，喜_____，悲_____，恐则气下，寒_____，炅_____，惊_____，劳则气耗，思则气结。九气不同，何病之生？岐伯曰：怒则气逆，_____，故气上矣。喜则气和志达，荣卫通利，_____。悲_____，_____，而上焦不通，荣卫不散，热气在中，故_____。恐则精却，却则上焦闭，闭则气还，还则下焦胀，故气下行矣。寒则腠理闭，_____，_____。炅则腠理开，荣卫通，_____，_____。惊则心无所倚，_____，虑无所定，_____。劳则喘息汗出，外内皆越，故气耗矣。思则心有所存，神有所归，正气留而不行，故气结矣。"

7

17.《素问·至真要大论》："诸风掉眩，皆属于肝；＿＿＿＿＿＿，皆属于肾；＿＿＿＿＿＿，皆属于肺；诸湿肿满，皆属于脾；＿＿＿＿＿＿，皆属于火；＿＿＿＿＿，皆属于心；诸厥固泄，皆属于下；＿＿＿＿＿＿，皆属于上；诸禁鼓栗，＿＿＿＿＿，皆属于火；＿＿＿＿＿＿，皆属于湿；诸逆冲上，皆属于火；＿＿＿＿＿＿，皆属于热；诸燥狂越，皆属于火；＿＿＿＿＿＿，皆属于风；诸病有声，＿＿＿＿＿＿，皆属于热；诸病胕肿，＿＿＿＿＿，皆属于火；诸转反戾，＿＿＿＿＿，皆属于热；诸病水液，澄澈清冷，皆属于寒；＿＿＿＿＿＿，＿＿＿＿＿＿，皆属于热。"

18.《灵枢·百病始生》："夫百病之始生也，皆于＿＿＿＿＿＿，＿＿＿＿＿＿。喜怒不节＿＿＿＿＿，风雨＿＿＿＿＿，清湿＿＿＿＿＿。三部之气所伤异类，愿闻其会。"

19.《素问·热论》："伤寒一日，巨阳受之，故＿＿＿＿＿，＿＿＿＿＿。二日阳明受之，阳明主肉，其脉侠鼻，络于目，故＿＿＿＿＿＿，＿＿＿＿＿＿。三日少阳受之，少阳主胆，其脉循胁络于耳，故＿＿＿＿＿＿＿。三阳经络，皆受其病，而未入于脏者，故可汗而已。四日太阴受之，太阴脉布胃中，络于嗌，故＿＿＿＿＿。五日少阴受之，少阴脉贯肾，络于肺，系舌本，故＿＿＿＿＿＿＿。六日厥阴受之，厥阴脉循阴器而络于肝，故＿＿＿＿＿＿。三阴三阳，五脏六腑皆受病，＿＿＿＿＿，＿＿＿＿＿，则死矣。"

20.《素问·痹论》："帝曰：荣卫之气，亦令人痹乎？岐伯曰：荣者，＿＿＿＿＿＿，＿＿＿＿＿＿，＿＿＿＿＿＿，乃能入于脉也。故循脉上下贯五脏，络六腑也。卫者，＿＿＿＿＿＿。其气＿＿＿＿＿，不能入于脉也。故循＿＿＿＿＿，＿＿＿＿＿，＿＿＿＿＿，逆其气则病，从其气则愈，＿＿＿＿＿＿，故不为痹。"

21.《素问·脉要精微论》："黄帝问曰：诊法何如？岐伯对曰：诊法常以平旦，＿＿＿＿＿，＿＿＿＿＿，饮食未进，＿＿＿＿＿，＿＿＿＿＿，故乃可诊有过之脉。"

22.《素问·上古天真论》："丈夫八岁，肾气实，＿＿＿＿＿。二八，肾气盛，＿＿＿＿＿，＿＿＿＿＿，阴阳和，故能有子。三八，＿＿＿＿＿，＿＿＿＿＿，故真牙生而长极。四八，＿＿＿＿＿，＿＿＿＿＿。五八，肾气衰，＿＿＿＿＿。六八，＿＿＿＿＿＿，面焦，发鬓颁白。七八，＿＿＿＿＿，筋不能动。八八，天癸竭，精少，肾脏衰，形体皆极，则齿发去。"

23.《素问·四气调神大论》："秋三月，此谓容平。＿＿＿＿＿，＿＿＿＿＿，＿＿＿＿＿，与鸡俱兴，＿＿＿＿＿，以缓秋刑，＿＿＿＿＿，使秋气平，＿＿＿＿＿，＿＿＿＿＿，此秋气之应，养收之道也。逆之则伤肺，冬为飧泄，奉藏者少。"

试题三

单选题

1. 《素问·阴阳应象大论》所说"清气在下，则生飧泄"，其机理是（　　）

    A. 胃气虚衰不能腐熟水谷　　B. 脾阳虚衰不能运化水谷

    C. 清阳衰于下而不能升　　D. 浊阴滞于上而不能降

    E. 肾阳虚衰不能温运脾土

2. 《素问·阴阳应象大论》所论"故清阳为天，浊阴为地；地气上为云，天气下为雨；雨出地气，云出天气"，是以自然界云的形成来说明（　　）

    A. 阴阳互根　　B. 阴阳消长　　C. 阴阳对立　　D. 阴阳统一

    E. 天地的阴阳属性

3. 《素问·阴阳应象大论》所论"清阳出上窍"中的"清阳"是指（　　）

    A. 卫阳之气　　B. 饮食化生之气　　C. 呼吸之气

    D. 发挥上窍各种功能的精微物质　　E. 以上都不是

4. 《素问·阴阳应象大论》所述"浊阴走五脏"中的"浊阴"是指（　　）

    A. 饮食物的糟粕和尿液　　B. 水谷之精气　　C. 藏于五脏的精血津液

    D. 阴液　　E. 痰饮等病理产物

5. 《素问·阴阳应象大论》说"阳为气，阴为味"，其"气"是指（　　）

    A. 人体的正气　　B. 水谷之精气　　C. 药食之气　　D. 药物的四气

    E. 天地之精气

6. 《素问·阴阳应象大论》说："壮火之气衰，少火之气壮"，其中"壮火""少火"的本义是（　　）

    A. 药食气味纯阳与温和之别　　B. 人体阳气亢盛与平和之别

    C. 病理之火与生理之火的区别　　D. 邪火与正气之别

    E. 相火与君火之别

7. 《素问·阴阳应象大论》中"阴胜则阳病，阳胜则阴病"反映了（　　）

    A. 阴阳的对立统一关系　　B. 阴阳的制约关系　　C. 阴阳的转化关系

    D. 阴阳的升降关系　　E. 阴阳的互根互用关系

8. 《素问·阴阳应象大论》曰：西方生（　　）

    A. 风　　B. 热　　C. 湿　　D. 燥　　E. 寒

9.《素问·阴阳应象大论》曰：喜伤心，胜喜者为（　　）

  A. 恐 B. 忧 C. 思 D. 喜 E. 怒

10.《素问·阴阳应象大论》曰："圣人为无为之事。"文中"无为"可理解为（　　）

  A. 无所不为 B. 无所作为 C. 顺乎自然 D. 修身养性

  E. 独立守神

11.《素问·阴阳应象大论》中提出的"以右治左，以左治右"的针刺法，即为（　　）

  A. 毛刺法 B. 斜刺法 C. 缪刺法 D. 直刺法 E. 分刺法

12.《素问·灵兰秘典论》中的"膻中"是指（　　）

  A. 心包络 B. 上气海部分 C. 下气海部分 D. 气海穴

  E. 以上都不是

13.《素问·灵兰秘典论》认为肺的主要生理功能是（　　）

  A. 气之本 B. 藏魄 C. 主治节 D. 主宣发 E. 司呼吸

14.《素问·灵兰秘典论》指出"小肠者，受盛之官，化物出焉"，其中"化物"应解释为（　　）

  A. 对水谷消化吸收 B. 分清别浊 C. 化生水谷之精气 D. 化生营气

  E. 以上都不是

15. 据《素问·六节藏象论》的论述，下列哪一脏器不属于"能化糟粕，转味而入出"的"器"？（　　）

  A. 胆 B. 胃 C. 小肠 D. 大肠 E. 三焦

16.《素问·六节藏象论》认为属于"至阴之类"的是（　　）

  A. 脾胃 B. 长夏 C. 肾 D. 肝 E. 脾胃大肠小肠三焦膀胱

17.《素问·五藏生成》在论述脉、髓、筋、血、气的生理功能时，指出诸脉者皆属于（　　）

  A. 脑 B. 目 C. 节 D. 心 E. 肺

18.《素问·五藏生成》认为筋的生理功能是（　　）

  A. 皆属于目 B. 皆属于脑 C. 皆属于节 D. 皆属于心

  E. 皆属于肺

19.《素问·五藏别论》认为奇恒之府的生理功能特点是（　　）

  A. 助六腑传化物 B. 输泻而不藏 C. 藏于阴而象于地 D. 其气象天

  E. 满而不实

20.《素问·五藏别论》中与"传化之府"有关的论述是（　　）

  A. 此受五脏浊气 B. 藏而不泻 C. 皆藏于阴而象于地 D. 满而不实

  E. 地气之所生

21.《素问·经脉别论》"府精神明，留于四藏"之"四藏"是指（　　）

  A. 心肺肝脾 B. 心肺肝肾 C. 心肝脾肾 D. 心肺脾肾

  E. 脾肺肝肾

22. 《素问·经脉别论》指出："食气入胃，浊气归心"，其中"浊气"是指（　　）

    A. 饮食水谷　　B. 食物残渣　　C. 水谷之悍气　　D. 宗气

    E. 谷食之气中的浓稠部分

23. 据《素问·经脉别论》所述，未直接参与水液代谢的脏器是（　　）

    A. 脾　　B. 肺　　C. 肝　　D. 膀胱　　E. 胃

24. 《素问·经脉别论》之"毛脉合精"的含义是（　　）

    A. 皮毛与脉中精气相合　　B. 脉中精气滋养皮毛

    C. 皮毛开阖正常，脉精气不泄　　D. 气血相合　　E. 经脉行于皮肤

25. 《素问·太阴阳明论》认为四肢不用的病理是（　　）

    A. 肝风动摇　　B. 脾病不能为胃行其津液　　C. 阳气偏阻　　D. 气血不足

    E. 风寒湿袭

26. 据《素问·太阴阳明论》所述，脾与季节的关系是（　　）

    A. 脾主长夏　　B. 脾主四时　　C. 脾不主时　　D. 脾主四时末十八日

    E. 以上都不是

27. 《素问·太阴阳明论》中"阴受之则入五藏"，可出现下列哪项外的病证？（　　）

    A. 身热不时卧　　B. 䐜满　　C. 闭塞　　D. 飧泄　　E. 肠澼

28. 据《灵枢·本神》所述，心有所忆谓之（　　）

    A. 意　　B. 心　　C. 志　　D. 思　　E. 虑

29. 《灵枢·本神》指出，肾藏精，精舍（　　）

    A. 志　　B. 魄　　C. 神　　D. 意　　E. 魂

30. 据《灵枢·本神》所述，心气虚的症状是（　　）

    A. 恐　　B. 四肢不用　　C. 腹胀经溲不利　　D. 悲　　E. 笑不休

31. 《灵枢·营卫生会》中，"太阴主内，太阳主外"之"内""外"是指（　　）

    A. 营气与卫气　　B. 体内与体表　　C. 白天与晚上　　D. 气与血

    E. 阴经与阳经

32. 据《灵枢·本神》所述，脾气虚的症状是（　　）

    A. 恐　　B. 四肢不用、五脏不安　　C. 腹胀经溲不利　　D. 悲

    E. 笑不休

33. 《灵枢·营卫生会》指出，营卫运行五十度而复大会的部位在（　　）

    A. 足少阴肾经　　B. 足阳明胃经　　C. 足太阳膀胱经　　D. 足太阴脾经

    E. 手太阴肺经

34. 《灵枢·营卫生会》认为营卫之气在体内一昼夜各运行（　　）

    A. 二十五度　　B. 三十五度　　C. 四十度　　D. 五十度　　E. 四十八度

35. 《灵枢·营卫生会》认为少壮之人多表现为（　　）

    A. 昼夜瞑　　B. 不昼瞑　　C. 夜瞑　　D. 昼瞑　　E. 昼精夜瞑

36. 《灵枢·营卫生会》认为"营出于中焦，卫出于（　　）"
    A. 上焦　　B. 下焦　　C. 肺脏　　D. 肾脏　　E. 手太阴肺经

37. 《灵枢·营卫生会》中"人生有两死，而无两生"的"两死"是指（　　）
    A. 夺血不夺汗　　B. 夺汗不夺血　　C. 既夺血又夺汗
    D. 两次死亡　　E. 营卫二气失调

38. 据《灵枢·营卫生会》，漏泄产生的原因是（　　）
    A. 伤于风邪　　B. 外伤于风，内有热饮食入胃　　C. 饮热汤
    D. 行于烈日之下　　E. 营卫充实

39. 据《灵枢·决气》所述，气脱的表现是（　　）
    A. 耳聋　　B. 汗大泄　　C. 目不明　　D. 昏厥　　E. 其脉空虚

40. 《灵枢·决气》指出"一气化六气"，此"一气"指的是（　　）
    A. 肾气　　B. 营气　　C. 卫气　　D. 水谷精微之气　　E. 元气

41. 据《灵枢·决气》所述，精脱的主要表现是（　　）
    A. 目不明　　B. 头晕目眩　　C. 耳数明　　D. 耳聋　　E. 腰膝酸软

42. 据《灵枢·决气》所述，脉的作用是（　　）
    A. 熏肤充身泽毛　　B. 宣五谷味　　C. 补益脑髓　　D. 发泄腠理
    E. 壅遏营气，令无所避

43. 《灵枢·本藏》"卫气和则分肉解利"中的"分肉解利"是指（　　）
    A. 肌肉松解　　B. 肌肉无力　　C. 肌肉滑润、通利无滞　　D. 肉痿
    E. 痿痹

44. 《灵枢·本藏》指出具有"奉生而周于性命"的物质是（　　）
    A. 五脏　　B. 六腑　　C. 血气精神　　D. 自然清气　　E. 营卫之气

45. 《灵枢·邪客》中"以应刻数"是指什么事物的作用或规律？（　　）
    A. 营气运行失常　　B. 营气运行节律　　C. 卫气运行节律　　D. 营气的作用
    E. 营气的生成

46. 《灵枢·经脉》中，肺手太阴之脉"气盛有余"和"气虚"时均会出现的症状是
    （　　）
    A. 交两手而瞀　　B. 鼽衄　　C. 振振洒寒　　D. 肩背痛　　E. 喉痹

47. 《灵枢·经脉》中，下列哪一种症状属于大肠手阳明之脉的是动病表现？（　　）
    A. 腹胀　　B. 善噫　　C. 齿痛　　D. 肠澼　　E. 得后与气则快然如衰

48. 《灵枢·经脉》中，下列哪一种症状属于膀胱足太阳之脉的是动病表现？（　　）
    A. 冲头痛　　B. 目眩　　C. 踝厥　　D. 嗜卧　　E. 足下热而痛

49. 《灵枢·经脉》中，下列哪一种症状属于心主手厥阴心包络之脉的是动病表现？
    （　　）
    A. 喉痹　　B. 喜笑不休　　C. 嗌肿　　D. 颊痛　　E. 汗出

50. 《灵枢·经脉》中，肾足少阴之脉"气不足"可出现哪种症状？（　　）

　　A. 狂　　B. 喜笑不休　　C. 癫疾　　D. 心惕惕如人将捕之　　E. 善悲

51. 《灵枢·百病始生》里"三部之气"是指（　　）

　　A. 人迎、寸口、趺阳　　B. 风雨、清湿、喜怒　　C. 上焦、中焦、下焦

　　D. 寸、关、尺　　E. 肺气、脾气、肾气

52. 《灵枢·百病始生》认为虚邪之中人也，始于皮肤，其症状表现为（　　）

　　A. 皮肤痛　　B. 项背痛　　C. 肌肉痛　　D. 肢节痛　　E. 头痛

53. 《灵枢·百病始生》认为积之始生，得之于哪种邪气？（　　）

　　A. 湿邪　　B. 火邪　　C. 风邪　　D. 燥邪　　E. 寒邪

54. 《灵枢·百病始生》认为邪中人出现"洒淅喜惊"者，为邪传舍于（　　）

　　A. 经脉　　B. 络脉　　C. 冲脉　　D. 皮肤　　E. 输脉

55. 《素问·生气通天论》认为起居如惊，神气乃浮，是感受了（　　）

　　A. 火邪　　B. 寒邪　　C. 暑邪　　D. 风邪　　E. 燥邪

56. 吴崑认为"体若燔炭"病症的原因是（　　）

　　A. 火　　B. 风　　C. 寒　　D. 热　　E. 燥

57. 《素问·生气通天论》认为汗出偏沮，使人（　　）

　　A. 痤　　B. 偏枯　　C. 痹　　D. 肤胀　　E. 痈肿

58. 《素问·生气通天论》认为汗出见湿导致的疾病为（　　）

　　A. 偏枯　　B. 水肿　　C. 痤痹　　D. 肤胀　　E. 风疟

59. 《素问·生气通天论》认为营气不从，逆于肉理，乃生（　　）

　　A. 风虐　　B. 痈肿　　C. 惊骇　　D. 大偻　　E. 偏枯

60. 《素问·生气通天论》认为春伤于风，邪气留连，乃为（　　）

　　A. 洞泄　　B. 咳嗽　　C. 胁痛　　D. 眩晕　　E. 汗出

61. 《素问·生气通天论》认为秋伤于湿，上逆为咳，发为（　　）

　　A. 痎疟　　B. 痿厥　　C. 温病　　D. 洞泄　　E. 首如裹

62. 《素问·生气通天论》认为味过于酸则（　　）

　　A. 挛急　　B. 短肌　　C. 心气喘满　　D. 肾气不衡　　E. 肝气以津

63. 《素问·玉机真藏论》认为气之逆行，脾受气于（　　）

　　A. 肺　　B. 肝　　C. 心　　D. 肾　　E. 胃

64. 《素问·玉机真藏论》认为肺即传而行之肝，其证候为（　　）

　　A. 腹中热　　B. 出白　　C. 病筋脉相引而急　　D. 胁痛出食　　E. 口苦

65. 《素问·调经论》认为有所劳倦，形气衰少，谷气不盛，上焦不行，是（　　）

　　A. 阳虚则外寒　　B. 阴虚则内热　　C. 阳盛则外热　　D. 阴盛则内寒

　　E. 阴阳两虚则寒

66. 《素问·至真要大论》认为"皆属于心"的病证为（　　　）

    A. 诸热瞀瘛　　B. 诸痛痒疮　　C. 诸躁狂越　　D. 诸禁鼓栗，如丧神守

    E. 诸厥固泄

67. 《灵枢·口问》认为下气不足，则乃为（　　　）

    A. 脑为之不满　　B. 肠为之苦鸣　　C. 目为之眩　　D. 痿厥心悗

    E. 溲便为之变

68. 《素问·至真要大论》认为"皆属于上"的病证为（　　　）

    A. 诸逆上冲　　B. 诸痿喘呕　　C. 诸气膹郁　　D. 诸躁狂越

    E. 诸痛痒疮

69. 《灵枢·口问》认为"溲便为之变，肠为之苦鸣"是（　　　）

    A. 中气有余　　B. 中气不足　　C. 下气不足　　D. 下气有余

    E. 上气不足

70. 《素问·至真要大论》认为"皆属于下"的病证为（　　　）

    A. 诸湿肿满　　B. 诸厥固泄　　C. 诸胀腹大　　D. 诸呕吐酸，暴注下迫

    E. 诸躁狂越

71. 据《素问·热论》所述，"热病已愈，时有所遗"的病因是（　　　）

    A. 热甚而强食之　　B. 房事　　C. 劳作　　D. 七情

    E. 又感受邪气

72. 据《素问·热论》所述，少阴病的症状是（　　　）

    A. 口燥舌干而渴　　B. 脉微细，但欲寐　　C. 欲吐不吐，心烦但欲寐

    D. 下利咽痛　　E. 寒热往来

73. 据《素问·热论》所述，少阳病的症状为（　　　）

    A. 胸胁痛而耳聋　　B. 口苦，咽干，目眩　　C. 胸胁苦满，心烦喜呕

    D. 寒热往来　　E. 默默不欲饮

74. 以《素问·热论》的内容为依据，暑病汗出在治疗上应注意（　　　）

    A. 益气解暑　　B. 清利湿热　　C. 利小便　　D. 不可止汗

    E. 不可发表

75. 《素问·热论》中所说的巨阳病，其症状是（　　　）

    A. 头项痛，腰脊强　　B. 恶寒　　C. 脉浮　　D. 汗出，脉浮缓　　E. 恶风

76. 《素问·热论》"今夫热病者，皆伤寒之类也"中"伤寒"一词的含义是（　　　）

    A. 外感风寒　　B. 包括寒邪在内的六淫之邪　　C. 外感热病的总称

    D. 外感寒邪　　E. 以上都不是

77. 据《素问·热论》所述，下列哪一项症状不属于阳明经证？（　　　）

    A. 身热　　B. 心烦　　C. 目疼　　D. 鼻干　　E. 不得卧

78. 《素问·热论》两感于寒，阳明与太阴俱病的症状，下列哪一项除外？（　　　）

    A. 身热　　B. 心烦　　C. 腹满　　D. 不欲食　　E. 谵语

79. 《素问·热论》中"两感于寒"是指（   ）

　　A. 同时感受风、寒之邪　　B. 两脏同时受邪　　C. 表经不解又传里经

　　D. 表里两经同时受邪发病　　E. 合病

80. 《素问·热论》中强调伤寒已满三日者方可施用（   ）

　　A. 发汗法　　B. 解表法　　C. 通便法　　D. 泄热法　　E. 和解法

81. 《素问·评热病论》中"劳风"的症状是（   ）

　　A. 强上冥视，唾出若涕，恶风振寒　　B. 汗出烦满，烦满不为汗解，恶风

　　C. 汗出辄复热，恶风　　D. 面足俱肿，恶风

　　E. 全身浮肿，恶风，口干，溺黄

82. 《素问·评热病论》认为"邪气交争于骨肉而得汗者"是因为（   ）

　　A. 邪却而精胜　　B. 精却而邪胜　　C. 伤津而正衰　　D. 热邪鸱张

　　E. 津气两伤

83. 《素问·评热病论》于汗出热不衰后提出"三死"之候是指（   ）

　　A. 身热，汗出，烦满不为汗解　　B. 少气，失志，不能食

　　C. 汗出辄复热而不能食、脉躁疾、狂言　　D. 厥逆，水浆不入，不知人

　　E. 腹满，身热，谵言

84. 《素问·评热病论》中"劳风"证病位在（   ）

　　A. 腠理　　B. 肌肤　　C. 肺下　　D. 半表半里　　E. 太阳

85. 《素问·评热病论》中"风厥"的病因病机是（   ）

　　A. 风袭少阴，邪从热化　　B. 太阳感风，营卫不和　　C. 少阴不足，复感风邪

　　D. 风袭太阳，少阴气逆　　E. 风中厥阴

86. 《素问·评热病论》"病名曰风厥……巨阳主气，故先受邪"中，"气"是指（   ）

　　A. 卫气　　B. 一身之气　　C. 主表　　D. 诸阳之气　　E. 肺气

87. 据《素问·评热病论》所述，下列哪项不属于"阴阳交"的症状？（   ）

　　A. 汗出辄复热　　B. 脉躁疾不为汗衰　　C. 寒热往来　　D. 狂言

　　E. 不能食

88. 根据《素问·咳论》的内容，症见"咳而腹满，不欲饮食"属于（   ）

　　A. 肺咳　　B. 脾咳　　C. 胃咳　　D. 三焦咳　　E. 肾咳

89. 据《素问·咳论》"五脏各以其时受病，非其时，各传以与之"的论述，冬季肺受邪而病，是从何脏传来？（   ）

　　A. 心　　B. 太阳　　C. 肝　　D. 脾　　E. 肾

90. 据《素问·咳论》对咳的治疗法则，五脏之咳，应治其（   ）

　　A. 肺　　B. 胃　　C. 经　　D. 合　　E. 俞

91. 下列诸症中哪一项属于《素问·咳论》中"脾咳"的范畴？（   ）

　　A. 咳而腹满　　B. 咳而右胁下痛　　C. 咳而不欲饮食　　D. 咳而呕

　　E. 咳而两胁下痛

92. 据《素问·咳论》"五脏之久咳，乃移于六腑"的传变规律，"久咳不已"，何腑受之？（　　）

   A. 胃　　B. 胆　　C. 膀胱　　D. 大肠　　E. 三焦

93. 《素问·举痛论》论述的"后泄腹痛"，是因寒邪客于（　　）

   A. 小肠　　B. 大肠　　C. 脾　　D. 胃　　E. 下焦

94. 《素问·举痛论》所述寒气客于肠胃之间、膜原之下的见症是（　　）

   A. 喘动应手　　B. 宿昔成积　　C. 痛甚不可按　　D. 按之痛止

   E. 按之无益

95. 据《素问·痹论》所述，"皮痹不已"，复感受风寒湿气则发生何痹？（　　）

   A. 肝痹　　B. 心痹　　C. 脾痹　　D. 肺痹　　E. 肾痹

96. 根据《素问·举痛论》的内容，疼痛按之而喘动应手者，是因寒邪客于（　　）

   A. 腹之动脉　　B. 肺经　　C. 膂筋　　D. 冲脉　　E. 任脉

97. 根据《素问·痹论》的内容，"痹聚在心"的情志原因是（　　）

   A. 大喜　　B. 忧思　　C. 惊　　D. 悲　　E. 恐

98. 根据《素问·举痛论》的内容，"痛甚不可按"是因寒邪侵入导致（　　）

   A. 小络急引　　B. 脉不通　　C. 脉泣血虚　　D. 脉充大而血气乱

   E. 血泣不得注于大经

99. 根据《素问·痹论》的内容，痹聚在骨的症状特点是（　　）

   A. 痛　　B. 关节不能屈伸　　C. 腰痛而不能俯仰　　D. 重　　E. 不仁

100. 据《素问·痹论》所述，下列哪一症状与肝痹无关？（　　）

   A. 夜卧则惊　　B. 多饮　　C. 小便频数　　D. 腹胀大，如怀妊之状

   E. 色苍黄

试题四

一、单选题

1. 被历代医家尊为"医家之宗"的医学著作是（　　）
   A.《本草纲目》　　B.《金匮要略》　　C.《黄帝内经》　　D.《伤寒论》
   E.《温病条辨》

2. 现存文献中最早记载《黄帝内经》的是（　　）
   A. 班固的《汉书·艺文志》　　B. 刘歆的《七略》　　C. 司马迁的《史记》
   D. 范晔的《后汉书》　　E. 吕不韦的《吕氏春秋》

3. 现存最早的研究《内经》的著作是（　　）
   A.《素问训解》　　B.《黄帝内经·素问》　　C.《类经》
   D.《黄帝内经太素》　　E.《重广补注黄帝内经·素问》

4.《素问·上古天真论》中女子五七发始堕的原因是（　　）
   A. 肾气虚　　B. 肾精亏　　C. 血不足　　D. 阳气衰于上　　E. 阳明脉衰

5. "夜卧早起，无厌于日"的养生方法适用于（　　）
   A. 春三月　　B. 夏三月　　C. 秋三月　　D. 冬三月　　E. 四时

6.《灵枢·天年》认为人体胚胎产生"以母为（　　）"
   A. 基　　B. 本　　C. 楯　　D. 根　　E. 标

7.《素问·阴阳应象大论》所述阴阳之性是（　　）
   A. 阳生阴长　　B. 阳杀阴藏　　C. 阴静阳躁　　D. 阳化气，阴成形
   E. 水为阴，火为阳

8.《素问·灵兰秘典论》中"气化则能出矣"的"气化"主要由何脏腑施行？（　　）
   A. 三焦　　B. 脾　　C. 肝　　D. 肾　　E. 命门

9. 据《素问·六节藏象论》所述，十一脏的功能取决于（　　）
   A. 肝　　B. 心　　C. 胆　　D. 脾　　E. 肾

10.《素问·阴阳应象大论》指出"伤气"的病因是（　　）
   A. 寒暑　　B. 喜怒　　C. 湿邪　　D. 燥邪　　E. 劳作

11. 据《素问·太阴阳明论》所述，脾病不能为胃行其津液，则病（　　）
   A. 泄泻　　B. 四肢不用　　C. 水肿　　D. 饥不受食　　E. 腹痛

12. 据《灵枢·本神》所述，所以任物者谓之（　　）
   A. 意　　B. 心　　C. 志　　D. 思　　E. 虑

13. 《灵枢·营卫生会》中"太阴主内，太阳主外"之"内""外"是指（　　）

  A. 营气与卫气　　B. 体内与体表　　C. 白天与晚上　　D. 气与血

  E. 阴经与阳经

14. 据《灵枢·决气》所述，"常先身生是谓精"的"精"指的是（　　）

  A. 先天之精　　B. 后天之精　　C. 水谷之精　　D. 天地之精气

  E. 以上均不是

15. 《灵枢·百病始生》认为"两虚相得"的"两虚"是指（　　）

  A. 自然界气候正常和人体正气充实　　B. 虚邪之风和人体正气虚弱

  C. 气候异常和人体正气充实　　D. 气候正常和人体正气虚弱

  E. 上巨虚穴和下巨虚穴

16. 据《素问·生气通天论》所述，"烦则喘喝，静则多言"是由于（　　）

  A. 寒邪外束　　B. 暑热薰蒸　　C. 湿邪困表　　D. 风邪袭表

  E. 湿邪蕴蒸

17. 在《素问·举痛论》所述九气为病中，因于情志者有（　　）

  A. 七条　　B. 两条　　C. 六条　　D. 八条　　E. 九条

18. 据《素问·调经论》所述，导致内热的原因是（　　）

  A. 感寒　　B. 感热　　C. 伤于饮食　　D. 伤于情志　　E. 有所劳倦

19. 《素问·至真要大论》中"皆属于下"的原文是（　　）

  A. 诸逆冲上　　B. 诸胀腹大　　C. 诸躁狂越　　D. 诸厥固泄　　E. 诸痛痒疮

20. 据《素问·评热病论》所述，劳风的症状是（　　）

  A. 强上冥视，唾出若涕，恶风振寒　　B. 汗出烦满，烦满不为汗解，恶风

  C. 汗出辄复热，恶风　　D. 面足俱肿

  E. 全身浮肿，恶风，口干苔滑，溺黄

21. 据《素问·咳论》所述，"咳而腹满"常见于（　　）

  A. 脾咳　　B. 胃咳　　C. 三焦咳　　D. 大肠咳　　E. 小肠咳

22. 据《素问·举痛论》所述，疼痛出现胁肋与少腹相引痛者，是寒气客于（　　）

  A. 小肠　　B. 膜原　　C. 阴股　　D. 厥阴之脉　　E. 少阴之脉

23. 据《素问·痹论》所述，春季感受风寒湿之气，发为（　　）

  A. 筋痹　　B. 行痹　　C. 痛痹　　D. 肾痹　　E. 肝痹

24. 《素问·痹论》认为卫者为（　　）

  A. 水谷之清气　　B. 水谷之精气　　C. 水谷之浊气　　D. 水谷之悍气

  E. 水谷之糟粕

25. 溲血见于《素问·痿论》中痿证的（　　）

  A. 肉痿　　B. 骨痿　　C. 脉痿　　D. 筋痿　　E. 痿躄

26. 据《灵枢·水胀》所述，肤胀与鼓胀的症状相同点是（　　）

  A. 腹胀身皆大　　B. 皮厚　　C. 腹筋起　　D. 按其腹窅而不起　　E. 色苍黄

27.《素问·脉要精微论》认为"夫脉者",为（　　）

A. 心之腑　　B. 血之腑　　C. 气之腑　　D. 精之腑　　E. 神明之腑

28. 据《素问·脉要精微论》所述，"阳气微上，阴气微下"是在（　　）

A. 立冬后四十五日　　B. 冬至后四十五日　　C. 立夏后四十五日

D. 夏至后四十五日　　E. 夏至前四十五日

29.《素问·阴阳应象大论》指出，对"精不足者"宜采取的治则是（　　）

A. 温之以气　　B. 补之以味　　C. 阴阳双补　　D. 掣引之　　E. 引而竭之

30. 据《素问·阴阳应象大论》所述，对于气血虚衰者宜采取的治法是（　　）

A. 因而越之　　B. 引而竭之　　C. 减之　　D. 彰之　　E. 扬之

31. 据《素问·汤液醪醴论》所述，中古之世做汤液醪醴是（　　）

A. 为而不用，以为备耳　　B. 服之万全　　C. 服之亦不必已　　D. 配合针石

E. 配合薰浴

32.《素问·至真要大论》中"非调气而得者，治之奈何？"对"坚者"的病症宜采用的治法为（　　）

A. 除之　　B. 散之　　C. 攻之　　D. 削之　　E. 润之

33.《素问·至真要大论》中"非调气而得者，治之奈何？"对"燥者"的病证宜采用的治法为（　　）

A. 濡之　　B. 温之　　C. 缓之　　D. 润之　　E. 攻之

34.《素问·阴阳应象大论》指出"气虚宜掣引之"，"掣引"是指（　　）

A. 利尿之法　　B. 导引、按蹻之法　　C. 益气升提之法　　D. 荡涤疏利之法

E. 涌吐之法

35. 据《素问·异法方宜论》所述，中央之域人们的饮食特点是（　　）

A. 食鱼而嗜咸　　B. 食杂而不劳　　C. 华食而脂肥　　D. 野处而乳食

E. 嗜酸而食胕

36. 据《素问·标本病传论》所述，下列情况当"治其标"的是（　　）

A. 先病而后逆者　　B. 先逆而后病者　　C. 先寒而后生病者

D. 先病而后生寒者　　E. 先病而后生中满者

37.《素问·至真要大论》中对"急者"的病证宜采用的治法为（　　）

A. 行之　　B. 平之　　C. 缓之　　D. 散之　　E. 润之

38.《素问·至真要大论》中对"散者"的病证宜采用的治法为（　　）

A. 收之　　B. 温之　　C. 敛之　　D. 益之　　E. 润之

39. 下述哪一条是对《素问·阴阳应象大论》的错误引用？（　　）

A. 气虚者宜掣引之　　B. 血实宜攻之　　C. 其实者，散而泻之

D. 中满者，泻之于内　　E. 阴病治阳

40.《素问·阴阳应象大论》中"浊阴走五脏","浊阴"是指（　　）

    A. 二便等污秽之物　　　B. 使上窍发挥各种功能的精微物质

    C. 饮食化生的精气　　　D. 精血津液　　　E. 卫气

41. 据《灵枢·百病始生》中"三部之气，所伤异类"的观点，"清湿"所伤的部位是（　　）

    A. 上部　　　B. 下部　　　C. 五脏　　　D. 经脉　　　E. 络脉

42.《素问·标本病传论》认为"治得为（　　）"

    A. 正　　　B. 误　　　C. 逆　　　D. 从　　　E. 反

43.《素问·阴阳应象大论》曰："知之则强，不知则老。"文中"之"是指（　　）

    A. 阴阳五行　　　B. 脏腑气血　　　C. 养生规律　　　D. 呼吸精气

    E. 七损八益

44.《灵枢·营卫生会》指出，营卫五十而复大会的部位在（　　）

    A. 足少阴肾经　　　B. 足阳明胃经　　　C. 足太阳膀胱经　　　D. 足太阳脾经

    E. 手太阴肺经

45.《素问·标本病传论》认为"治反为（　　）"。

    A. 正　　　B. 误　　　C. 逆　　　D. 从　　　E. 顺

46.《素问·上古天真论》曰："肾者主水，受五脏六腑之而精藏之。"此处"主水"是指（　　）

    A. 主水液代谢　　　B. 主藏精的功能　　　C. 主骨　　　D. 主天癸

    E. 生殖之精

47. 据《素问·四气调神大论》所述，违背秋三月的养生之道，到冬天易生的病变是（　　）

    A. 寒变　　　B. 疟疟　　　C. 飧泄　　　D. 痿厥　　　E. 洞泄

48.《灵枢·天年》认为人体胚胎产生"以父为（　　）"

    A. 基　　　B. 本　　　C. 楯　　　D. 根　　　E. 标

49.《素问·阴阳应象大论》中认为药食中气厚者为（　　）

    A. 阳中之阴　　　B. 阳中之阳　　　C. 阴中之阴　　　D. 阴中之阳

    E. 以上均不是

50.《素问·灵兰秘典论》指出心的主要生理功能是（　　）

    A. 谋虑出焉　　　B. 伎巧出焉　　　C. 神明出焉　　　D. 喜乐出焉

    E. 治节出焉

51.《素问·六节藏象论》提出人体以五脏为本，其中肾为（　　）

    A. 阴精之本　　　B. 封藏之本　　　C. 阳气之本　　　D. 先天之本　　　E. 罢极之本

52.《素问·阴阳应象大论》指出"伤形"的病因是（　　）

    A. 寒暑　　　B. 喜怒　　　C. 悲　　　D. 恐　　　E. 劳作

53. 《素问·太阴阳明论》认为脾与季节的关系是（　　　）

　　A. 脾主长夏　　　B. 脾主四时　　　C. 脾不主时　　　D. 脾主四时末十八日

　　E. 以上均不是

54. 据《灵枢·本神》所述，心有所忆谓之（　　　）

　　A. 意　　　B. 心　　　C. 志　　　D. 思　　　E. 虑

55. 据《灵枢·决气》所述，不属于"液"的功能的是（　　　）

　　A. 淖泽注于骨　　　B. 熏肤、充身、泽毛　　　C. 骨属屈伸　　　D. 泄泽补益脑髓

　　E. 皮肤润泽

56. 《灵枢·百病始生》认为"两实相逢"的"两实"是指（　　　）

　　A. 正常的气候变化和人体正气充实　　　B. 虚邪之风和人体正气虚弱

　　C. 气候异常和人体正气充实　　　D. 气候正常和人体正气虚弱

　　E. 上巨虚穴和下巨虚穴

57. 据《素问·生气通天论》所述，薄厥的病因是（　　　）

　　A. 七情所伤　　　B. 饮食所伤　　　C. 劳作所伤　　　D. 六淫所伤

　　E. 以上均不是

58. 据《素问·举痛论》所述，思可使（　　　）

　　A. 气上　　　B. 气缓　　　C. 气下　　　D. 气结　　　E. 气泄

59. 据《素问·热论》所述，巨阳为诸阳主气，是因其脉连于（　　　）

　　A. 风池　　　B. 风府　　　C. 百会　　　D. 大椎　　　E. 阳维

60. 据《素问·热论》所述，"耳聋微闻"是由于（　　　）

　　A. 少阳病衰　　　B. 阳明病衰　　　C. 太阳病衰　　　D. 少阴病衰　　　E. 厥阴病衰

61. 据《素问·评热病论》所述，失志者常出现（　　　）

　　A. 脉躁　　　B. 烦躁　　　C. 狂言　　　D. 多汗　　　E. 谵语

62. 据《素问·评热病论》所述，"劳风"的治法宜（　　　）

　　A. 表里刺之　　　B. 利肺散邪　　　C. 饮之服汤　　　D. 调其虚实

　　E. 和其逆顺

63. 据《素问·咳论》所述，咳病甚则唾血常见于（　　　）

　　A. 胃咳　　　B. 心咳　　　C. 脾咳　　　D. 肺咳　　　E. 肝咳

64. 据《素问·举痛论》所述，疼痛日久而成积者，是由于寒气客于（　　　）

　　A. 小肠膜原之间　　　B. 侠脊之脉　　　C. 背俞之脉　　　D. 肠胃之间，膜原之下

　　E. 小肠

65. 据《素问·痹论》所述，夏季感受风寒湿之气，发为（　　　）

　　A. 筋痹　　　B. 脾痹　　　C. 心痹　　　D. 脉痹　　　E. 骨痹

66. 《素问·痹论》认为行痹是因（　　　）

　　A. 风气胜　　　B. 寒气胜　　　C. 湿气胜　　　D. 风寒湿三气均胜　　　E. 风寒气胜

67. 枢折挈见于《素问·痿论》中痿证的（　　　　）

　　A. 肉痿　　　B. 骨痿　　　C. 脉痿　　　D. 筋痿　　　E. 痿躄

68. 据《灵枢·水胀》所述，肠覃是因寒邪客于（　　　　）

　　A. 子门　　　B. 肠内　　　C. 肠外　　　D. 子宫门　　　E. 胸腔

69.《素问·脉要精微论》认为"夫精明五色者"为（　　　　）

　　A. 气之华　　　B. 血之华　　　C. 精之华　　　D. 神之华　　　E. 色之华

70. 据《素问·脉要精微论》所述，"梦哭"是由于（　　　　）

　　A. 肺气盛　　　B. 肺气虚　　　C. 肾气盛　　　D. 肾气虚　　　E. 心气虚

二、多选题

1.《素问·四气调神大论》认为秋天养生应（　　　　）

　　A. 夜卧早起　　　B. 早卧早起　　　C. 使气得泄　　　D. 以缓秋刑　　　E. 使志安宁

2.《内经》中所涉及的学科有（　　　　）

　　A. 天文学　　　B. 历法学　　　C. 气象学　　　D. 心理学　　　E. 生物学

3.《素问·五藏别论》所说"魄门亦为五藏使"，说明肛门的启闭要依赖于（　　　　）

　　A. 心神的主宰　　　B. 肝气的条达　　　C. 脾气的升提　　　D. 肺气的宣降

　　E. 肾气的固摄

4.《灵枢·本神》认为，肝，悲哀动中则伤魂，魂伤则（　　　　）

　　A. 狂忘不精　　　B. 阴缩　　　C. 挛筋　　　D. 两胁骨不举　　　E. 毛悴色夭

5.《灵枢·决气》指出，液脱的主要表现是（　　　　）

　　A. 骨属屈伸不利　　　B. 色夭，脑髓消　　　C. 目不明　　　D. 其脉空虚

　　E. 胫酸，耳数鸣

6. 据《素问·生气通天论》所述，阳失卫外，湿邪侵害人体出现的症状是（　　　　）

　　A. 烦则喘喝　　　B. 首如裹　　　C. 为肿　　　D. 大筋緛短，小筋弛长

　　E. 体若燔炭

7. 据《素问·热论》所述，其不两感于寒者，十日太阴病衰，则（　　　　）

　　A. 少腹微下　　　B. 渴止　　　C. 腹减如故　　　D. 头痛稍愈　　　E. 思饮食

8. 据《素问·热论》所述，伤寒热病治疗大法是（　　　　）

　　A. 根据病变脏腑的经脉予以调治　　　B. 治其未传之经

　　C. 治其已传其经　　　D. 病在表可发其汗　　　E. 病在里可泄其热

9. 据《素问·评热病论》所述，风厥的主要证候表现除身热外，尚有（　　　　）

　　A. 汗出　　　B. 脉躁　　　C. 狂言　　　D. 烦满　　　E. 不能食

10.《素问·咳论》认为肺咳的发生源于"外内合邪"，具体是指（　　　　）

　　A. 外伤湿邪　　　B. 内伤寒食　　　C. 内生水湿　　　D. 外伤热邪

　　E. 外伤寒邪

11. 据《素问·咳论》所述，心咳之状为（　　　）

 A. 咳则心痛　　B. 喉部梗塞　　C. 咽肿　　D. 喉痹　　E. 唾血

12. 据《素问·举痛论》所述，疼痛按之无益者，是由于（　　　）

 A. 寒邪客于经脉之中　　B. 寒邪客于侠脊之脉　　C. 深按之不能及

 D. 脉充大而血气乱　　E. 重中于寒

13. 《素问·痹论》认为，痹，其热者是因（　　　）

 A. 阳气少　　B. 阳气多　　C. 阳气盛　　D. 阴气多　　E. 阴气少

14. 《素问·痿论》中"五体痿"的共同病机是（　　　）

 A. 脏气阻滞　　B. 功能失调　　C. 气机不畅　　D. 脏热精伤

 E. 五体失养

15. 据《素问·脉要精微论》所述，"以此参伍"主要包括（　　　）

 A. 视精明　　B. 按尺寸　　C. 切脉动静　　D. 望神色　　E. 察五色

16. 据《素问·平人气象论》所述，所谓无胃气者，是指（　　　）

 A. 胃气衰竭　　B. 但得真藏脉　　C. 不得胃气也　　D. 人绝水谷

 E. 脾胃虚弱

17. 据《素问·脉要精微论》所述，察"五脏"强与不强，可审身体的"五腑"，此"五腑"是指（　　　）

 A. 头　　B. 背　　C. 腰　　D. 膝　　E. 骨

18. 《素问·调经论》认为阴虚生内热的机理为（　　　）

 A. 形气衰少　　B. 谷气不盛　　C. 上焦不行，下脘不通　　D. 胃气热

 E. 热气熏胸中

19. 据《素问·脉要精微论》所述，"夺气"表现为（　　　）

 A. 目不明　　B. 言而微　　C. 耳聋　　D. 终日乃复言　　E. 四肢乏力

20. 据《素问·脉要精微论》所述，四时的脉象为（　　　）

 A. 春应中矩　　B. 夏应中矩　　C. 秋应中衡　　D. 冬应中权　　E. 春应中规

21. 据《素问·平人气象论》所述，死脉有（　　　）

 A. 但弦无胃　　B. 但钩无胃　　C. 但代无胃　　D. 但石无胃　　E. 但毛无胃

22. 《素问·四气调神大论》中圣人顺四时而"从其根"的养生方法是（　　　）

 A. 春夏养阳　　B. 春夏养阴　　C. 秋冬养阳　　D. 秋冬养阴

 E. 必待日光

23. 《素问·灵兰秘典论》中"仓廪之官"是指（　　　）

 A. 大肠　　B. 小肠　　C. 胃　　D. 脾　　E. 三焦

24. 《素问·太阴阳明论》指出"阳道实，阴道虚"，其中伤阴的邪气为（　　　）

 A. 贼风虚邪　　B. 食饮不节　　C. 起居不时　　D. 情志不节　　E. 劳逸失常

25. 《灵枢·本神》认为，肺，喜乐无极伤魄，魄伤则（　　　）

 A. 狂　　B. 意不存人　　C. 皮革焦　　D. 竭绝失生　　E. 毛悴色夭

26. 《灵枢·决气》指出，津脱的主要表现是（　　　）

    A. 耳聋　　B. 目不明　　C. 腠理开　　D. 汗大泄　　E. 其脉空虚

27. 据《素问·生气通天论》所述，阳失卫外，煎厥的主要症状是（　　　）

    A. 纵，其若不容　　B. 口渴　　　C. 目盲不可以视　　　D. 耳闭不可以听

    E. 偏枯

28. 据《素问·热论》所述，其不两感于寒者，十二日厥阴病衰，则（　　　）

    A. 囊纵　　B. 思饮食　　C. 身热少愈　　D. 少腹微下　　E. 舌干已

29. 《素问·热论》中"今夫热病者，皆伤寒之类也"之"伤寒"应包括（　　　）

    A. 中风　　B. 湿温　　C. 温病　　D. 热病　　E. 伤寒

30. 《素问·厥论》指出"暴不知人"的发病机制是（　　　）

    A. 阳气盛于上　　B. 下气重上而邪气逆　　C. 阳气乱　　D. 阴气积于下

    E. 阴气盛于上

试题五

一、单选题

1. 《黄帝内经》的作者是（　　）

　　A. 黄帝　　B. 战国至秦汉时期的众多医家　　C. 刘歆　　D. 刘向　　E. 王冰

2. 马莳注释《内经》的著作名称是（　　）

　　A.《黄帝内经素问》　　　B.《黄帝内经素问注证发微》

　　C.《黄帝内经素问集注》　　　D.《类经》　　　E.《内经知要》

3. 据《素问·上古天真论》所述，人体生长发育过程中起决定性作用的是（　　）

　　A. 五脏之气的充盛　　B. 天癸的形成　　C. 水谷的摄入　　D. 肾气的充盛

　　E. 三焦的气化

4. 据《素问·四气调神大论》所述，"蕃秀"描述的是哪一季节的物候规律？（　　）

　　A. 春　　B. 夏　　C. 秋　　D. 冬　　E. 长夏

5. 《灵枢·天年》认为表现为"好趋"的年龄段是（　　）

　　A. 十岁　　B. 二十岁　　C. 三十岁　　D. 四十岁　　E. 五十岁

6. 《素问·阴阳应象大论》认为药食中味厚者的功能是（　　）

　　A. 通　　B. 泄　　C. 发热　　D. 发泄　　E. 发散

7. 据《灵枢·本神》所述，因思而远慕谓之（　　）

　　A. 意　　B. 心　　C. 志　　D. 思　　E. 虑

8. 《素问·灵兰秘典论》言膻中的主要功能有（　　）

　　A. 产生七情　　B. 聚藏精气　　C. 代君行令　　D. 辅助血行　　E. 以上都是

9. 《素问·六节藏象论》提出心在生命活动中的重要意义是（　　）

　　A. 生命的根本　　B. 主思维活动　　C. 主推动血在脉中运行　　D. 主面之华色

　　E. 以上均不是

10. 据《素问·五藏别论》所述，传化之腑中不包含（　　）

　　A. 三焦　　B. 胆　　C. 肠　　D. 胃　　E. 膀胱

11. 《素问·太阴阳明论》认为"伤于风者"（　　）

　　A. 下先受之　　B. 上先受之　　C. 脏先受之　　D. 腑先受之　　E. 表先受之

12. 据《灵枢·本神》所述，意之所存谓之（　　）

　　A. 意　　B. 心　　C. 志　　D. 思　　E. 虑

13. 《灵枢·营卫生会》中"血者，神气也"的含义是（　　）

A. 神气是血产生的物质基础　　B. 血是中焦化生的精汁奉心神化赤而成

C. 血就是神气　　D. 血受神气支配　　E. 血是心神所化

14. 《灵枢·决气》认为"骨属屈伸不利、色夭、脑髓消，胫酸，耳数鸣"属于（　　）

A. 津脱　　B. 精脱　　C. 液脱　　D. 血脱　　E. 气脱

15. 据《灵枢·百病始生》中"三部之气，所伤异类"的观点，"清湿"所伤的部位是
（　　）

A. 上部　　B. 下部　　C. 五脏　　D. 经脉　　E. 络脉

16. 据《素问·生气通天论》所述，"开阖不得，寒气从之"则生（　　）

A. 痈肿　　B. 大偻　　C. 痤痹　　D. 瘘　　E. 疖

17. 《素问·举痛论》认为"气消"的病因是七情中的（　　）

A. 悲　　B. 恐　　C. 惊　　D. 思　　E. 怒

18. 据《素问·生气通天论》的论述，五脏阴精亏损的主要原因是（　　）

A. 五味失调　　B. 感受六淫　　C. 情志所伤　　D. 阳热耗伤　　E. 劳倦所伤

19. 据《素问·热论》所述，两感于寒者则（　　）

A. 病轻　　B. 病甚　　C. 易已　　D. 必不免于死　　E. 愈甚

20. 据《素问·热论》所述，"身热少愈"是由于（　　）

A. 太阳病衰　　B. 阳明病衰　　C. 少阳病衰　　D. 太阴病衰　　E. 少阴病衰

21. 据《素问·评热病论》所述，不能食则（　　）

A. 复热　　B. 精无俾　　C. 其寿立而倾　　D. 失志　　E. 胃病

22. 《素问·咳论》论述了外内合邪而致肺咳，其中最易伤肺的外邪是（　　）

A. 燥邪　　B. 寒邪　　C. 湿邪　　D. 热邪　　E. 暑邪

23. 据《素问·咳论》所述，胆咳者常见（　　）

A. 咳呕胆汁　　B. 咳而胁痛　　C. 咳而遗失　　D. 咳而遗尿　　E. 胁痛

24. 据《素问·举痛论》所述，热气留于小肠，可出现（　　）

A. 痛而呕　　B. 痛而闭不通　　C. 后泄腹痛　　D. 宿昔而成积

E. 痛而尿赤

25. 据《素问·痹论》所述，至阴感受风寒湿之气，发为（　　）

A. 脾痹　　B. 著痹　　C. 肌痹　　D. 脉痹　　E. 筋痹

26. 据《素问·痹论》所述，骨痹不已，复感于邪，内舍于（　　）

A. 肾　　B. 肝　　C. 心　　D. 肺　　E. 胃

27. 腰脊不举见于《素问·痿论》中痿证的（　　）

A. 骨痿　　B. 痿躄　　C. 脉痿　　D. 筋痿　　E. 肉痿

28. 据《灵枢·水胀》所述，石瘕是因寒邪客于（　　）

A. 胸腔　　B. 腹腔　　C. 肠内　　D. 肠外　　E. 子门

29. 《素问·脉要精微论》认为"水泉不止"是由于（　　）

A. 肾不化气　　B. 肝失疏泄　　C. 肺失宣降　　D. 膀胱不藏　　E. 气化失常

30. 据《素问·脉要精微论》所述，"如鱼之游在波"是描述（　　）

A. 夏天的脉象　　B. 春天的脉象　　C. 冬天的脉象　　D. 秋天的脉象

E. 四时的脉象

31. 《黄帝内经》的汇编成书年代大约是（　　）

A. 战国　　B. 东汉　　C. 西汉　　D. 战国至秦汉　　E. 秦汉之际

32. 张介宾注《内经》的著作是（　　）

A.《内经知要》　　B.《黄帝内经太素》　　C.《类经》　　D.《素问直解》

E.《黄帝内经素问集注》

33. 《素问·上古天真论》认为思想无杂念，则"嗜欲不能劳其（　　）"

A. 口　　B. 心　　C. 目　　D. 耳　　E. 神

34. 据《素问·四气调神大论》所述，"发陈"描述的是哪一季节的物候规律？（　　）

A. 春　　B. 夏　　C. 秋　　D. 冬　　E. 长夏

35. 《灵枢·天年》认为人生十岁，五脏始定，血气已通，其气在下，故（　　）

A. 好趋　　B. 好步　　C. 好转　　D. 好走　　E. 好坐

36. 《素问·阴阳应象大论》中"先痛而后肿者"是由于（　　）

A. 寒伤形　　B. 热伤气　　C. 形伤气　　D. 气伤形　　E. 寒伤气

37. 据《素问·调经论》所述，阳虚则（　　）

A. 外热　　B. 内热　　C. 外寒　　D. 内寒　　E. 虚寒

38. 《素问·灵兰秘典论》所述"小肠者，受盛之官，化物出焉"的"化物"应该解释为（　　）

A. 对水谷消化吸收　　B. 分清泌浊　　C. 化生水谷精气　　D. 化生营气

E. 以上均不是

39. 《素问·六节藏象论》所论的五脏的"其华"中，肾其华在（　　）

A. 毛　　B. 骨　　C. 筋　　D. 血　　E. 发

40. 《素问·五藏别论》，为"五藏使"的是（　　）

A. 脉　　B. 脑　　C. 髓　　D. 魄门　　E. 女子胞

41. 《素问·太阴阳明论》指出"脾者，土也，治（　　）"

A. 东方　　B. 西方　　C. 北方　　D. 中央　　E. 南方

42. 据《灵枢·本神》所述，因志而存变谓之（　　）

A. 意　　B. 心　　C. 志　　D. 思　　E. 虑

43. 《灵枢·营卫生会》认为夜半为（　　）

A. 阴衰　　B. 阴陇　　C. 阳衰　　D. 阳陇　　E. 阴阳俱衰

44. 据《灵枢·决气》所述，精脱者的表现是（　　）

A. 目不明　　B. 耳聋　　C. 腠理开、汗大泄

D. 骨属屈伸不利，色夭，脑髓消，胫酸，耳数鸣

E. 色白、夭然不泽

45. 据《灵枢·百病始生》中"三部之气，所伤异类"的观点，"风雨"所伤的部位是（　　）

A. 上部　　B. 下部　　C. 五脏　　D. 经脉　　E. 络脉

46. 据《素问·生气通天论》所述，"因而强力"则伤（　　）

A. 肝　　B. 心　　C. 脾　　D. 肾　　E. 肺

47. 据《素问·举痛论》所述，惊则（　　）

A. 气上　　B. 气缓　　C. 气乱　　D. 气结　　E. 气泄

48. 《素问·热论》认为伤寒四日，则（　　）

A. 太阳受之　　B. 阳明受之　　C. 太阴受之　　D. 厥阴受之　　E. 阳明受之

49. 《素问·热论》认为伤寒二日，则（　　）

A. 太阳受之　　B. 阳明受之　　C. 少阳受之　　D. 太阴受之　　E. 巨阳受之

50. 据《素问·热论》所述，伤寒满三日者当用（　　）

A. 泻下之法　　B. 泄热之法　　C. 发汗之法　　D. 涌吐之法　　E. 和解之法

51. 据《素问·评热病论》所述，风厥病的病位在于（　　）

A. 太阳与少阴　　B. 阳明与太阴　　C. 少阳与厥阴　　D. 手太阴肺

E. 足太阴脾

52. 《素问·咳论》认为，若寒饮食入胃，其邪气伤肺是沿（　　）

A. 肺脉而行　　B. 胃脉而行　　C. 脾脉而行　　D. 心脉而行　　E. 肾脉而行

53. 据《素问·咳论》所述，治疗六腑的咳病当取五输穴的（　　）

A. 井穴　　B. 合穴　　C. 输穴　　D. 经穴　　E. 荥穴

54. 据《素问·举痛论》所述，疼痛而喘动应手者，是由于寒气客于（　　）

A. 背俞之脉　　B. 五脏　　C. 冲脉　　D. 厥阴之脉　　E. 阴股

55. 据《素问·痹论》所述，痹聚在肝的原因是（　　）

A. 淫气乏竭　　B. 感受风寒湿气　　C. 淫气喘息　　D. 淫气忧思

E. 淫气遗溺

56. 《素问·痹论》所述"肠痹"的症状是（　　）

A. 数饮而出不得，中气喘争，时发飧泄　　B. 夜卧则惊，多饮数小便

C. 烦满喘而呕　　D. 四肢解堕，发咳呕汁

E. 少腹膀胱按之内痛

57. 据《素问·脉要精微论》所述，"病进"者可见（　　）

A. 数脉　　B. 弱脉　　C. 细脉　　D. 大脉　　E. 洪脉

58. 《素问·阴阳应象大论》所述"清阳出上窍"中的"清阳"是指（ ）

    A. 糟粕   B. 使上窍发挥各种功能的精微物质   C. 饮食化生的精气

    D. 津液   E. 营血

59. 据《素问·脉要精微论》所述，"梦哭"是由于（ ）

    A. 肺气盛   B. 肺气虚   C. 肾气盛   D. 肾气虚   E. 心气虚

60. 《素问·标本病传论》认为先热而后生中满者，应当（ ）

    A. 治先   B. 标本兼治   C. 治标   D. 治本   E. 治里

61. 据《素问·痿论》所述，具有"主束骨而利机关"作用的是（ ）

    A. 经脉   B. 宗筋   C. 经筋   D. 肌肉   E. 络脉

62. 据《灵枢·水胀》所述，具有"色苍黄，腹筋起"症状表现的是（ ）

    A. 水胀   B. 肤胀   C. 鼓胀   D. 石瘕   E. 肠覃

63. 据《素问·脉要精微论》所述，"转摇不能"是由于（ ）

    A. 筋将惫   B. 肾将惫   C. 骨将惫   D. 府将坏   E. 肝将败

64. 据《素问·脉要精微论》所述，"五脏者，中之守也"是指（ ）

    A. 五脏内舍五气   B. 五脏内舍五志   C. 五脏内藏气血

    D. 五脏内守中气   E. 五脏内藏精气

65. 据《素问·阴阳应象大论》所述，"其慓悍者"的治法是（ ）

    A. 散而泻之   B. 引而竭之   C. 因而越之   D. 按而收之

    E. 汗而发之

66. 据《素问·异法方宜论》所述，地域不同，发病亦异。东方之域，（ ）

    A. 其病生于内   B. 其病多痿厥寒热   C. 其病皆为痈疡   D. 脏寒生满病

    E. 其病挛痹

67. 《素问·标本病传论》认为"治得为（ ）"

    A. 正   B. 误   C. 逆   D. 从   E. 反

68. 《素问·至真要大论》中，对"客者"的病证宜采用的治法为（ ）

    A. 削之   B. 除之   C. 散之   D. 攻之   E. 润之

69. 《素问·至真要大论》中，对"逸者"的病证宜采用的治法为（ ）

    A. 行之   B. 收之   C. 摩之   D. 通之   E. 益之

70. 据《素问·异法方宜论》所述，东方之域人们的饮食特点是（ ）

    A. 食杂而不劳   B. 华食而脂肥   C. 野处而乳食   D. 食鱼而嗜咸

    E. 嗜酸而食胕

71. 《素问·标本病传论》认为"治反为（ ）"

    A. 正   B. 误   C. 逆   D. 从   E. 顺

72. 《素问·至真要大论》中，对"惊者"的病证宜采用的治法为（ ）

    A. 行之   B. 平之   C. 缓之   D. 散之   E. 润之

73. 《素问·至真要大论》中，对"损者"的病证宜采用的治法为 （　　）

    A. 益之　　B. 濡之　　C. 温之　　D. 收之　　E. 敛之

74. 据《素问·阴阳应象大论》所述，"其高者"的治法是 （　　）

    A. 散而泻之　　B. 引而竭之　　C. 因而越之　　D. 按而收之　　E. 汗而发之

75. 据《素问·脉要精微论》所述，"涩"脉所主的病证是 （　　）

    A. 头痛　　B. 胃痛　　C. 心痛　　D. 心烦　　E. 腹胀

76. 据《素问·阴阳应象大论》所述，"春伤于风"，到夏引起的病变是 （　　）

    A. 温病　　B. 飧泄　　C. 痎疟　　D. 咳嗽　　E. 濡泄

77. 据《素问·异法方宜论》所述，不同的治疗方法适宜不同地域和病情，南方之域，治宜 （　　）

    A. 砭石　　B. 导引按蹻　　C. 微针　　D. 毒药　　E. 灸焫

78. 《素问·标本病传论》指出"先中满而后烦心者"治其 （　　）

    A. 本　　B. 标　　C. 标本同治　　D. 逆　　E. 从

二、多选题

1. 据《素问·脉要精微论》所述，平旦诊脉是因为 （　　）

    A. 经脉未盛，络脉调匀　　B. 气血未乱　　C. 阳气已散　　D. 饮食未进

    E. 阴气未动，阳气未散

2. 据《素问·脉要精微论》所述，四时脉象的具体形象为 （　　）

    A. 春日如鱼之游在波　　B. 夏日泛泛乎万物有余　　C. 秋日蛰虫将去

    D. 冬日蛰虫将去　　E. 冬日蛰虫周密，君子居室

3. 据《素问·平人气象论》所述，所谓无胃气者，是指 （　　）

    A. 胃气衰竭　　B. 但得真藏脉　　C. 不得胃气也　　D. 人绝水谷

    E. 脾胃虚弱

4. 《灵枢·天年》认为人能长寿的内在因素是 （　　）

    A. 五脏坚固，血脉和调　　B. 营卫之行，不失其常

    C. 呼吸微徐，气以度行　　D. 肌肉解利，皮肤致密

    E. 六腑化谷，津液布扬

5. 《素问·六节藏象论》指出，心的生理功能是 （　　）

    A. 生之本　　B. 通于夏气　　C. 其充在血脉　　D. 通于冬气　　E. 其充在筋

6. 据《素问·太阴阳明论》所述，邪气入六腑的表现为 （　　）

    A. 身热　　B. 谵语　　C. 不时卧　　D. 喘呼　　E. 便秘

7. 据《灵枢·本神》所述，在五脏虚实病中，引起五脏不安的脏是 （　　）

    A. 肝　　B. 心　　C. 脾　　D. 肺　　E. 肾

8. 《灵枢·决气》指出，液的生成和作用是（　　　）

   A. 谷入气满　　　B. 淖泽注于骨　　　C. 骨属屈伸　　　D. 泄泽补益脑髓、皮肤润泽

   E. 若雾露之溉

9. 据《素问·生气通天论》所述，味过于辛，则导致（　　　）

   A. 精神乃央　　　B. 筋脉沮弛　　　C. 脾气乃绝　　　D. 大骨气劳　　　E. 胃气乃厚

10. 《素问·热论》认为，病热少愈当禁（　　　）

    A. 食肉　　　B. 多食　　　C. 食热　　　D. 食冷　　　E. 食甘

11. 据《素问·热论》所述，若太阳与少阴俱病，则出现（　　　）

    A. 头痛　　　B. 耳聋　　　C. 口干　　　D. 烦满　　　E. 厥

12. 据《素问·评热病论》所述，治疗风厥的方法是（　　　）

    A. 调理饮食　　　B. 表里刺之　　　C. 排痰　　　D. 饮之服汤　　　E. 救阴

13. 据《素问·咳论》所述，脾咳的兼证为（　　　）

    A. 咳则遗尿　　　B. 咳则失气　　　C. 右胁下痛，阴阴引肩背　　　D. 呕吐

    E. 甚则不可以动，动则咳剧

14. 据《素问·痹论》所述，不痛不仁的机理是（　　　）

    A. 荣卫之行涩　　　B. 经络时疏　　　C. 皮肤不营　　　D. 卫气失于温煦

    E. 经络阻塞

15. 据《素问·痹论》所述，脾痹的症状是（　　　）

    A. 四肢解堕　　　B. 发咳　　　C. 呕汁　　　D. 上为大塞　　　E. 嗌干

16. 《素问·痿论》指出，骨痿的症状是（　　　）

    A. 腰脊不举　　　B. 胫纵而不任地　　　C. 骨枯而髓减　　　D. 筋急而挛

    E. 肌肉不仁

17. 《灵枢·水胀》指出，石瘕的病因病机是（　　　）

    A. 寒气客于子门　　　B. 癖而内著　　　C. 恶气乃起　　　D. 子门闭塞，气不得通

    E. 恶血当泻不泻，衃以留止

18. 据《素问·脉要精微论》所述，五色应欲如（　　　）

    A. 赤欲如白裹朱　　　B. 白欲如鹅羽　　　C. 青如蓝　　　D. 黄欲如罗裹雄黄

    E. 黑如地苍

19. 《素问·汤液醪醴论》认为"当今之世"的治病手段主要是（　　　）

    A. 镵石针艾　　　B. 汤液　　　C. 气功　　　D. 毒药　　　E. 按摩

20. 据《素问·脉要精微论》所述，四时的脉象为（　　　）

    A. 春应中矩　　　B. 夏应中矩　　　C. 秋应中衡　　　D. 冬应中权　　　E. 春应中规

21. 据《素问·至真要大论》所述，下列哪项属于反治法？（　　　）

    A. 真寒假热，治以四逆汤　　　B. 真热假寒，治以白虎汤

    C. 气虚便秘，治以补中益气汤　　　D. 热结旁流，治以大承气汤

    E. 阴虚火旺，治以六味地黄丸

31

试题六

一、单选题

1. 现今传世的《素问》其整理者是（　　　）
   A. 杨上善　　B. 全元起　　C. 王冰　　D. 林亿　　E. 孙思邈

2. 《内经知要》的作者是（　　　）
   A. 吴崑　　B. 张介宾　　C. 张志聪　　D. 李中梓　　E. 张琦

3. 《素问·上古天真论》认为男子衰老始于（　　　）
   A. 四七　　B. 五七　　C. 四八　　D. 五八　　E. 七八

4. 据《素问·四气调神大论》所述，"容平"描述的是哪一季节的物候规律？（　　　）
   A. 春　　B. 夏　　C. 秋　　D. 冬　　E. 长夏

5. 据《素问·上古天真论》所述，人体生长发育过程中起决定性作用的是（　　　）
   A. 五脏之气的充盛　　B. 天癸的形成　　C. 水谷的摄入　　D. 肾气的充盛
   E. 三焦的气化

6. 《素问·阴阳应象大论》中，"先肿而后痛者"是由于（　　　）
   A. 寒伤形　　B. 热伤气　　C. 形伤气　　D. 气伤形　　E. 寒伤气

7. 《素问·灵兰秘典论》指出肾的主要生理功能是（　　　）
   A. 谋虑出焉　　B. 伎巧出焉　　C. 神明出焉　　D. 喜乐出焉　　E. 治节出焉

8. 据《素问·脉要精微论》所述，诊得长脉说明（　　　）
   A. 气衰　　B. 气虚　　C. 气盛　　D. 气治　　E. 气滞

9. 《素问·阴阳应象大论》指出"阴阳的征兆"是（　　　）
   A. 上下　　B. 左右　　C. 水火　　D. 血气　　E. 男女

10. 据《素问·异法方宜论》所述，不同的治疗方法适宜不同地域和病情。西方之域，治宜（　　　）
    A. 砭石　　B. 导引按蹻　　C. 微针　　D. 毒药　　E. 灸焫

11. 从南宋以来流传于世的《灵枢》，其整理者为（　　　）
    A. 王冰　　B. 史崧　　C. 杨上善　　D. 林亿　　E. 张介宾

12. 《黄帝内经灵枢注证发微》的作者是（　　　）
    A. 吴崑　　B. 张介宾　　C. 张志聪　　D. 马蒔　　E. 高世栻

13. 《素问·上古天真论》认为女子四七则（　　　）
    A. 肾气平均　　B. 筋骨隆盛　　C. 筋骨坚　　D. 阳明脉衰　　E. 肾气实

14. 据《素问·四气调神大论》所述，"闭藏"描述的是哪一季节的物候规律？（　　）

　　A. 春　　B. 夏　　C. 秋　　D. 冬　　E. 长夏

15. 《素问·阴阳应象大论》中"治病必求于本"的"本"是指（　　）

　　A. 病因　　B. 病机　　C. 正气　　D. 病性　　E. 阴阳

16. 《灵枢·天年》认为表现为"好趋"的年龄段是（　　）

　　A. 十岁　　B. 二十岁　　C. 三十岁　　D. 四十岁　　E. 五十岁

17. 《素问·灵兰秘典论》指出，肺的主要生理功能是（　　）

　　A. 谋虑出焉　　B. 伎巧出焉　　C. 决断出焉　　D. 喜乐出焉　　E. 治节出焉

18. 《素问·六节藏象论》指出，具有生血功能的脏腑是（　　）

　　A. 肝　　B. 心　　C. 脾　　D. 肺　　E. 肾

19. 据《素问·五藏别论》所述，六腑的功能是（　　）

　　A. 藏精气而不泻也　　B. 泻而不藏　　C. 传化物而不藏　　D. 满而不能实

　　E. 以上均不是

20. 据《灵枢·本神》所述，因虑而处物谓之（　　）

　　A. 意　　B. 智　　C. 志　　D. 思　　E. 虑

21. 《灵枢·营卫生会》认为夜半后为（　　）

　　A. 阴衰　　B. 阴陇　　C. 阳衰　　D. 阳陇　　E. 阴阳俱衰

22. 《灵枢·百病始生》认为虚邪传舍于肠胃之时，症状表现为（　　）

　　A. 腹部疼痛　　B. 贲响腹胀　　C. 恶心呕吐　　D. 肠鸣便溏　　E. 洒淅喜惊

23. 据《素问·生气通天论》所述，对阴平阳秘的解释是（　　）

　　A. 阴气守持于内，阳气运使于外　　B. 阴气充足，阳气壮盛

　　C. 阴阳平和协调　　D. 阴气平稳，阳气强盛

　　E. 阴气固守于内，阳气卫护于外

24. 据《素问·调经论》所述，阴盛则（　　）

　　A. 外热　　B. 内热　　C. 外寒　　D. 内寒　　E. 虚寒

25. 据《素问·热论》所述，其不两感于寒者，十二日则（　　）

　　A. 太阴病衰　　B. 少阴病衰　　C. 厥阴病衰　　D. 阳明病衰　　E. 太阳病衰

26. 据《素问·热论》所述，凡病伤寒而成温者，后夏至日为（　　）

　　A. 病温　　B. 病寒　　C. 病暑　　D. 病湿　　E. 病湿温

27. 据《素问·评热病论》所述，劳风的病情缓解"不精者"需（　　）

　　A. 三日　　B. 五日　　C. 六日　　D. 七日　　E. 九日

28. 据《素问·咳论》所述，"咳则腰背相引而痛"的症状常出现于（　　）

　　A. 肺咳之中　　B. 心咳之中　　C. 肾咳之中　　D. 肝咳之中　　E. 脾咳之中

29. 据《素问·举痛论》所述，寒气客于肠胃之间，膜原之下，其疼痛性质为（　　）

　　A. 得炅则痛立止　　B. 痛不可按　　C. 按之痛止　　D. 按之无益

　　E. 按之益

30. 据《素问·痹论》所述，冬季感受风寒湿之气，发为（　　）

　　A. 行痹　　B. 痛痹　　C. 著痹　　D. 肾痹　　E. 骨痹

31. 据《素问·痹论》所述，痹聚在脾的原因是（　　）

　　A. 淫气乏竭　　B. 淫气喘息　　C. 淫气忧思　　D. 淫气遗溺　　E. 淫气肌绝

32.《素问·痹论》中"肾痹"的症状是（　　）

　　A. 善胀，尻以代踵，脊以代头　　B. 烦满喘而呕

　　C. 四肢解堕，发咳呕汁　　D. 中气喘争，时发飧泄

　　E. 夜卧则惊，多饮数小便，上为引如怀

33.《素问·痿论》认为五脏气热皆可致痿，脾气热可致（　　）

　　A. 肉痿　　B. 脉痿　　C. 肌痿　　D. 皮痿　　E. 骨痿

34.《灵枢·水胀》认为"月事以时下"的疾病是（　　）

　　A. 肠覃　　B. 石瘕　　C. 石水　　D. 鼓胀　　E. 皮水

35. 据《素问·脉要精微论》所述，"头倾视深"是（　　）

　　A. 气血将夺　　B. 精神将夺　　C. 营卫将夺　　D. 骨髓将夺　　E. 经气将夺

36.《素问·平人气象论》指出，虚里是（　　）

　　A. 脾之大络　　B. 心之大络　　C. 肺之大络　　D. 肝之大络　　E. 胃之大络

37. 据《素问·阴阳应象大论》所述，对于病邪轻浅者，其治法是（　　）

　　A. 因而越之　　B. 引而竭之　　C. 减之　　D. 彰之　　E. 扬之

38. 据《素问·异法方宜论》所述，地域不同，发病亦异。南方之域，（　　）

　　A. 其病生于内　　B. 其病多痿厥寒热　　C. 其病挛痹　　D. 脏寒生满病

　　E. 其病皆为痈疡

39.《素问·五常政大论》认为，用药当中病即止，不可过用。大毒治病，当（　　）

　　A. 十去其九　　B. 十去其八　　C. 十去其七　　D. 十去其六　　E. 十去其五

40.《素问·至真要大论》中对"结者"病证的治疗宜采用的方法是（　　）

　　A. 除之　　B. 散之　　C. 攻之　　D. 劫之　　E. 润之

41.《素问·至真要大论》对"诸寒之而热者"宜采用的治法为（　　）

　　A. 取之热　　B. 取之寒　　C. 取之阳　　D. 取之阴　　E. 取之营

42. 据《素问·热论》所述，巨阳为诸阳主气，是因其脉连于（　　）

　　A. 风池　　B. 风府　　C. 百会　　D. 大椎　　E. 阳维

43. 据《素问·脉要精微论》所述，诊得代脉说明病人（　　）

　　A. 气衰　　B. 气盛　　C. 气滞　　D. 气陷　　E. 气脱

44.《素问·阴阳应象大论》认为药食中味厚者的功能是（　　）

　　A. 通　　B. 泄　　C. 发热　　D. 发泄　　E. 发散

45. 据《素问·标本病传论》所述，下列情况当"治其本"的是（　　）

　　A. 先病而后逆者　　B. 先热而后生中满者　　C. 先病而后生中满者

　　D. 先病而后小大不利　　E. 急者

46. 据《素问·六节藏象论》所述，五脏的"其充"中，肺其充在（　　）

    A. 毛　　B. 皮　　C. 筋　　D. 血　　E. 发

47. 据《素问·五藏别论》所述，五脏六腑之气味皆出于胃，而变见于（　　）

    A. 面　　B. 发　　C. 气口　　D. 目　　E. 七窍

48. 据《灵枢·本神》所述，因思而远慕谓之（　　）

    A. 意　　B. 心　　C. 志　　D. 思　　E. 虑

49. 《灵枢·营卫生会》认为营卫之气在体内一昼夜各运行（　　）

    A. 二十五度　　B. 三十五度　　C. 四十五度　　D. 五十度　　E. 四十八度

50. 《灵枢·百病始生》认为，虚邪传于输脉时，其症状表现为（　　）

    A. 肤痛恶寒　　B. 肌痛时作　　C. 洒淅喜惊　　D. 肢节痛，腰脊乃强

    E. 肠鸣飧泄

51. 据《素问·生气通天论》所述，五脏阴精亏损的主要原因是（　　）

    A. 五味失调　　B. 感受六淫　　C. 情志所伤　　D. 阳热耗伤

    E. 劳倦所伤

52. 据《素问·调经论》所述，阳虚则（　　）

    A. 外热　　B. 内热　　C. 外寒　　D. 内寒　　E. 虚寒

53. 《素问·热论》认为伤寒四日，则（　　）

    A. 太阳受之　　B. 阳明受之　　C. 太阴受之　　D. 厥阴受之　　E. 阳明受之

54. 据《素问·热论》所述，热病产生遗热是由于（　　）

    A. 热甚而强食　　B. 热甚而再感　　C. 热甚而忧思　　D. 热甚而热食

    E. 复感热邪

55. 《素问·评热病论》认为劳风病的病位在于（　　）

    A. 太阴　　B. 肺下　　C. 太阳　　D. 少阴　　E. 厥阴

56. 据《素问·咳论》所述，"乘至阴"则（　　）

    A. 肝先受邪　　B. 心先受邪　　C. 脾先受邪　　D. 肾先受邪　　E. 肺先受邪

57. 《素问·举痛论》在论述疼痛的机理时，强调了哪种邪气的作用？（　　）

    A. 湿气　　B. 寒气　　C. 热气　　D. 风气　　E. 暑气

58. 《素问·举痛论》认为五脏六腑在面部的望诊，出现白者为（　　）

    A. 热　　B. 寒　　C. 痛　　D. 血虚　　E. 湿

59. 据《素问·痹论》所述，痹聚在心的原因是（　　）

    A. 淫气乏竭　　B. 感受风寒湿气　　C. 淫气喘息　　D. 淫气忧思

    E. 淫气遗溺

60. 《素问·痹论》"心痹"的症状是（　　）

    A. 四肢解堕，发咳呕汁　　B. 脉不通，烦则心下鼓　　C. 烦满喘而呕

    D. 夜卧则惊，多饮数小便　　E. 中气喘争，时发飧泄

61. 据《素问·痿论》所述，具有"主渗灌溪谷"作用的是（　　）

　　A. 经脉　　B. 宗筋　　C. 冲脉　　D. 任脉　　E. 带脉

62. 据《灵枢·水胀》所述，具有"鼕鼕然不坚，腹大，身尽肿，皮厚，按其腹窅而不起，腹色不变"症状表现的是（　　）

　　A. 水胀　　B. 肤胀　　C. 鼓胀　　D. 肠覃　　E. 石瘕

63. 在《素问·脉要精微论》中，精明之府是指（　　）

　　A. 目　　B. 耳　　C. 头　　D. 髓　　E. 心

64. 据《素问·脉要精微论》所述，下列不属于五色中的败色者是（　　）

　　A. 面色如赭　　B. 面色如盐　　C. 面色如蓝　　D. 面色如地苍

　　E. 面色黄如蟹腹

65. 《素问·六节藏象论》提出，心在生命活动中的重要意义是（　　）

　　A. 生命的根本　　B. 主思维活动　　C. 主推动血在脉中运行　　D. 主面之华色

　　E. 以上均不是

66. 《素问·痹论》所述"痹热"形成的机理，下列哪一项应除外？（　　）

　　A. 阳气多　　B. 阴气少　　C. 阳遭阴　　D. 感受风寒湿邪

　　E. 感受热邪

67. 据《素问·阴阳应象大论》所述，邪气实的治法是（　　）

　　A. 散而泻之　　B. 引而竭之　　C. 因而越之　　D. 按而收之　　E. 汗而发之

68. 《素问·阴阳应象大论》指出，对于气虚下陷者，治宜（　　）

　　A. 补之以味　　B. 越之　　C. 掣引之　　D. 决之　　E. 温之以气

69. 《素问·标本病传论》指出，"先中满而后烦心者"治其（　　）

　　A. 本　　B. 标　　C. 标本同治　　D. 逆　　E. 从

70. 《素问·至真要大论》中对"劳者"宜采用的治法为（　　）

　　A. 濡之　　B. 补之　　C. 温之　　D. 摩之　　E. 润之

71. 《素问·至真要大论》对"诸热之而寒者"宜采用的治法为（　　）

　　A. 取之热　　B. 取之寒　　C. 取之阳　　D. 取之阴　　E. 取之营

72. 《素问·阴阳应象大论》中认为药食中的气厚者为（　　）

　　A. 阳中之阴　　B. 阳中之阳　　C. 阴中之阴　　D. 阴中之阳

　　E. 以上均不是

73. 《素问·灵兰秘典论》指出心的主要生理功能是（　　）

　　A. 谋虑出焉　　B. 伎巧出焉　　C. 神明出焉　　D. 喜乐出焉　　E. 治节出焉

74. 《素问·六节藏象论》提出人体以五脏为本，其中肾为（　　）

　　A. 阴精之本　　B. 封藏之本　　C. 阳气之本　　D. 先天之本　　E. 罢极之本

75. 《素问·阴阳应象大论》指出"伤形"的病因是（　　）

　　A. 寒暑　　B. 喜怒　　C. 悲　　D. 恐　　E. 劳作

76. 《素问·太阴阳明论》认为脾与季节的关系是（　　）

    A. 脾主长夏　　B. 脾主四时　　　C. 脾不主时　　　D. 脾主四时末十八日

    E. 以上均不是

77. 据《灵枢·本神》所述，心有所忆谓之（　　）

    A. 意　　B. 心　　C. 志　　D. 思　　E. 虑

78. 《灵枢·营卫生会》指出，营卫五十而复大会的部位在（　　）

    A. 足少阴肾经　　　B. 足阳明胃经　　　C. 足太阳膀胱经　　　D. 足太阳脾经

    E. 手太阴肺经

79. 据《灵枢·决气》所述，不属于"液"的功能的是（　　）

    A. 淖泽注于骨　　B. 熏肤、充身、泽毛　　C. 骨属屈伸　　D. 泄泽补益脑髓

    E. 皮肤润泽

80. 《灵枢·百病始生》认为"两实相逢"的"两实"是指（　　）

    A. 正常的气候变化和人体正气充实　　B. 虚邪之风和人体正气虚弱

    C. 气候异常和人体正气充实　　D. 气候正常和人体正气虚弱

    E. 上巨虚穴和下巨虚穴

二、多选题

1. 《素问·阴阳应象大论》中阴阳的范畴里包括下列哪些内容？（　　）

    A. 生杀之本始　　B. 天地之道　　C. 变化之父母　　　D. 万物之纲纪

    E. 神明之府

2. 《素问·六节藏象论》主要论述了（　　）

    A. 人体以五脏为本　　B. 五脏与五华的关系　　C. 五脏与精神活动的关系

    D. 五脏与五体的关系　　E. 五脏与四时的关系

3. 《灵枢·本神》认为脾藏营，营舍意，脾气虚可出现（　　）

    A. 腹胀　　B. 四肢不用　　C. 五脏不安　　D. 经溲不利　　E. 少气

4. 据《灵枢·营卫生会》所述，"老人之不夜瞑者"的主要机理是（　　）

    A. 气血衰　　B. 营卫之行不失其常　　C. 肌肉枯，气道涩

    D. 五脏之气相搏　　E. 营气衰少而卫气内伐

5. 《灵枢·决气》指出，脉的作用是（　　）

    A. 变化而赤　　B. 壅遏营气　　C. 发泄腠理　　D. 补益脑髓　　E. 令无所避

6. 《素问·至真要大论》病机十九条中，涉及痉挛、抽搐、拘急的条文是（　　）

    A. 诸风掉眩；诸寒收引　　B. 诸热瞀瘛　　C. 诸转反戾，水液混浊

    D. 诸禁鼓栗　　E. 诸暴强直；诸痉项强

7. 《素问·热论》以夏至节为标志，将外感热病分为（　　）

    A. 中风　　B. 伤寒　　C. 温病　　　D. 暑病　　E. 湿温

8. 据《素问·热论》所述,若阳明与太阴俱病,则出现 (　　)

　　A. 头痛　　B. 腹满　　C. 身热　　D. 不欲食　　E. 谵语

9. 据《素问·评热病论》所述,阴阳交的证候表现主要有 (　　)

　　A. 汗出辄复热　　B. 脉躁疾不为汗衰　　C. 狂言　　D. 烦满　　E. 不能食

10. 据《素问·咳论》所述,下列表现哪些属于三焦咳之兼证? (　　)

　　A. 吐涎　　B. 呕吐　　C. 遗矢　　D. 腹满　　E. 不欲食饮

11. 据《素问·痹论》所述,肝痹的症状是 (　　)

　　A. 嗌干、善噫　　B. 夜卧则惊　　C. 多饮小便数　　D. 上为引如怀

　　E. 善胀

12. 据《素问·痹论》所述,痹证产生的原因有 (　　)

　　A. 风寒湿三气杂至　　B. 饮食不调　　C. 居处失宜　　D. 营卫气血逆

　　E. 痰湿壅阻

13. 《素问·痿论》指出,脉痿的症状是 (　　)

　　A. 胆泄口苦　　B. 筋膜干　　C. 枢折挈　　D. 腰脊不举

　　E. 胫纵而不任地

14. 《素问·汤液醪醴论》中,"五阳已布,疏涤五脏"的标志是 (　　)

　　A. 精自生　　B. 形自盛　　C. 去菀陈莝　　D. 骨肉相保　　E. 巨气乃平

15. 据《素问·脉要精微论》所述,四时脉象的具体形象为 (　　)

　　A. 春日如鱼之游在波　　B. 夏日泛泛乎万物有余　　C. 秋日蛰虫将去

　　D. 冬日蛰虫将去　　E. 冬日蛰虫周密,君子居室

16. 据《素问·至真要大论》所述,下列哪项属于正治法? (　　)

　　A. 坚者削之　　B. 客者除之　　C. 微者逆之　　D. 甚者从之　　E. 结者散之

17. 据《素问·标本病传论》所述,下列情况中,当先治其本的是 (　　)

　　A. 先病而后逆者　　B. 先逆而后病者　　C. 先寒而后生病者

　　D. 先病而后生寒者　　E. 先热而后生中满者

18. 《灵枢·天年》中三十岁的表现为 (　　)

　　A. 血气始盛　　B. 五脏大定　　C. 血脉盛满　　D. 肌肉坚固

　　E. 肌肉方长

19. 据《素问·阴阳应象大论》所述,下列哪些属于阴的特性? (　　)

　　A. 静　　B. 躁　　C. 化气　　D. 成形　　E. 生浊

20. 据《素问·标本病传论》所述,下列情况中,当先治本的是 (　　)

　　A. 先热而后生病者　　B. 先热而后生中满者　　C. 小大利

　　D. 先小大不利而后生病者　　E. 先生病而后小大不利

试题七

一、单选题

1. 《黄帝内经·素问》是学习《内经》的重要参考书，其注家是（　　）

   A. 杨上善　　B. 王冰　　C. 张介宾　　D. 马莳　　E. 林亿

2. 《素问·上古天真论》认为"天寿过度"的原因是（　　）

   A. 肾气有余　　B. 三阳脉盛　　C. 气机畅通　　D. 天癸未竭　　E. 肾气实

3. 《素问·四气调神大论》中，"春夏养阳，秋冬养阴"的本义是（　　）

   A. 春夏养收养长，秋冬养收养藏　　B. 阳为阴之根，阴为阳之基

   C. 春夏食寒凉以制其亢阳，秋冬食热以抑其盛阴

   D. 春夏养其内虚之阳，秋冬养其内虚之阴

   E. 春夏顺其阳气，秋冬顺其阴气

4. 《灵枢·天年》中，下列哪项不是长寿之征？（　　）

   A. 三部三里起　　B. 骨高肉满　　C. 使道遂以长　　D. 明堂方正

   E. 基墙高以方

5. 据《素问·阴阳应象大论》所述，"气味辛甘"药物的性能是（　　）

   A. 固表发汗　　B. 发散属阳　　C. 宣通肺气　　D. 补虚　　E. 涌泄属阴

6. 《素问·阴阳应象大论》曰："知之则强，不知则老。"文中"之"是指（　　）

   A. 阴阳五行　　B. 脏腑气血　　C. 养生规律　　D. 呼吸精气

   E. 七损八益

7. 据《素问·脉要精微论》所述，"阳气微上，阴气微下"是在（　　）

   A. 立冬后四十五日　　B. 冬至后四十五日　　C. 立夏后四十五日

   D. 夏至后四十五日　　E. 夏至前四十五日

8. 《素问·灵兰秘典论》中，膻中指的是（　　）

   A. 虚里　　B. 心包络　　C. 穴位　　D. 气海　　E. 心

9. 《素问·热论》认为伤寒四日，则（　　）

   A. 太阳受之　　B. 阳明受之　　C. 太阴受之　　D. 厥阴受之　　E. 少阳受之

10. 据《素问·热论》所述，热病产生遗热是由于（　　）

    A. 热甚而强食　　B. 热甚而再感　　C. 热甚而忧思　　D. 热甚而热食

    E. 复感热邪

11. 《素问·评热病论》认为劳风病的病位在于（　　）

A. 太阴　B. 肺下　C. 太阳　D. 少阴　E. 厥阴

12. 据《素问·咳论》所述，“乘至阴”则（　　）

A. 肝先受邪　B. 心先受邪　C. 脾先受邪　D. 肾先受邪

E. 肺先受邪

13. 《素问·举痛论》在论述疼痛的机理时，强调了哪种邪气的作用？（　　）

A. 湿气　B. 寒气　C. 热气　D. 风气　E. 暑气

14. 《素问·举痛论》认为五脏六腑在面部的望诊，出现白者为（　　）

A. 热　B. 寒　C. 痛　D. 血虚　E. 湿

15. 据《素问·痹论》所述，痹聚在心的原因是（　　）

A. 淫气乏竭　B. 感受风寒湿气　C. 淫气喘息　D. 淫气忧思

E. 淫气遗溺

16. 《素问·痹论》中，“心痹”的症状是（　　）

A. 四肢解堕，发咳呕汁　B. 脉不通，烦则心下鼓　C. 烦满喘而呕

D. 夜卧则惊，多饮数小便　E. 中气喘争，时发飧泄

17. 据《素问·痿论》所述，具有“主渗灌溪谷”作用的是（　　）

A. 经脉　B. 宗筋　C. 冲脉　D. 任脉　E. 带脉

18. 据《灵枢·水胀》所述，具有“鼕鼕然不坚，腹大，身尽肿，皮厚，按其腹窅而不起，腹色不变”症状表现的是（　　）

A. 水胀　B. 肤胀　C. 鼓胀　D. 肠覃　E. 石瘕

19. 在《素问·脉要精微论》中，精明之府是指（　　）

A. 目　B. 耳　C. 头　D. 髓　E. 心

20. 据《素问·脉要精微论》所述，下列不属于五色中的败色者是（　　）

A. 面色如赭　B. 面色如盐　C. 面色如蓝　D. 面色如地苍

E. 面色黄如蟹腹

21. 《素问·阴阳离合论》曰：“阴阳者，数之可十，推之可百，数之可千，推之可万。”这句话说明了（　　）

A. 阴阳的统一性　B. 阴阳的对立性　C. 阴阳的运动性　D. 阴阳的可分性

E. 阴阳的物质性

22. 据《灵枢·本神》所述，神伤的症状是（　　）

A. 恐惧自失，破䐃脱肉，毛悴色夭

B. 悗乱，四肢不举，毛悴色夭

C. 狂妄不精，两胁骨不举，毛悴色夭

D. 喜忘其前言，腰脊不可以俯仰屈伸，毛悴色夭

E. 狂者意不存人，皮革焦，毛悴色夭

23. 《灵枢·营卫生会》认为，老年人表现为（　　）

　　A. 昼不精，夜不瞑　　B. 不昼瞑　　C. 夜瞑　　D. 昼精　　E. 夜昼不瞑

24. 据《灵枢·百病始生》中"三部之气，所伤异类"的观点，"喜怒不节"所伤的部位是（　　）

　　A. 上部　　B. 下部　　C. 五脏　　D. 经脉　　E. 络脉

25. 据《素问·生气通天论》所述，"清静则肉腠闭拒"的"清静"是指（　　）

　　A. 四时气候清静正常　　B. 人体阳气清静正常　　C. 人体阴阳平衡协调

　　D. 人体精神清静不乱　　E. 天气清静正常

26. 《素问·热论》认为三阳经络皆受病而未入于脏者，治以（　　）

　　A. 吐法　　B. 下法　　C. 汗法　　D. 清法　　E. 和法

27. 《素问·热论》有"今夫热病者，皆伤寒之类也"，其中"伤寒"的含义根据《难经》的解释，下列哪一种病不属其范围？（　　）

　　A. 中风　　B. 湿温　　C. 热病　　D. 温病　　E. 风温

28. 《素问·上古天真论》说明顺应自然的养生原则是（　　）

　　A. 春夏养阳　　B. 秋冬养阳　　C. 法于阴阳　　D. 服天气　　E. 去世离俗

29. 《素问·评热病论》中，在汗出热不衰后提出"三死"之候是指（　　）

　　A. 脉躁、狂言、气喘　　B. 烦躁、失志、不能食

　　C. 不能食、汗出辄复热而脉躁、失志　　D. 脉躁、不能食、气喘

　　E. 烦躁、不能食、气喘

30. 据《素问·咳论》所述，"咳而失气"常见于（　　）

　　A. 肝咳　　B. 胃咳　　C. 大肠咳　　D. 小肠咳　　E. 六腑咳

31. 《素问·痹论》认为"胞痹"的症状是（　　）

　　A. 脉不通，烦则心下鼓　　B. 夜卧则惊，多饮数小便　　C. 烦满喘而呕

　　D. 四肢解堕，发咳呕汁　　E. 少腹膀胱按之内痛，若沃以汤

32. 《素问·痿论》认为五脏气热皆可致痿，肺热叶焦可致（　　）

　　A. 肉痿　　B. 痿躄　　C. 脉痿　　D. 肌痿　　E. 骨痿

33. 据《素问·脉要精微论》所述，秋天的脉象应（　　）

　　A. 中规　　B. 中矩　　C. 中权　　D. 中衡　　E. 中平

34. 据《素问·平人气象论》所述，妇人手少阴脉动甚者，是（　　）

　　A. 水肿　　B. 黄疸　　C. 胃疸　　D. 带下　　E. 妊子

35. 据《素问·阴阳应象大论》所述，对于病邪深重者，宜采取的治法是（　　）

　　A. 因而越之　　B. 引而竭之　　C. 减之　　D. 彰之　　E. 扬之

36. 据《素问·异法方宜论》所述，北方之域人们的饮食特点是（　　）

　　A. 食鱼而嗜咸　　B. 食杂而不劳　　C. 华食而脂肥　　D. 乐野处而乳食

　　E. 嗜酸而食胕

37. 《素问·五常政大论》认为，用药不可太过，常毒治病，当（　　）

　　A. 十去其九　　B. 十去其八　　C. 十去其七　　D. 十去其六

　　E. 十去其五

38. 《素问·至真要大论》中对"留者"病证的治疗宜采用的方法是（　　）

　　A. 削之　　B. 除之　　C. 散之　　D. 攻之　　E. 润之

39. 据《素问·热论》所述，两感于寒者则（　　）

　　A. 病轻　　B. 病甚　　C. 易已　　D. 必不免于死　　E. 愈甚

40. 据《素问·脉要精微论》所述，"烦心"之症应见于（　　）

　　A. 数脉　　B. 弱脉　　C. 细脉　　D. 大脉　　E. 洪脉

41. 据《素问·至真要大论》所述，下列哪项不是反治法？（　　）

　　A. 真寒假热，治以四逆汤　　B. 真热假寒，治以白虎汤

　　C. 气虚便秘，治以补中益气汤　　D. 热结旁流，治以大承气汤

　　E. 阴虚火旺，治以六味地黄汤

42. 据《素问·标本病传论》所述，下列情况当"治其标"的是（　　）

　　A. 先病而后逆者　　B. 先逆而后病者　　C. 先寒而后生病者

　　D. 先病而后生寒者　　E. 先病而后生中满者

43. 《素问·痿论》认为五体痿的病机是（　　）

　　A. 脏热伤津血，五体失养　　B. 湿热之邪，外伤五体

　　C. 风湿之邪，外伤五体　　D. 跌仆闪挫，外伤五体

　　E. 脾胃虚衰，五体失养

44. 《素问·上古天真论》所述"五脏皆衰"的病理表现是（　　）

　　A. 天癸尽　　B. 气血衰少　　C. 精少　　D. 阳气虚衰　　E. 阴气衰

45. 《素问·阴阳应象大论》中，"阴阳反作，病之逆从"所指的病机是（　　）

　　A. 清气在下，浊气在上　　B. 清气在上，浊气在下

　　C. 寒热格拒，清浊相干　　D. 阳胜则热，阴胜则寒

　　E. 寒极生热，热极生寒

46. 《素问·阴阳应象大论》中，"治病必求其本"的"本"是指（　　）

　　A. 病因　　B. 病机　　C. 气血　　D. 正气　　E. 阴阳

47. 《素问·阴阳应象大论》"地气上为云，天气下为雨，雨出地气，云出天气"主要说
　　明了（　　）

　　A. 阴阳的消长关系　　B. 阴阳的升降运动　　C. 阴阳的对立关系

　　D. 天地的阴阳属性　　E. 阴阳的互根和转化

48. 《素问·阴阳应象大论》指出药食气味中气厚的功能是（　　）

　　A. 宣散发表　　B. 助阳发热　　C. 涌泄邪气　　D. 通利小便　　E. 补益精血

49. 《素问·脉要精微论》中"五脏者，中之守也"是指（　　）

　　A. 五脏内藏五志　　B. 五脏内藏气血　　C. 五脏内守中气

　　D. 五脏内藏精气神　　E. 五脏内藏魂魄

50. 《素问·热论》指出外感热病的传变规律是（　　　）

　　A. 巨阳→阳明→少阳→太阴→少阴→厥阴

　　B. 巨阳→少阳→阳明→太阴→少阴→厥阴

　　C. 巨阳→少阳→阳明→太阴→厥阴→少阴

　　D. 巨阳→阳明→少阳→太阴→厥阴→少阴

　　E. 巨阳→太阴→阳明→厥阴→少阳→少阴

51. 按《素问·热论》所言，"烦满囊缩"见于哪经病变？（　　　）

　　A. 厥阴经　　　B. 阳明经　　　C. 少阳经　　　D. 太阴经　　　E. 少阴经

52. 《素问·热论》指出"热病已愈，时有所遗"的病因是（　　　）

　　A. 热甚而强食之　　　B. 热甚而禁食之　　　C. 复感外邪　　　D. 热甚而汗之

　　E. 热甚而泄之

53. 《素问·至真要大论》所述"诸热瞀瘈"的"瘈"，是指一种怎样的病状？（　　　）

　　A. 神志昏迷　　　B. 视物不清　　　C. 手足抽搐　　　D. 狂言乱语　　　E. 寒战口噤

54. 下列哪一条是对《素问·至真要大论》的正确引用？（　　　）

　　A. 诸热瞀瘈，皆属于风　　　B. 诸躁狂越，皆属于火

　　C. 诸痉项强，皆属于热　　　D. 诸胀腹大，皆属于湿

　　E. 诸痿喘呕，皆属于下

55. 《素问·灵兰秘典论》指出"小肠者，受盛之官，化物出焉"的"化物"应该解释为（　　　）

　　A. 对水谷消化吸收　　　B. 分清泌浊　　　C. 化生水谷精气　　　D. 化生营气

　　E. 以上均不是

56. 《素问·至真要大论》所述"塞因塞用"之法，可治哪种病证？（　　　）

　　A. 寒邪束表所致无汗　　　B. 实邪内结所致大便不通

　　C. 湿热蕴结膀胱所致小便癃闭　　　D. 脾虚失运的痞满证

　　E. 气滞血瘀所致的闭经

57. 下列哪一条出自《素问·至真要大论》？（　　　）

　　A. 结者攻之　　　B. 燥者濡之　　　C. 损者补之　　　D. 劳者收之　　　E. 留者散之

58. 《灵枢·本神》指出，营舍（　　　）

　　A. 魂　　　B. 意　　　C. 神　　　D. 魄　　　E. 志

59. 据《灵枢·营卫生会》所述，夺汗者（　　　）

　　A. 无气　　　B. 无血　　　C. 亡阳　　　D. 亡阴　　　E. 耗精

60. 据《灵枢·百病始生》所述，七情在病理上一般伤害人体的（　　　）

　　A. 五脏　　　B. 六腑　　　C. 精神　　　D. 阴阳　　　E. 气血

61. 据《灵枢·百病始生》所述，"虚邪之中人"在络之时的症状是（　　　）

　　A. 皮肤痛　　　B. 肢节痛　　　C. 肌肉疼痛　　　D. 洒淅喜惊　　　E. 体重身痛

62. 《素问·五藏别论》中，为"五脏使"的是（　　）

　　A. 脉　　B. 脑　　C. 髓　　D. 魄门　　E. 女子胞

63. 《灵枢·百病始生》指出，积形成的始生病因是（　　）

　　A. 风湿　　B. 积滞　　C. 寒气　　D. 大怒　　E. 劳倦

64. 据《灵枢·决气》所述，"目不明"是由于（　　）

　　A. 气脱　　B. 液脱　　C. 津脱　　D. 血脱　　E. 精脱

65. 据《灵枢·决气》所述，"精"的含义是（　　）

　　A. 水谷之精　　B. 生殖之精　　C. 五脏之精　　D. 六腑之精　　E. 气血津液

66. 《素问·平人气象论》强调脉气以什么为本？（　　）

　　A. 肾气　　B. 神气　　C. 精气　　D. 肺气　　E. 胃气

67. 《素问·平人气象论》提出，四时五脏平、病、死脉的区别主要在于（　　）

　　A. 肾气的多少有无　　B. 经气的多少有无　　C. 血气的多少有无

　　D. 胃气的多少有无　　E. 神气的多少有无

68. 《灵枢·五色》中，"五色独决于明堂"的"明堂"是指（　　）

　　A. 鼻部　　B. 额部　　C. 颊部　　D. 唇口　　E. 眉间

69. 按《灵枢·五色》，青黑色主病为（　　）

　　A. 寒　　B. 瘀血　　C. 水气　　D. 痛　　E. 脓

70. 按《灵枢·五色》，黄而膏润主病为（　　）

　　A. 脾瘅　　B. 湿热　　C. 阳黄　　D. 痛甚　　E. 化脓

71. 据《素问·脉要精微论》所述，"诊法常以平旦"并不是因为病人（　　）

　　A. 饮食未进　　B. 经脉未盛　　C. 络脉调匀　　D. 正气极虚　　E. 气血未乱

72. 下述除哪一项外，均是《内经》有关"厥"的含义？（　　）

　　A. 指气逆的病机　　B. 指手足逆冷症状　　C. 指足厥阴肝经

　　D. 指气逆所致的病证　　E. 突然昏倒，不省人事

73. 《灵枢·营卫生会》中"血者，神气也"的含义为（　　）

　　A. 神气是血产生的物质基础　　B. 血是中焦化生的精汁奉心神化赤而成

　　C. 血就是神气　　D. 血受神气支配　　E. 血是心神所化

74. 《素问·太阴阳明论》认为脾与季节的关系是（　　）

　　A. 脾主长夏　　B. 脾主四时　　C. 脾不主时　　D. 脾主四时末十八日

　　E. 以上均不是

75. 据《灵枢·本神》所述，心有所忆谓之（　　）

　　A. 意　　B. 心　　C. 志　　D. 思　　E. 虑

76. 《灵枢·营卫生会》指出，营卫五十而复大会的部位在（　　）

　　A. 足少阴肾经　　B. 足阳明胃经　　C. 足太阳膀胱经　　D. 足太阴脾经

　　E. 手太阴肺经

77. 《灵枢·营卫生会》认为营卫之气在体内一昼夜各运行（　　）

  A. 二十五度　　B. 三十五度　　C. 四十五度　　D. 五十度　　E. 四十八度

78. 《灵枢·百病始生》认为，虚邪传于输脉时，其症状表现为（　　）

  A. 肤痛恶寒　　B. 肌痛时作　　C. 洒淅喜惊　　D. 肢节痛，腰脊乃强

  E. 肠鸣飧泄

79. 据《素问·生气通天论》所述，五脏阴精亏损的主要原因是（　　）

  A. 五味失调　　B. 感受六淫　　C. 情志所伤　　D. 阳热耗伤　　E. 劳倦所伤

80. 据《素问·调经论》所述，阳虚则（　　）

  A. 外热　　B. 内热　　C. 外寒　　D. 内寒　　E. 虚寒

二、多选题

1. 据《素问·骨空论》所述，任脉病是（　　）

  A. 逆气里急　　B. 内结七疝　　C. 脊强反折　　D. 少腹痛胀

  E. 带下瘕聚　　F. 身重恶寒

2. 据《素问·脉要精微论》所述，"骨将惫"的表现为（　　）

  A. 背曲肩随　　B. 屈伸不能　　C. 筋骨酸痛　　D. 不能久立　　E. 行则振掉

3. 据《素问·痿论》所述，痿证的致病原因可概括为（　　）

  A. 悲哀思虑等情志因素　　B. 天时气候的影响　　C. 生活居处中感受水湿之邪

  D. 远行劳倦　　E. 房室内伤

4. 《素问·脉要精微论》认为梦境与疾病的关系有（　　）

  A. 阳盛则梦大火燔灼　　B. 阴盛则梦涉大水恐惧　　C. 上盛则梦飞

  D. 下盛则梦堕　　E. 阴阳俱盛则梦相杀毁伤

5. 《素问·咳论》认为肺咳的发生源于"外内合邪"，具体是指（　　）

  A. 外伤湿邪　　B. 内伤寒食　　C. 内生水湿　　D. 外伤热邪　　E. 外伤寒邪

6. 《灵枢·本神》认为脾藏营，营舍意，脾气虚可出现（　　）

  A. 腹胀　　B. 四肢不用　　C. 五脏不安　　D. 经溲不利　　E. 少气

7. 《素问·至真要大论》病机十九条中，涉及痉挛、抽搐、拘急的条文是（　　）

  A. 诸风掉眩；诸寒收引　　B. 诸热瞀瘛　　C. 诸转反戾，水液混浊

  D. 诸禁鼓慄　　E. 诸暴强直；诸痉项强

8. 《素问·热论》以夏至节为标志，将外感热病分为（　　）

  A. 中风　　B. 伤寒　　C. 温病　　D. 暑病　　E. 湿温

9. 据《素问·热论》所述，若阳明与太阴俱病，则出现（　　）

  A. 头痛　　B. 腹满　　C. 身热　　D. 不欲食　　E. 谵语

10. 据《素问·评热病论》所述，阴阳交的证候表现主要有（　　）

  A. 汗出辄复热　　B. 脉躁疾不为汗衰　　C. 狂言　　D. 烦满　　E. 不能食

11. 据《素问·痹论》所述，痹证产生的原因有（　　）

　　A. 风寒湿三气杂至　　B. 饮食不调　　C. 居处失宜　　D. 营卫气血逆

　　E. 痰湿壅阻

12. 据《素问·至真要大论》所述，下列哪项属于正治法？（　　）

　　A. 坚者削之　　B. 客者除之　　C. 微者逆之　　D. 甚者从之　　E. 结者散之

13. 据《素问·咳论》所述，心咳之状为（　　）

　　A. 咳则心痛　　B. 喉部梗塞　　C. 咽肿　　D. 喉痹　　E. 唾血

14. 据《素问·热论》所述，其不两感于寒者，十日太阴病衰，则（　　）

　　A. 少腹微下　　B. 渴止　　C. 腹减如故　　D. 头痛稍愈　　E. 思饮食

15. 《灵枢·决气》指出，津脱的主要表现是（　　）

　　A. 耳聋　　B. 目不明　　C. 腠理开　　D. 汗大泄　　E. 其脉空虚

16. 《素问·热论》中，"今夫热病者，皆伤寒之类也"之"伤寒"应包括（　　）

　　A. 中风　　B. 湿温　　C. 温病　　D. 热病　　E. 伤寒

17. 据《素问·评热病论》所述，治疗风厥病当取（　　）

　　A. 阳明　　B. 少阳　　C. 太阳　　D. 少阴　　E. 太阴

18. 《素问·咳论》所述肺咳的表现为（　　）

　　A. 咳而喘息有音　　B. 咳而呕　　C. 咳而胸痛　　D. 甚则唾血

　　E. 甚则咳涎

19. 据《素问·咳论》所述，下列哪些是治咳的正确选择？（　　）

　　A. 治脏者治其俞　　B. 治腑者治其俞　　C. 治脏者治其合　　D. 治腑者治其合

　　E. 浮肿者治其经

20. 《素问·标本病传论》指出，"病有标本，刺有逆从"的方法有（　　）

　　A. 有其在标而求之于标　　B. 有其在本而求之于本

　　C. 有其在本而求之于标　　D. 有其在标而求之于本

　　E. 标本并治

试题八

填空题

1. 《素问·生气通天论》："因于寒，欲如运枢，_____，_____。因于暑，汗，_____，_____，体若燔炭，汗出而散。因于湿，首如裹，_____，_____，小筋弛长。_____，_____。因于气，为肿，_____，_____。阳气者，_____，精绝，辟积于夏，使人煎厥；_____，_____，溃溃乎若坏都，汩汩乎不可止。阳气者，_____，_____，使人薄厥。"

2. 《素问·生气通天论》："凡阴阳之要，_____，两者不和，_____，_____。因而和之，是谓圣度。故阳强不能密，阴气乃绝。_____，_____；阴阳离决，_____。"

3. 《素问·阴阳应象大论》："寒极生热，热极生寒，_____，_____。清气在下，_____；浊气在上，_____。此阴阳反作，病之逆从也。"

4. 《素问·阴阳应象大论》："天有四时五行，以_____，以_____。人有五脏化五气，以_____。故喜怒伤气，_____。暴怒伤阴，暴喜伤阳。厥气上行，满脉去形。_____，_____，生乃不固。故重阴必阳，重阳必阴。"

5. 《素问·金匮真言论》："故曰：阴中有阴，阳中有阳。平旦至日中，天之阳，_____；日中至黄昏，天之阳，_____；_____，天之阴，_____；鸡鸣至平旦，_____，_____。故人亦应之。"

6. 《素问·金匮真言论》："为冬病_____，夏病_____，春病_____，秋病_____，皆视其所在，为施针石也。故背为阳，_____，_____；背为阳，_____，_____；腹为阴，_____，_____；腹为阴，_____，_____；腹为阴，_____，_____。"

7. 《素问·六节藏象论》："天食人以_____，地食人以_____。五气入鼻，藏于_____，上使_____，音声能彰。五味入口，藏于_____，味有所藏，以养_____，气和而生，津液相成，_____。"

8. 《素问·阴阳离合论》："岐伯对曰：阴阳者，数之_____，推之_____，数之_____，推之_____，_____之大不可胜数，然其_____。天覆地载，万物方生，未出地者，命曰_____，名曰_____；_____出地者，命曰_____。阳予之正，_____。故_____因春，_____因夏，_____因秋，_____因冬。失常则天地_____。阴阳之变，其在人者，亦_____。"

9. 《素问·脉要精微论》："夫脉者，血之_____。长则_____，短则_____，数则_____，大则_____，上盛则_____，下盛则_____，代则_____，细则_____，涩则_____。"

10. 《素问·平人气象论》："胃之大络，名曰_____。贯鬲_____，出于左乳下，其动应衣，_____宗气也。盛喘数绝者，则_____；结而横，_____；绝不至，曰死；乳之下，其动应衣，_____也。"

11. 《素问·玉机真藏论》："五藏受气于_____，传之于_____，气舍于_____，死于其_____。病之且死，必_____，至其_____，病乃死。"

12. 《素问·藏气法时论》："辛_____，酸_____，甘_____，苦_____，咸_____。毒药_____，五谷_____，五果_____，五畜_____，五菜_____，气味_____，以_____。此五者，有辛酸甘苦咸，_____，或_____，或_____，或_____，或_____，或_____，四时五藏，病随_____也。"

13. 《素问·评热病论》："黄帝问曰：有病温者，汗出_____，而脉躁疾不_____，狂言_____，病名为何？岐伯对曰：病名_____，_____者死也。"

14. 《素问·评热病论》："且夫《热论》曰：汗出而_____者死。今____相应，此_____也，其死明矣。狂言者，是_____，_____者死。"

15. 《素问·天元纪大论》："太虚寥廓，_____化元，万物_____，五运_____，布气真灵，_____。九星悬朗，七曜周旋，曰阴曰阳，曰柔曰刚，幽显既位，_____，生生化化，_____。"

16. 《素问·五运行大论》："岐伯曰：地为人之下，太虚之中者也。帝曰：冯乎？岐伯曰：大气举之也。燥以干之，暑以_____，风以动之，湿以润之，寒以_____，火以温之。故风寒在下，_____在上，_____在中，_____其间，寒暑六入，故_____也。"

17. 《素问·五常政大论》："气始而_____，气散而_____，气布而_____，气终而____，_____一也。"

18. 《素问·六微旨大论》："帝曰：其升降何如？岐伯曰：气之升降，天地之_____也。帝曰：愿闻其用何如？岐伯曰：升已而降，降者_____；降已而升，升者_____。_____下降，_____地；_____上升，_____天。故高下相召，_____，而_____矣。"

19. 《素问·至真要大论》："_____君臣何谓也？岐伯曰：_____君，_____臣，_____使，非_____谓也。帝曰：三品何谓？岐伯曰：所以_____也。"

20.《素问·六元正纪大论》："用寒远寒，用凉远凉，用温远温，用热远热，食宜同法。有_____者反常，反是者病，所谓时也。……故曰：无失_____，无逆_____，无翼____ ____，无赞_____，是谓至治。"

21.《素问·气交变大论》："帝曰：何谓也？岐伯曰：本气位也。位天者，_____也。位地者，_____也。通于人气之变化者，_____也。故太过者_____，不及者_____，所谓治化而人应之也。"

22.《素问·气交变大论》："岁木太过，_____流行，_____受邪。民病_____，_____，_____，上应岁星。其则_____，_____。"

23.《素问·本病论》："黄帝问曰：天元九室，余已知之，愿闻气交，何名失守？岐伯曰：谓其_____，迁正退位，各有经论，_____不前，故名失守也。是故气交_____，气交乃变，变易非常，即_____，_____，变民病也。"

试题九

一、单选题

1. 据《素问·生气通天论》所述，"清静则肉腠闭拒"的"清静"是指（　　）
   A. 四时气候清静正常　　B. 人体阳气清静正常　　　C. 人体阴阳平衡协调
   D. 人体精神清静不乱　　E. 天气清静正常

2. 《素问·生气通天论》中，"自古通天者，生之本"的"本"指（　　）
   A. 神　　B. 气　　C. 精　　D. 阴阳　　E. 血液

3. 《素问·生气通天论》中，"苍天之气清净，则志意治。顺之则阳气固，虽有贼邪，弗能害也，此因时之序"的"因"指（　　）
   A. 因为　　B. 顺也　　C. 原　　D. 源　　E. 依靠

4. 据《素问·标本病传论》所述，下列情况当"治其标"的是（　　）
   A. 先病而后逆者　　B. 先逆而后病者　　　C. 先寒而后生病者
   D. 先病而后生寒者　　E. 先病而后生中满者

5. 《素问·阴阳应象大论》指出"伤气"的病因是（　　）
   A. 寒暑　　B. 喜怒　　C. 湿邪　　D. 燥邪　　E. 劳作

6. 《素问·阴阳应象大论》中"先痛而后肿者"是由于（　　）
   A. 寒伤形　　B. 热伤气　　C. 形伤气　　　D. 气伤形　　E. 寒伤气

7. 据《素问·生气通天论》所述，"开阖不得，寒气从之"则生（　　）
   A. 痈肿　　B. 大偻　　C. 痤痱　　D. 瘘　　E. 疝

8. 《素问·生气通天论》中，"故圣人传精神，服天气"的"传"指（　　）
   A. 传承　　B. 聚　　C. 传递　　D. 传授　　E. 纪传

9. 《素问·阴阳应象大论》认为药食中气厚者为（　　）
   A. 阳中之阴　　B. 阳中之阳　　C. 阴中之阴　　D. 阴中之阳
   E. 以上均不是

10. 《素问·生气通天论》中，"故圣人传精神，服天气"的"服"指（　　）
    A. 信服　　B. 顺应　　C. 降服　　D. 佩服　　E. 认可

11. 据《素问·生气通天论》所述，薄厥的病因是（　　）
    A. 七情所伤　　B. 饮食所伤　　C. 劳作所伤　　　D. 六淫所伤
    E. 以上均不是

12. 《素问·阴阳应象大论》曰："知之则强，不知则老。"文中"之"是指（　　　）

    A. 阴阳五行　　　B. 脏腑气血　　　C. 养生规律　　　D. 呼吸精气

    E. 七损八益

13. 在《素问·脉要精微论》中，精明之腑是指（　　　）

    A. 目　　　B. 耳　　　C. 头　　　D. 髓　　　E. 心

14. 据《素问·脉要精微论》所述，下列不属于五色中的败色者是（　　　）

    A. 面色如赭　　　B. 面色如盐　　　C. 面色如蓝　　　D. 面色如地苍

    E. 面色黄如蟹腹

15. 据《素问·阴阳应象大论》所述，对于病邪深重者，宜采取的治法是（　　　）

    A. 因而越之　　　B. 引而竭之　　　C. 减之　　　D. 彰之　　　E. 扬之

16. 《素问·五常政大论》认为，用药不可太过，常毒治病，当（　　　）

    A. 十去其九　　　B. 十去其八　　　C. 十去其七　　　D. 十去其六　　　E. 十去其五

17. 《素问·五常政大论》中平气何如而名？（　　　）

    A. 木曰敷和　　　B. 火曰赫曦　　　C. 土曰敦阜　　　D. 金曰从革　　　E. 水曰流衍

18. 《素问·至真要大论》中，对"客者"病证的治疗宜采用的方法是（　　　）

    A. 削之　　　B. 除之　　　C. 散之　　　D. 攻之　　　E. 润之

19. 《素问·阴阳应象大论》中，"阴阳反作，病之逆从"是指哪种病机？（　　　）

    A. 清气在下，浊气在上　　　B. 清气在上，浊气在下

    C. 寒热格拒，清浊相干　　　D. 阳胜则热，阴胜则寒

    E. 寒极生热，热极生寒

20. 下列哪一条是对《素问·至真要大论》的正确引用？（　　　）

    A. 诸热瞀瘛，皆属于心　　　B. 诸躁狂越，皆属于火

    C. 诸痉项强，皆属于风　　　D. 诸胀腹大，皆属于湿

    E. 诸痿喘呕，皆属于下

21. 《素问·至真要大论》的"塞因塞用"之法，可治哪种病证？（　　　）

    A. 寒邪束表所致无汗　　　B. 实邪内结所致大便不通

    C. 湿热蕴结膀胱所致小便癃闭　　　D. 脾虚失运的痞满证

    E. 气滞血瘀所致的闭经

22. 下列哪一条出自《素问·至真要大论》？（　　　）

    A. 结者攻之　　　B. 燥者濡之　　　C. 损者补之　　　D. 劳者收之　　　E. 留者散之

23. 《素问·六微旨大论》曰："言天者求之本……言人者求之（　　　）"

    A. 天地　　　B. 气交　　　C. 主气　　　D. 升降　　　E. 阴阳

24. 根据《素问·至真要大论》原文中六气淫胜的用药原则选择："风淫于内，治以（　　　），佐以……，以……缓之，以……"

    A. 咸寒　　　B. 辛凉　　　C. 苦热　　　D. 咸冷　　　E. 苦温

25. 根据《素问·至真要大论》原文中六气淫胜的用药原则选择："湿淫于内，治以（　　），佐以……，以……燥之，以……"

  A. 甘热 B. 辛凉 C. 苦热 D. 咸冷 E. 苦温

26. 根据《素问·至真要大论》原文中六气淫胜的用药原则选择："热淫于内，治以……，佐以（　　），以……收之，以……"

  A. 苦 B. 甘苦 C. 苦辛 D. 甘辛 E. 酸淡

27. 据《素问·阴阳应象大论》所述，对于"血实"者，宜采取的治法是（　　）

  A. 削之 B. 除之 C. 散之 D. 攻之 E. 决之

28. 《素问·金匮真言论》中，春夏秋冬之"善病"是（　　）

  A. 春善病胸胁 B. 仲夏善病胸胁 C. 长夏善病痹厥 D. 秋善病风疟

  E. 冬善病洞泄寒中

29. 根据《素问·至真要大论》原文中六气淫胜的用药原则选择："寒淫于内，治以……，佐以（　　），以……写之，以……，以……"

  A. 苦 B. 苦温 C. 苦辛 D. 甘辛 E. 酸淡

30. 根据《素问·至真要大论》原文中六气淫胜的用药原则选择："燥淫于内，治以……，佐以……，以（　　）之"

  A. 苦下 B. 苦发 C. 苦辛 D. 苦燥 E. 酸坚

二、多选题

1. 《素问·阴阳应象大论》中五脏病变所表现的特征称为"五变动"，下列选项正确的是（　　）

  A. 肝，在变动为握 B. 肺，在变动为忧 C. 心，在变动为喜

  D. 脾，在变动为哕 E. 肾，在变动为栗

2. 根据《素问·阴阳应象大论》，论述阴阳在诊法中运用的原文是（　　）

  A. 审清浊而知部分 B. 视喘息，听音声而知所苦 C. 观权衡规矩

  D. 按尺寸，观浮沉滑涩而知病所生 E. 观太过与不及之理

3. 据《素问·评热病论》所述，阴阳交的证候表现主要有（　　）

  A. 汗出辄复热 B. 脉躁疾不为汗衰 C. 狂言 D. 烦满 E. 不能食

4. 据《素问·至真要大论》所述，下列哪项属于正治法？（　　）

  A. 坚者削之 B. 客者除之 C. 微者逆之 D. 甚者从之 E. 结者散之

5. 《素问·脉要精微论》指出，"神明之乱"主要表现为（　　）

  A. 大笑 B. 不言 C. 衣被不敛 D. 啼哭 E. 言语善恶不避亲疏

6. 据《素问·评热病论》所述，治疗风厥病当取（　　）

  A. 阳明 B. 少阳 C. 太阳 D. 少阴 E. 太阴

7. 《素问·生气通天论》中，"故圣人传精神，服天气，而通神明"的"通神明"指（　　）

　　A. 沟通精神　　B. 通晓阴阳变化规律　　C. 通晓阴阳变化之道

　　D. 通精气明神志　　E. 沟通精神明白事理

8. 据《素问·阴阳应象大论》所述，"善用针者"，应做到（　　）

　　A. 从阴引阳　　B. 从阳引阴　　C. 以右治左　　D. 以左治右　　E. 以我知彼

9. 在《素问·脉要精微论》中，持脉之大法正确的是（　　）

　　A. 持脉有道，动静为保　　B. 春日浮，如鱼之游在波

　　C. 夏日在里，泛泛乎万物有余　　D. 秋日下肤，蛰虫将去

　　E. 冬日在骨，蛰虫周密，君子居室

10. 据《素问·天元纪大论》所述，描述"岁运"正确的是（　　）

　　A. 甲己之岁，金运统之　　B. 乙庚之岁，水运统之

　　C. 丙辛之岁，土运统之　　D. 丁壬之岁，木运统之

　　E. 戊癸之岁，火运统之

三、填空题

1. 《素问·六微旨大论》："_____则神机化灭，_____则气立孤危。"

2. 《素问·阴阳应象大论》："天气通于肺，_____通于嗌，风气通于肝，_____通于心，谷气通于脾，_____通于肾。"

3. 《素问·阴阳应象大论》："天气通于_____，地气通于_____，风气通于_____，雷气通于_____，谷气通于_____，雨气通于_____。"

4. 《素问·六微旨大论》："君火之右，退行一步，_____治之，复行一步，_____治之；复行一步，_____治之；……"

5. 《素问·六微旨大论》："相火之下，_____承之；水位之下，_____承之；土位之下，_____承之；……"

6. 《素问·五运行大论》："气有余，则_____所胜而_____所不胜。"

7. 《素问·六元正纪大论》："木郁_____之，火郁_____之，土郁_____之，金郁_____之，水郁_____之。"

8. 《素问·天元纪大论》："故物生谓之_____，物极谓之_____，阴阳不测谓之_____，神用无方谓之_____。"

9. 《素问·天元纪大论》："夫变化之为用也，在天为_____，在人为_____，在地为_____，化生_____，道生智，玄生_____。"

10. 《素问·天元纪大论》："厥阴之上，风气主之；少阴之上，_____气主之；太阴之上，_____气主之；少阳之上，_____主之；阳明之上，_____气主之；太阳之上，_____主之。所谓本也，是谓六元。"

11.《素问·五运行大论》："夫阴阳者，数之可十，推之可百，数之可千，推之可万。天地阴阳者，不以数推，以_____。"

12.《素问·至真要大论》："帝曰：何谓逆从？岐伯曰：逆者_____，从者_____。"

13.《素问·至真要大论》："诸寒之而热者_____，热之而寒者_____。"

14.《素问·六元正纪大论》："故曰：无失_____，无逆_____，……是谓至治。"

15.《素问·六元正纪大论》："故曰：……无翼_____，无赞_____，是谓至治。"

16.《素问·五常政大论》："西北之气_____，东南之气_____，所谓同病异治也。"

17.《素问·五常政大论》："故曰：气寒气凉，治以_____，_____。"

18.《素问·五常政大论》："故曰：……气温气热，治以_____，_____。"

19.《素问·至真要大论》："岐伯曰：气有高下，病有_____，证有_____，治有_____，适其至所为故也。"

20.《素问·至真要大论》："方制君臣何谓也？岐伯曰：主病之_____，佐君之_____，应臣之_____，……"

21.《素问·五常政大论》指出："微者复微，甚者复甚，_____。"

22.《素问·藏气法时论》："肝苦_____，急食_____。"

23.《素问·藏气法时论》："肺苦_____，急食_____。"

24.《素问·藏气法时论》："肾苦_____，急食_____。"

25.《素问·至真要大论》："帝曰：其主病何如？岐伯曰：_____，则无遗主矣。"

26.《素问·六微旨大论》："岐伯曰：言天者求_____，言地者求_____，言人者求_____。"

27.《素问·至真要大论》："厥阴司天，其化_____；少阴司天，其化_____，太阴司天，其化_____。"

28.《素问·至真要大论》"少阳司天，其化_____；阳明司天，其化_____；太阳司天，其化_____。"

29.《素问·至真要大论》："帝曰：间气何谓？岐伯曰：_____，是谓间气也。"

四、简答题

1. 请解释《素问·六微旨大论》中"亢则害，承乃制"的意思。

_____

_____

2. 《素问·六微旨大论》中，"言天者求之本"的"天"指的是什么？

_____

_____

3. 《素问·六微旨大论》中，"言天者求之本"的"本"指的是什么？

_____

_____

_____

4. 《素问·六微旨大论》中，"愿闻地理之应六节气位"的"六节气位"为何意？

_____

_____

_____

5. 请解释《素问·六元正纪大论》中"火郁发之"之意。

_____

_____

_____

6. 《素问·评热病论》中，"不能食者，精无俾也"的"俾"是何意？

_____

_____

_____

7. 请解释《素问·脉要精微论》中，"诊法常以平旦，阴气未动，阳气未散，饮食未进……故乃可诊有过之脉"中"有过之脉"的意思。

_____

_____

_____

8. 《素问·阴阳应象大论》中，"味归形，形归气"的"归"是什么意思？

_____

_____

_____

9. 《素问·阴阳应象大论》中，"壮火食气，气食少火"，前后两个"食"分别指什么？

_____

_____

_____

10. 《素问·阴阳应象大论》中，"阴胜则阳病，阳胜则阴病"的"胜"是指什么？

_____

_____

11. 《素问·六微旨大论》中，"显明之右，君火之位也"的"显明"是指什么？

_____

_____

12. 《素问·六元正纪大论》中，"故风胜则动，热胜则肿……寒胜则浮"中"寒胜则浮"的"浮"为何意？

_____

_____

13. 《素问·阴阳应象大论》中，"审清浊，而知部分"的"清浊"是何意？

_____

_____

14. 《素问·阴阳应象大论》中，"观权衡规矩，而知病所主"的"权衡规矩"是指什么？

_____

_____

15. 《素问·生气通天论》中，"是以圣人陈阴阳，筋脉和同"的"陈阴阳"是指什么？

_____

_____

16. 《素问·阴阳应象大论》中，"溪谷属骨，皆有所起"的"溪谷属骨"是指什么？

_____

_____

17. 请解释《素问·至真要大论》中"通因通用"的意思。

_____

_____

18. 请解释《素问·五常政大论》中，"岐伯曰：病有久新，方有大小，有毒无毒，固宜常制矣"的"常制"之意。

_____

_____

_____

19. 请解释《素问·至真要大论》中，"帝曰：三品何谓？岐伯曰：所以明善恶之殊贯也"的"明善恶之殊贯"之意。

_____

_____

_____

20. 请解释《素问·阴阳应象大论》中"其有邪者，渍形以为汗"之意。

_____

_____

21.《素问·六节藏象论》中，"天食人以五气"的"五气"是指什么？

_____

_____

22.《素问·至真要大论》中，"诸寒之而热者取之阴，热之而寒者取之阳，所谓求其属也"的"求其属"是指什么？

_____

_____

23. 请解释《素问·六元正纪大论》中"……土郁夺之，……"的意思。

_____

_____

24. 请解释《素问·六元正纪大论》中"……金郁泄之……"的意思。

_____

_____

25. 请解释《素问·至真要大论》"岐伯曰：气有高下，病有远近，证有……治有……适其至所为故也"中的"适其至所为故"之意。

_____

_____

26. 请解释《素问·至真要大论》中"偶之不去，则反佐以取之"的意思。

_____

_____

27. 如何理解《素问·至真要大论》中的"寒淫于内，治以甘热，佐以苦辛，以咸泻之，以辛润之，以苦坚之"？

_____

_____

_____

28. 如何理解《素问·藏气法时论》中的"肾苦燥，急食辛以润之"？

_____

_____

29. 如何理解《素问·至真要大论》"帝曰：非司岁物，何谓也？岐伯曰：散也，故质同而异等也"中的"散也，故质同而异等"？

_____

_____

30. 如何理解《素问·阴阳应象大论》中的"暴怒伤阴，暴喜伤阳"？

_____

_____

试题十

填空题

1. 《素问·阴阳应象大论》："故天有精，地有形；_____，_____，故能为万物之父母。清阳上天，浊阴归地，是故天地之动静，_____，故能以_____，终而复始。惟贤人_____，_____，_____。"

2. 《素问·阴阳应象大论》："故善用针者，_____，_____，_____，_____，以我知彼，_____，以观_____，_____，_____。"

3. 《素问·阴阳应象大论》："善诊者，_____，_____；审清浊，_____；视喘息，_____，_____；观_____，_____。按尺寸，_____，_____。以治无过，以诊则不失矣。"

4. 《素问·金匮真言论》："故曰：阴中有阴，阳中有阳。平旦至日中，_____，_____；日中至黄昏，_____，_____；合夜至鸡鸣，_____，_____；鸡鸣至平旦，_____，_____。故人亦应之。"

5. 《素问·金匮真言论》："东方_____色，入通_____，开窍_____，藏精_____，其病发_____，其味_____，其类_____，其畜_____，其谷_____，其应四时，上为_____，是以春气_____也，其音_____，其数八，是以知病之在_____也，其臭_____。"

6. 《素问·阴阳离合论》："岐伯曰：圣人南面而立，前曰_____，后曰_____，_____之地，名曰_____，_____之上，名曰_____，太阳根起于_____，结于命门，名曰_____。"

7. 《素问·阴阳别论》："脉有阴阳，知阳者_____，知阴者_____。凡阳有五，_____阳。所谓阴者，真脏也，_____，_____。所谓阳者，_____也。"

8. 《素问·异法方宜论》："南方者，天地所_____，阳之所_____也，其地下，水土弱，_____之所聚也，其民嗜酸而食胕。故其民皆_____，其病_____，其治宜_____。故_____者，亦从南方来。"

9. 《素问·移精变气论》："岐伯对曰：往古人居禽兽之间，动作以_____，阴居以_____，内无_____之累，外无_____之形，此_____之世，邪_____也。

故毒药不能治其内，针石不能治其外，故可_____而已。"

10. 《素问·调经论》："岐伯曰：泻实者_____，_____俱内，以开_____，_____，_____俱出，精气_____，邪气_____，外门_____，以出_____，摇大_____，如利其路，是谓_____，必切而出，大气乃屈。"

11. 《灵枢·九针十二原》："五脏有疾也，应出十二原，而原_____，明知其原，_____，而知_____矣。阳中之少阴，_____也，其原出于_____，_____。阳中之太阳，_____也，其原出于_____，_____。阴中之少阳，_____也，其原出于_____，_____。阴中之至阴，_____也，其原出于_____，_____。阴中之太阴，_____也，其原出于_____，_____。"

12. 《灵枢·本输》："春取_____大经分肉之间，甚者_____，间者_____；夏取_____肌肉皮肤之上；秋取_____，余如春法。冬取_____之分，欲深而留之。此四时之序，_____所处，_____所舍，_____所宜。"

13. 《灵枢·小针解》："所谓易陈者，_____也。难入者，_____也。粗守形者，_____也。上守神者，_____，可补泻也。神客者，_____也。神者，_____也；客者，_____也。"

14. 《灵枢·邪气脏腑病形》："黄帝曰：愿卒闻之。岐伯答曰：色青者，其脉_____也；赤者，其脉_____也；黄者，其脉_____也；白者，其脉_____；黑者，其脉_____。见其色而不得其脉，反得_____则死矣，得其_____则病已矣。"

15. 《素问·阴阳别论》："谨熟阴阳，无与众谋。所谓阴阳者，去者为_____，至者为_____。"

16. 《素问·阴阳别论》："所谓生阳死阴者，肝之心谓之_____，心之肺谓之_____。"

试题十一

填空题

1. 《灵枢·九针十二原》："凡用针者，虚则＿＿＿＿，满则＿＿＿＿，宛陈则＿＿＿＿，邪胜则＿＿＿＿。《大要》曰：徐而疾＿＿＿＿，疾而徐＿＿＿＿。言实与虚，若有＿＿＿＿；……"

2. 《素问·阴阳应象大论》："故善用针者，＿＿＿＿＿＿＿，＿＿＿＿＿＿＿，＿＿＿＿＿＿＿，＿＿＿＿＿＿＿，以我知彼，＿＿＿＿＿＿＿，以观＿＿＿＿＿＿＿＿，＿＿＿＿＿＿＿，＿＿＿＿＿＿＿。"

3. 《素问·阴阳应象大论》："善诊者，＿＿＿＿＿＿，＿＿＿＿＿＿；审清浊，＿＿＿＿＿＿；视喘息，＿＿＿＿＿，＿＿＿＿＿＿＿；观＿＿＿＿＿＿，＿＿＿＿＿＿＿。按尺寸，＿＿＿＿＿＿＿，＿＿＿＿＿＿＿。以治无过，以诊则不失矣。"

4. 《素问·金匮真言论》："故曰：阴中有阴，阳中有阳。平旦至日中，＿＿＿＿＿＿，＿＿＿＿＿＿；日中至黄昏，＿＿＿＿＿，＿＿＿＿＿＿＿；合夜至鸡鸣，＿＿＿＿＿，＿＿＿＿＿＿＿；鸡鸣至平旦，＿＿＿＿＿，＿＿＿＿＿＿＿。故人亦应之。"

5. 《素问·金匮真言论》："东方＿＿＿＿色，入通＿＿＿＿，开窍＿＿＿＿，藏精＿＿＿＿，其病发＿＿＿＿，其味＿＿＿＿，其类＿＿＿＿，其畜＿＿＿＿，其谷＿＿＿＿，其应四时，上为＿＿＿＿，是以春气＿＿＿＿也，其音＿＿＿＿，其数八，是以知病之在＿＿＿＿也，其臭＿＿＿＿。"

6. 《素问·阴阳离合论》："岐伯曰：圣人南面而立，前曰＿＿＿＿，后曰＿＿＿＿，＿＿＿＿之地，名曰＿＿＿＿，＿＿＿＿之上，名曰＿＿＿＿，太阳根起于＿＿＿＿，结于命门，名曰＿＿＿＿＿＿。"

7. 《素问·阴阳别论》："脉有阴阳，知阳者＿＿＿＿，知阴者＿＿＿＿。凡阳有五，＿＿＿＿＿＿阳。所谓阴者，真脏也，＿＿＿＿＿＿＿，＿＿＿＿＿＿＿。所谓阳者，＿＿＿＿＿＿＿也。"

8. 《素问·异法方宜论》："南方者，天地所＿＿＿＿，阳之所＿＿＿＿也，其地下，水土弱，＿＿＿＿之所聚也，其民嗜酸而食胕。故其民皆＿＿＿＿＿＿＿，其病＿＿＿＿，其治宜＿＿＿＿。故＿＿＿＿者，亦从南方来。"

9. 《素问·移精变气论》："岐伯对曰：往古人居禽兽之间，动作以＿＿＿＿＿，阴居以＿＿＿＿，内无＿＿＿＿之累，外无＿＿＿＿之形，此＿＿＿＿之世，邪＿＿＿＿＿＿＿也。故毒药不能治其内，针石不能治其外，故可＿＿＿＿＿＿而已。"

10. 《素问·调经论》："岐伯曰：泻实者＿＿＿＿＿＿＿，＿＿＿＿＿＿俱内，以开＿＿＿＿

61

_____，_____，_____俱出，精气_____，邪气_____，外门_____，以出_____，摇大_____，如利其路，是谓_____，必切而出，大气乃屈。"

11. 《灵枢·九针十二原》："五脏有疾也，应出十二原，而原_____，明知其原，_____，而知_____矣。阳中之少阴，_____也，其原出于_____，_____。阳中之太阳，_____也，其原出于_____，_____。阴中之少阳，_____也。其原出于_____。阴中之至阴，_____也，其原出于_____，_____。阴中之太阴，_____也，其原出于_____，_____。"

12. 《灵枢·本输》："春取_____大经分肉之间，甚者_____，间者_____；夏取_____肌肉皮肤之上；秋取_____，余如春法。冬取_____之分，欲深而留之。此四时之序，_____所处，_____所舍，_____所宜。"

13. 《灵枢·小针解》："所谓易陈者，_____也。难人者，_____也。粗守形者，_____也。上守神者，_____，可补泻也。神客者，_____也。神者，_____也；客者，_____也。"

14. 《灵枢·邪气脏腑病形》："黄帝曰：愿卒闻之。岐伯答曰：色青者，其脉_____也；赤者，其脉_____也；黄者，其脉_____也；白者，其脉_____；黑者，其脉_____。见其色而不得其脉，反得_____则死矣，得其_____则病已矣。"

15. 《素问·阴阳别论》："谨熟阴阳，无与众谋。所谓阴阳者，去者为_____，至者为_____。"

16. 《素问·阴阳别论》："所谓生阳死阴者，肝之心谓之_____，心之肺谓之_____。"

《伤寒论》篇

试题一

一、判断题

1. 麻黄杏仁甘草石膏汤的病机是汗下后，邪气内传，热壅于肺。　　（　　）

2. 《伤寒论》对厥证基本病机的解释是阴寒内盛。　　（　　）

3. 下厥上竭是指阴衰于下，阳竭于上。　　（　　）

4. 《伤寒论》是一部阐述多种外感疾病辨证论治的专著。　　（　　）

5. 《伤寒论》在表里同病时的基本治则是表里同治。　　（　　）

6. 脉按之来缓，时一止来复者，名曰结。　　（　　）

7. 伤寒，脉微而厥，至七八日肤冷，其人躁无暂安时者，此为蛔厥。　　（　　）

8. 桂枝麻黄各半汤是由桂枝汤、麻黄汤各取半量相合而成。　　（　　）

9. 桂枝二越婢一汤的药物组成就是桂枝汤加麻黄、石膏。　　（　　）

10. 表虚兼阳虚漏汗证的主治方为桂枝加芍药生姜各一两人参三两新加汤。　　（　　）

11. 栀子豉汤证中的"虚烦"是指阴虚而致的心烦。　　（　　）

12. 调胃承气汤的煎法是先煮大黄、炙甘草，后纳芒硝。　　（　　）

13. 服五苓散后应多饮暖水，以使汗出。　　（　　）

14. 五苓散证是由于水热互结于下焦，膀胱气化失司所致。　　（　　）

15. 抵当汤的功效是活血化瘀、通下瘀热。　　（　　）

16. 小结胸病属寒实结胸证，大结胸病属热实结胸证。　　（　　）

17. 旋覆代赭汤中旋覆花与代赭石用量的比例为3∶1。　　（　　）

二、单选题

1. 下列哪一项是太阳病提纲证？（　　　）

　　A. 脉浮，头项强痛而恶寒　　　B. 脉浮，发热恶寒，头痛

　　C. 脉浮数，头身疼痛，恶寒　　　D. 脉浮紧，发热恶寒，无汗而喘

　　E. 脉浮缓，发热恶寒，汗出

2. "将息"是指（　　　）

　　A. 喘息　　B. 将养调息　　C. 斟酌之意　　D. 休息　　E. 将就

3. 桂枝加葛根汤证的辨证要点是（　　　）

　　A. 汗出、项强　　B. 汗出、恶风　　C. 汗出、发热　　D. 无汗、项强

　　E. 无汗、恶寒

4. 下列不属于小青龙汤证主症的一项是（　　）

　　A. 干呕　　B. 发热　　C. 咳　　D. 微喘　　E. 烦躁

5. 桂枝甘草龙骨牡蛎汤证"烦躁"的病机是（　　）

　　A. 心阳虚　　B. 心阴虚　　C. 心火重　　D. 心血虚　　E. 心气虚

6. 桂枝加桂汤证，重用桂枝的用意是（　　）

　　A. 温通心阳、以制肾水　　B. 温阳解表　　C. 增强行水

　　D. 温通太阳、调和营卫　　E. 通阳散寒

7. 厚朴生姜半夏甘草人参汤证的主症腹胀满，属于下列哪一项？（　　）

　　A. 虚胀　　B. 实胀　　C. 食湿停滞　　D. 虚少实多　　E. 虚多实少

8. 下列除哪个方证外，均为太阳中风表虚证的兼证？（　　）

　　A. 桂枝去芍药汤证　　B. 葛根汤证　　C. 桂枝加葛根汤证

　　D. 桂枝新加汤证　　E. 桂枝加附子汤证

9. "伤寒，脉结代，心动悸，炙甘草汤主之"，其病机为（　　）

　　A. 心阳虚，心神失其温养　　B. 心血不足，神气浮越

　　C. 汗伤心阳，心神不宁　　D. 气血不足，脉道不充，心神失养

　　E. 心阴心阳两虚，复被邪扰

10. 桂枝加附子汤证之阴阳俱虚，仲景之法是（　　）

　　A. 阴阳双补　　B. 扶阳以固阴　　C. 健中调阴阳　　D. 温肾以固本

　　E. 解表以护正

11. 黄芩汤适用于（　　）

　　A. 太阳表邪不解，内迫阳明而致的下利　　B. 热结旁流证

　　C. 肝热下迫大肠，湿热郁滞的下利　　D. 少阳火郁之邪内迫肠道而致的下利

　　E. 以上都不是

12. 栀子厚朴汤的药物组成是（　　）

　　A. 栀子、厚朴、枳实　　B. 栀子、厚朴　　C. 栀子、厚朴、枳实、芒硝

　　D. 栀子、厚朴、枳实、甘草　　E. 栀子、厚朴、枳实、大黄、甘草

13. 白虎汤证与白虎加人参汤证病机的区别是（　　）

　　A. 前者津气未伤，后者津气已伤　　B. 前者燥热轻，后者燥热重

　　C. 前者津气损伤轻，后者津气损伤重　　D. 前者气伤，后者津伤

　　E. 前者汗出少，后者汗出多

14. 麻杏石甘汤证与葛根芩连汤证主要的鉴别点是（　　）

　　A. 前者无大热，后者身大热　　B. 前者汗出而喘，后者喘不出汗

　　C. 前者脉数，后者脉促　　D. 前者以喘为主症，后者以下利为主症

　　E. 前者烦渴证轻，后者烦渴证重

15. 太阳与少阳合病，自下利者，治疗当选用的药方是（　　）

    A. 小柴胡汤　　B. 葛根汤　　　C. 葛根黄芩汤　　　D. 柴胡桂枝汤　　　E. 黄芩汤

16. 黄连汤的主要证候为（　　）

    A. 饥不能食，食谷欲吐　　B. 腹中急痛　　　C. 腹中痛，欲呕吐

    D. 食入口即吐　　E. 以上都不是

17. "太阳与少阳合病，自下利者，与黄芩汤"，其中"自下利"的病机是（　　）

    A. 少阳邪热，内迫阳明，迫液下趋，传导失职

    B. 太阳少阳合病，三焦壅滞，水液下趋

    C. 太阳少阳合病，枢机不利，胆热犯胃

    D. 太阳少阳合病，表邪未尽，内迫阳明，迫液下趋

    E. 以上均不是

18. "伤寒十三日，过经，谵语者，以有热也，当以汤下之。若小便利者，大便当硬，而反下利，脉调和者，知医以丸药下之，非其治也。若自下利者，脉当微厥，今反和者，此为内实也，调胃承气汤主之。"其中"脉调和"是指（　　）

    A. 脉平缓　　B. 脉不浮　　C. 脉沉缓弱　　D. 脉虚软和缓

    E. 脉沉实或实大

19. "太阳病，发汗后，大汗出，胃中干，烦躁不得眠，欲得饮水者"，治宜（　　）

    A. 勿治之，得小便利必自愈　　B. 多饮暖水，汗出愈

    C. 少少与饮之，令胃气和则愈　　D. 五苓散主之

    E. 以上都不适宜

20. 下列证候中，哪项是太阳蓄水证的辨证要点？（　　）

    A. 发热恶寒，汗出头痛，脉浮数　　B. 心下痞　　　C. 小便不利

    D. 烦渴欲饮水　　E. 少腹痛

21. 桃核承气汤证的治法是（　　）

    A. 清热化瘀，通下里实　　B. 清热活血，分消湿热

    C. 活血化瘀，软坚散结　　D. 活血化瘀，泻下里热

    E. 以上均不是

22. 抵当丸的适应证是（　　）

    A. 蓄血较轻，其人如狂者　　B. 蓄血较重，病势较急者

    C. 蓄血较重，其人健忘者　　D. 蓄血较重，病势较缓者

    E. 以上都不适用

23. 大结胸重证的临床特点是（　　）

    A. 胸痛，脉浮大　　B. 胸胁痛，脉沉紧　　　C. 心下疼痛，寸脉浮，关脉沉

    D. 胸腹痛，按之痛，脉沉紧　　E. 胸胁，心下至少腹疼痛，按之石硬

24. 附子泻心汤的煎服法是（　　　）

　　A. 以麻沸汤二升渍之，须臾，绞去渣，分温再服

　　B. 以水五升，煎取三升，分温再服

　　C. 以水五升，先煎附子一时许，纳诸药，煎取二升，分温再服

　　D. 附子单煮取汁，切三味，以麻沸汤二升渍其他三味，须臾，绞去渣，纳附子汁，分温再服

　　E. 大黄、附子同煎取汁，以麻沸汤二升渍黄芩、黄连，须臾，绞去渣，纳大黄、附子汁，分温再服

25. 以下除哪项外，均为痞证的常见表现？（　　　）

　　A. 痞　　B. 痞硬满　　C. 疼痛　　D. 呕吐　　E. 下利

26. 以下哪组证候宜用桂枝附子汤？（　　　）

　　A. 身疼痛，手足寒，骨节痛，脉沉

　　B. 骨节疼烦，掣痛不得屈伸，汗出短气，小便不利

　　C. 身体疼烦，不能自转侧，不呕不渴

　　D. 身疼腰痛，骨节疼痛，头痛，发热，恶风，无汗而喘

　　E. 身体疼痛，漏汗不止，恶风，小便少，四肢拘急

27. 甘草附子汤要比桂枝附子汤少用附子一枚，原因是（　　　）

　　A. 表阳虚损较轻　　　　B. 肾阳虚损较轻　　　　C. 外邪中的寒邪较少

　　D. 证情尚轻，嫌其药重病轻　　　E. 证情较深，邪难速去，意在缓行

28. 刘某，女，47岁，患风心病数年，今日心慌，心中悸动不安。舌苔薄白，脉结代。临床适合使用何方治疗？（　　　）

　　A. 芍药甘草附子汤　　B. 甘草干姜汤　　　C. 芍药甘草汤　　　D. 炙甘草汤

　　E. 真武汤

29. 患者为男性，68岁，因操劳过甚而感邪发病，发热头痛，无汗，浑身关节皆痛，已二三日，曾自服西药土霉素等未效。刻诊：两脉浮紧带数，舌苔薄白，身灼热无汗，微喘，气息稍粗，骨节酸楚烦疼较甚。治宜（　　　）

　　A. 桂枝附子汤　　B. 麻黄汤　　　C. 大青龙汤　　　D. 葛根汤

　　E. 甘草附子汤

30. 患者为男性，初患外感，服解表药后，上证已除，但见上腹脘部痞塞不舒，恶心，肠鸣欲似大便，便溏量少。脉濡，苔薄白。辨证为（　　　）

　　A. 葛根汤证　　B. 黄芩汤证　　　C. 葛根黄芩黄连汤证　　　D. 半夏泻心汤证

　　E. 桂枝人参汤证

31. 下列哪项不属于"胃家"的含义？（　　　）

　　A. 胃　　B. 大肠　　C. 小肠　　D. 膀胱　　E. 阳明经

32. 下列哪项不属于白虎汤证必见之症？（　　　）

　　A. 发热　　B. 口渴　　C. 汗出　　D. 脉滑　　E. 不大便

33. 下列哪项属于调胃承气汤的药物组成？（　　）

　　A. 大黄、厚朴　　　B. 大黄、枳实　　　C. 甘草、枳实　　　D. 甘草、厚朴

　　E. 甘草、芒硝

34. 阳明少阳合病，下利，脉滑而数者，提示（　　）

　　A. 少阳受邪　　B. 木旺乘土　　C. 胃气已衰　　D. 土虚木旺　　E. 有宿食

35. 下列哪项不属于用大承气汤急下的理由？（　　）

　　A. 保存阴液　　B. 防止传变　　C. 遏止亡阴　　D. 燥屎已成　　E. 燥实势急

36. 阳明中寒欲作固瘕，可见手足濈然汗出，其病机是（　　）

　　A. 外寒里热，迫津外出

　　B. 中焦阳虚，阳虚不能蒸化津液达于全身，仅四肢汗出

　　C. 脾肾阳虚，阳气不固于四末　　　D. 素体液亏，身不作汗而仅四肢汗出

　　E. 以上皆不是

37. 麻黄连轺赤小豆汤的病机是（　　）

　　A. 太阴寒湿中阻，表邪未解　　　B. 湿热郁遏偏于表

　　C. 湿热郁蒸，胆汁外溢　　　D. 蓄血于里，营气不布

　　E. 表邪不解，误用火攻，熏灼肝胆

38. 猪苓汤证最具特征性的主症为（　　）

　　A. 下利不止　　B. 咳嗽或呕吐　　C. 口渴引饮　　D. 心烦不得卧寐

　　E. 以上都不是

39. 阳明蓄血证之证候特点是（　　）

　　A. 其人喜忘，屎虽硬，大便反易，其色必黑

　　B. 其人如狂，屎硬，大便难，色黑

　　C. 其人谵语，大便硬，小便不利

　　D. 其人谵语，大便溏，小便利

　　E. 其人发狂，大便难，色黑

40. 下列证候，可以考虑使用栀子豉汤的是（　　）

　　A. 心烦不得眠，小便不利　　　B. 烦热，胸中窒

　　C. 心中烦，不得卧，脉沉细数　　　D. 心烦不眠，虚羸少气

　　E. 昼日烦躁不得眠，脉沉微

41. 关于猪苓汤证的主症，下列哪项是正确的？（　　）

　　A. 下利　　B. 咳而呕　　C. 胸满　　D. 脉浮发热　　E. 以上都不是

42. 根据原文，下述病证除哪项外，均可见"头汗出"？（　　）

　　A. 热入血室证　　B. 热扰胸膈证　　C. 阳微结证　　D. 火邪伤阴内热证

　　E. 悬饮证

43. 下列何证不出现"浮数"的脉？（　　）
   A. 麻黄汤证　　B. 桂枝汤证　　C. 五苓散汤证　　D. 猪苓汤证
   E. 以上均不是

44. 患者为男性，50岁，外感发热，经治疗后热退已2日，因进食过多，发热又起，大便硬而难下，腹胀，按之痛。舌红，苔薄黄燥，脉滑数。临床最佳辨证当是（　　）
   A. 大承气汤证　　B. 调胃承气汤证　　C. 小承气汤证
   D. 大陷胸汤证　　E. 小陷胸汤证

45. 患者为男性，40岁，患急性胃炎一周，刻下呕吐止，手足温，身微热，头汗出，心中懊侬，饥不能食。舌稍红，苔薄微黄。临床最佳辨证当是（　　）
   A. 葛根黄芩黄连汤证　　B. 小承气汤证　　C. 栀子豉汤证
   D. 栀子柏皮汤证　　E. 黄芩汤证

46. 患者为女性，40岁，素体较弱，受凉感冒后，出现身热不高，恶风，手足温温发热，口干渴，项强连颈，胁下微胀满，脉弦，临床最佳的治疗选择是（　　）
   A. 桂枝加葛根汤　　B. 桂枝汤加柴胡　　C. 五苓散　　D. 小柴胡汤
   E. 先与桂枝汤，后与小柴胡汤

47. 小柴胡汤可用于治疗头痛发热（　　）
   A. 伴汗出恶风者　　B. 伴小便不利者　　C. 伴大便硬结者
   D. 伴脉弦细者　　E. 伴汗出短气者

48. 柴胡桂枝干姜汤证出现小便不利而渴的原因是（　　）
   A. 上火下水　　B. 上热下寒　　C. 胃热脾寒
   D. 少阳枢机不利，三焦决渎失职，痰饮结而不化
   E. 膀胱气化不利

49. 大柴胡汤证具有除以下哪项以外的证候？（　　）
   A. 心下急而呕吐　　B. 胸胁硬满疼痛　　C. 往来寒热
   D. 郁郁微烦　　E. 但头微汗出

50. "阳微结"的治疗宜（　　）
   A. 麻子仁丸　　B. 小承气汤　　C. 小柴胡汤　　D. 柴胡加芒硝汤
   E. 调胃承气汤

51. 阳明中寒证与太阴病的鉴别在于（　　）
   A. 前者为实证，后者为虚证
   B. 前者虚寒较轻，后者虚寒较重
   C. 前者仅见不能食，后者还有下利腹痛等
   D. 前者为胃阳素虚，复感外邪；后者为脾虚不运，寒湿中阻
   E. 前者为小便不利，后者为小便利

52. "少阴病，下利止而头眩，时时自冒者死"的病机为（　　）
   A. 纯阴无阳　　B. 阳虚欲脱　　C. 阴竭阳脱　　D. 阳虚阴盛　　E. 阴盛格阳

53. 吴茱萸汤主治虚寒下利，见于（　　　）

    A. 阳明病　　B. 少阴病　　C. 太阳病　　D. 太阴病　　E. 厥阴病

54. 伤寒，厥而心下悸，宜先用茯苓甘草汤治下列哪项？（　　　）

    A. 血　　B. 水　　C. 气　　D. 痰　　E. 津

55. 吴茱萸汤证与当归四逆加吴茱萸生姜汤证的治疗均用吴茱萸、生姜，当归四逆加吴茱萸生姜汤证的病机为（　　　）

    A. 肝胃虚寒　　　B. 肝胃虚寒，并有陈寒痼冷　　　C. 肝胃虚热

    D. 肝胃虚热，并有水热互结　　　E. 下焦水寒之气上逆

56. "呕而发热者，小柴胡汤主之"论述的是（　　　）

    A. 外邪侵犯少阳的证治　　　B. 阳明少阳合病　　　C. 厥阴转出少阳的证治

    D. 少阳本经自病　　　E. 少阳传入厥阴的证治

57. 四逆散证悸者加（　　　）

    A. 桂枝　　B. 茯苓　　C. 附子　　D. 干姜　　E. 细辛

58. 四逆散证小便不利者加（　　　）

    A. 桂枝　　B. 茯苓　　C. 附子　　D. 干姜　　E. 细辛

59. 四逆散证腹中痛者加（　　　）

    A. 桂枝　　B. 茯苓　　C. 附子　　D. 干姜　　E. 细辛

60. 桂枝甘草汤证的病机是（　　　）

    A. 发汗过多、损伤心阳　　　B. 发汗过多、损伤卫阳　　　C. 发汗过多、伤及营血

    D. 发汗不彻、邪不达外　　　E. 以上都不是

61. 原条文要求苓桂枣甘汤的煎煮溶剂是（　　　）

    A. 清酒　　B. 清水　　C. 甘澜水　　D. 潦水　　E. 麻沸汤

三、多选题

1. 太阳病中风证的病机是（　　　）

    A. 风寒袭表　　B. 风寒束表　　C. 营卫不和　　D. 肺气不宣　　E. 荣弱卫强

2. 大青龙汤的脉症是（　　　）

    A. 脉浮紧　　B. 脉浮缓　　C. 无汗　　D. 烦躁　　E. 发热

3. 下列哪几项可以组成桂枝加桂汤方剂？（　　　）

    A. 桂枝二两、芍药三两　　　B. 桂枝三两、甘草一两

    C. 甘草一两、大枣六枚　　　D. 生姜三两、大枣六枚

    E. 桂枝五两、芍药五两

4. 甘草干姜汤证可见（　　　）

    A. 小便数　　B. 脚挛急　　C. 厥逆　　D. 自汗出　　E. 烦躁吐逆

5. 炙甘草汤的药物组成为（　　　）
　　A. 炙甘草、生姜、大枣　　　B. 人参、麦冬、阿胶
　　C. 白芍、白术、茯苓　　　D. 麻仁、生地、桂枝
　　E. 生地、当归、麻仁

6. 关于炙甘草汤的药物组成，下列叙述错误的有（　　　）
　　A. 炙甘草、生姜、大枣　　　B. 人参、麦冬、生地黄
　　C. 麻仁、阿胶、干姜　　　D. 茯苓、桂枝、生姜、清酒
　　E. 麻仁、阿胶、桂枝、清酒

7. 栀子豉汤的临床表现包括（　　　）
　　A. 反复颠倒，心中懊恼　　　B. 烦热，心中窒　　　C. 腹满，心烦不得眠
　　D. 身热不去，心中结痛　　　E. 虚烦不得眠，舌上苔黄白相间

8. 以原文为据，调胃承气汤可用于（　　　）
　　A. 太阳病三日，汗出不解，蒸蒸发热者　　　B. 伤寒吐后，腹胀满者
　　C. 阳明病，不吐不下，心烦者
　　D. 太阳病，若吐、下、发汗后，微烦，小便数，大便因而硬者
　　E. 阳明病，谵语发潮热，脉滑而疾者

9. 下列"喘""汗出"均有的汤证为（　　　）
　　A. 麻黄汤证　　　B. 桂枝加厚朴杏子汤证　　　C. 小青龙汤证　　　D. 麻杏石甘汤证
　　E. 葛根黄芩黄连汤证

10. 太阳蓄水可见有（　　　）
　　A. 小便不利　　　B. 微热消渴　　　C. 脉浮数　　　D. 心下痞　　　E. 水逆

11. 大结胸证可见（　　　）
　　A. 项强，如柔痉状　　　B. 潮热　　　C. 但头汗出　　　D. 小便不利
　　E. 从心下至少腹硬满而痛不可近

12. 半夏、生姜、甘草三泻心汤的共有作用有（　　　）
　　A. 和胃　　　B. 降逆　　　C. 消痞　　　D. 散水　　　E. 温中

13. 白虎加人参汤证症见时时恶风、背微恶寒的机理是（　　　）
　　A. 卫表阳虚　　　B. 表有风寒　　　C. 气津两伤　　　D. 汗出肌疏　　　E. 里有阳虚

14. 小承气汤的药物组成中有（　　　）
　　A. 大黄　　　B. 芒硝　　　C. 枳实　　　D. 厚朴　　　E. 甘草

15. 阳明腑实证和脾约证的鉴别要点是（　　　）
　　A. 前者是阳明胃肠实热燥结所致，后者是脾不能为胃行其津液
　　B. 前者大便秘结而有腹满硬痛，后者不更衣十日无所苦
　　C. 前者有谵语等神志症状，后者有郑声等神志表现
　　D. 前者有潮热，后者无潮热
　　E. 前者肠道津液之亏比后者轻

16. 阳明欲作谷疸证可见（　　　）

    A. 脉迟　　B. 小便难　　　C. 食难用饱，饱则头眩　　　D. 腹满

    E. 黄色鲜明

17. 五苓散证可见（　　　）

    A. 小便不利　　　B. 微热消渴　　　C. 汗出　　　D. 发热　　　E. 脉浮数

18. 桃核承气汤与抵当汤比较，其说法合理的有（　　　）

    A. 前方为泻热逐瘀轻剂，后方为攻逐血瘀峻剂

    B. 二方均含有桃仁、大黄

    C. 前方通下瘀热之力强于后方

    D. 前方逐瘀之力逊于后方

    E. 二方服后，前方当微利，后方当下血

19. 黄连阿胶汤证与栀子豉汤证比较，下列说法合理的有（　　　）

    A. 前者病机是心火炽盛，肾阴亏虚；后者病机是热扰胸膈

    B. 二者均有心烦不得卧的表现

    C. 前者舌必红绛，后者苔多薄腻微黄

    D. 前者真阴已伤，后者阴液未伤

    E. 前者治法上宜滋阴清火，后者治法上宜清宣郁热

20. 下列汤证中，与三焦病变关系较大的有（　　　）

    A. 小柴胡汤证　　　B. 大柴胡汤证　　　C. 柴胡桂枝干姜汤证

    D. 柴胡加龙骨牡蛎汤证　　　E. 柴胡加芒硝汤证

21. 太阴病"暴烦下利日十余行，必自止"是因为（　　　）

    A. 脾阳下陷，阴液下竭　　　B. 病转阳明　　　C. 脾阳来复　　　D. 腐秽自行排出

    E. 脾肾阳衰，阳亡阴涸

22. 下列属于白头翁汤证的症状是（　　　）

    A. 下利　　B. 口渴　　　C. 腹痛　　　D. 里急后重　　　E. 肛门灼热

试题二

一、判断题

1. "利后，更烦，按之心下濡"证中"烦"的属性为里实，故治用栀子豉汤。 （ ）

2. 《伤寒论》的第一方桂枝汤，就是一首扶正祛邪并用之方。 （ ）

3. 平素嗜酒的人，多内蕴湿热，所以禁用桂枝汤。 （ ）

4. 少阳病禁用汗、吐、下法治疗。 （ ）

5. 桂枝汤既可用于治疗太阳中风证，也可用于治疗杂病营卫不和的自汗证。 （ ）

6. 服用桂枝汤和麻黄汤后都要求温覆。 （ ）

7. 炙甘草汤标本兼治，补阴血，通脉络，是治疗筋脉肌肉挛急的名方。 （ ）

8. 黄连汤证治法是和胃补中，降逆消痞。 （ ）

9. 麻黄杏仁甘草石膏汤的病机是汗下后，邪气内传，热壅于肺。 （ ）

10. 水逆证，病变关键在胃，当用和胃降逆之法。 （ ）

11. 抵当汤的服用方法是温服一升，日三服。 （ ）

12. 桃核承气汤中桂枝的作用是通经活血，兼以解表。 （ ）

13. 从心下至少腹硬满而痛不可近是阳明腑实证与大结胸证之辨证要点。 （ ）

14. 太阴中风脉阳微阴涩，阳微指中风，阴涩指血虚。 （ ）

二、单选题

1. 《伤寒杂病论》的作者是（ ）

　　A. 王叔和　　B. 成无己　　C. 张机　　D. 林亿　　E. 华佗

2. 按方剂分类法研究《伤寒论》的著作是（ ）

　　A. 《伤寒论条辨》　　B. 《伤寒来苏集》　　C. 《伤寒贯珠集》

　　D. 《伤寒论纲目》　　E. 《伤寒微旨论》

3. 张仲景是什么年代什么地方的人？（ ）

　　A. 北宋河间（今河北河间）　　B. 鲁国昌平乡陬邑（今山东曲阜）

　　C. 西晋高平（今山东邹城）　　D. 东汉南阳郡涅阳（今河南邓州）

4. 太阳病的性质是（ ）

　　A. 表证　　B. 表寒证　　C. 表热证　　D. 寒热夹杂证　　E. 以上都不是

5. 太阳伤寒证的病机是（　　　）

    A. 风寒袭表，营卫失调，营阴外泄　　　B. 风寒袭表，经气不利

    C. 风寒袭表，卫气被遏，营阴郁滞　　　D. 风寒袭表，卫气被遏，阳郁内热

    E. 以上都不是

6. 桂枝加葛根汤方的组成是（　　　）

    A. 桂枝汤加葛根　　　B. 桂枝汤加葛根、麻黄　　　C. 麻黄汤加葛根

    D. 葛根汤加桂枝　　　E. 葛根汤加桂枝、麻黄

7. "伤寒表不解，心下有水气"，针对这种病机，选方应用（　　　）

    A. 小青龙汤　　　B. 大青龙汤　　　C. 麻黄汤　　　D. 桂枝汤　　　E. 葛根汤

8. 桂枝甘草龙骨牡蛎汤方中，桂枝的用量是（　　　）

    A. 三两　　　B. 四两　　　C. 半斤　　　D. 二两　　　E. 一两

9. 桂枝加桂汤中，桂枝的用量是（　　　）

    A. 三两　　　B. 二两　　　C. 八两　　　D. 五两　　　E. 四两

10. 干姜附子汤证的治则应该是（　　　）

    A. 急救回阳　　　B. 回阳救逆　　　C. 滋阴回阳　　　D. 温补肾阳　　　E. 脾肾两补

11. 桂枝加附子汤用于（　　　）

    A. 风湿相搏而身体疼痛，汗多者　　　B. 麻黄汤证汗后所导致大汗不止者

    C. 太阳病发汗太过而阳虚汗漏者　　　D. 少阴病复感寒邪

12. 营气不足，筋脉失养引起的身疼痛，治用（　　　）

    A. 附子汤　　　B. 真武汤　　　C. 甘草附子汤　　　D. 桂枝新加汤

    E. 桂枝附子汤

13. 以下哪项不是桂枝新加汤证的辨证要点？（　　　）

    A. 身疼痛　　　B. 脉沉迟　　　C. 恶风寒　　　D. 发热　　　E. 无汗

14. 白虎汤证可排除的脉象为（　　　）

    A. 脉洪大　　　B. 脉浮而紧　　　C. 脉浮滑　　　D. 脉滑　　　E. 脉阴阳俱浮

15. 黄芩汤证的治法是（　　　）

    A. 燥湿止利　　　B. 和中止利　　　C. 凉血止利　　　D. 清热止利　　　E. 解表止利

16. 下列哪一项不是调胃承气汤的脉症表现？（　　　）

    A. 不大便　　　B. 蒸蒸发热　　　C. 腹胀满　　　D. 脉滑而疾　　　E. 心烦

17. 太阳病误下，出现下利不止，喘而汗出，脉促的，选用以下哪一方治疗？（　　　）

    A. 葛根汤　　　B. 麻杏石甘汤　　　C. 桂枝人参汤　　　D. 葛根黄芩黄连汤

    E. 黄芩汤

18. 对葛根芩连汤证下利机理的分析，下列正确的一项是（　　　）

    A. 太阳误下，风寒化热下迫阳明大肠　　　B. 太阳误下，中焦脾胃阳气受伤

    C. 太阳闭郁，风寒不得外解，反下迫阳明大肠

    D. 太阳闭郁，风寒化热下迫阳明大肠

    E. 以上都不是

19. 下列证候，可以考虑用栀子豉汤的是（   ）

A．心烦不得眠，小便不利   B．烦热，胸中窒   C．心中烦，不得卧，脉沉细数

D．心烦不眠，虚羸少气   E．昼日烦躁不得眠，脉沉微

20. 据《伤寒论》吐后，腹胀满者，可用（   ）

A．理中汤   B．栀子厚朴汤   C．调胃承气汤   D．小承气汤

E．厚朴生姜半夏甘草人参汤

21. "伤寒十三日，过经，谵语者，以有热也，当以汤下之。若小便利者，大便当硬，而反下利，脉调和者，知医以丸药下之，非其治也。若自下利者，脉当微厥，今反和者，此为内实也，调胃承气汤主之。"其中"脉调和"是指（   ）

A．脉平缓   B．脉不浮   C．脉沉缓弱   D．脉虚软和缓

E．脉沉实或实大

22. "太阳病，发汗后，大汗出，胃中干，烦躁不得眠，欲得饮水者"治宜（   ）

A．勿治之，得小便利必自愈   B．多饮暖水，汗出愈

C．少少与饮之，令胃气和则愈   D．五苓散主之   E．以上都不适宜

23. 下列证候中，哪项是太阳蓄水证的辨证要点？（   ）

A．发热恶寒，汗出头痛，脉浮数   B．心下痞   C．小便不利

D．烦渴欲饮水   E．少腹痛

24. 桃核承气汤证的治法是（   ）

A．清热化瘀，通下里实   B．清热活血，分消湿热   C．活血化瘀，软坚散结

D．活血化瘀，泻下里热   E．以上均不是

25. 抵当丸的适应证是（   ）

A．蓄血较轻，其人如狂者   B．蓄血较重，病势较急者

C．蓄血较重，其人健忘者   D．蓄血较重，病势较缓者

E．以上都不适用

26. 大结胸重证的临床特点是（   ）

A．胸痛，脉浮大   B．胸胁痛，脉沉紧   C．心下疼痛，寸脉浮，关脉沉

D．胸腹痛，按之痛，脉沉紧   E．胸胁，心下至少腹疼痛，按之石硬

27. 附子泻心汤的煎服法是（   ）

A．以麻沸汤二升渍之，须臾，绞去渣，分温再服

B．以水五升，煎取三升，分温再服

C．以水五升，先煎附子一时许，纳诸药，煎取二升，分温再服

D．附子单煮取汁，切三味，以麻沸汤二升渍其他三味，须臾，绞去渣，纳附子汁，分温再服

E．大黄、附子同煎取汁，以麻沸汤二升渍黄芩、黄连，须臾，绞去渣，纳大黄、附子汁，分温再服

28. 心下痞可见于除以下哪项外的方证？（　　）

　　A. 生姜泻心汤证　　B. 旋覆代赭汤证　　C. 五苓散证　　D. 黄连汤证

　　E. 桂枝人参汤证

29. 风寒挟湿侵袭肌肉筋脉证之湿气偏表者，治疗宜用（　　）

　　A. 桂枝附子汤　　B. 甘草附子汤　　C. 甘草附子去桂加白术汤

　　D. 桂枝附子去桂加白术汤　　E. 桂枝去芍药加附子汤

30. 十枣汤为峻剂，如果有下列哪项症状即当禁用？（　　）

　　A. 恶寒　　B. 头痛　　C. 下利　　D. 干呕　　E. 短气

31. 患者为女性，两年来头汗溱溱，虽寒冬腊月安静之下亦汗出不止，汗出以前额为多，饮食、二便如常，无其他不适，面色㿠白。脉浮缓，舌尖红，苔薄白。治宜（　　）

　　A. 桂枝汤　　B. 桂枝加龙骨牡蛎汤　　C. 栀子豉汤　　D. 桂枝加附子汤

　　E. 小柴胡汤

32. 患者顾某，忽感风邪，始则啬啬恶寒，渐渐恶风，继则翕翕发热，头项强痛，腰臀酸楚，自服发汗药，而汗出淋漓，小便较少，四肢拘急，屈伸不利，当用（　　）

　　A. 桂枝去芍药加附子汤　　B. 桂枝加附子汤　　C. 桂枝加葛根汤

　　D. 桂枝新加汤　　E. 芍药甘草附子汤

33. 患者为男性，45 岁，素有慢性胃炎史，患感冒发热 3 天，经发汗解表治疗后，热退表解，但继而出现胃脘痞闷不舒，频频嗳气，呕吐，胃纳差。舌苔白腻，脉滑。治疗选方用（　　）

　　A. 生姜泻心汤　　B. 吴茱萸汤　　C. 黄连汤　　D. 竹叶石膏汤

　　E. 旋覆代赭汤

34. 孙某某，女，58 岁，胃脘作痛，按之则痛甚，其疼痛之处向外鼓起一包，大如鸡卵，濡软不硬。患者恐为癌变，急到医院做 X 光钡餐透视，因需排队等候，心急如焚，乃请中医治疗。切其脉弦滑有力，舌苔白中带滑。问其饮食、二便，皆为正常。治疗宜用（　　）

　　A. 小承气汤　　B. 半夏泻心汤　　C. 大柴胡汤　　D. 小柴胡汤

　　E. 小陷胸汤

35. 脾约的病机是（　　）

　　A. 阴亏肠胃燥热　　B. 脾阴虚心火旺　　C. 脾气虚失运　　D. 肠胃气滞邪结

　　E. 血虚肠胃失润

36. 以下哪项不属于白虎汤证之主症？（　　）

　　A. 腹满身重，难以转侧　　B. 口不仁，面垢　　C. 谵语，遗尿　　D. 脉浮滑

　　E. 背微恶寒

37. 下列有关调胃承气汤证治法的论述哪项是错误的？（　　）

　　A. 通便泻热　　B. 消滞除满　　C. 泻热和胃　　D. 润燥软坚

　　E. 泻热去实

38. 有关大承气汤的药物组成，下列错误的一项是（　　）

    A. 大黄、厚朴　　B. 大黄、枳实　　C. 大黄、甘草　　D. 芒硝、厚朴

    E. 芒硝、大黄

39. 治疗阳明实证的主要治法是（　　）

    A. 通便泻热　　B. 和胃通腑　　C. 急下存阴　　D. 攻下实热　　E. 消滞除满

40. 太阳阳明证的主方是（　　）

    A. 麻子仁丸　　B. 大承气汤　　C. 小承气汤　　D. 调胃承气汤　　E. 白虎汤

41. 麻子仁丸的药物组成是（　　）

    A. 麻仁、芍药、枳实、大黄、厚朴、杏仁

    B. 麻仁、芍药、枳实、大黄、厚朴、芒硝

    C. 麻仁、杏仁、枳实、大黄、甘草、麦冬

    D. 麻仁、杏仁、枳实、大黄、厚朴、玄参

    E. 麻仁、杏仁、芍药、枳实、大黄、当归

42. 猪苓汤与五苓散的共有症状有（　　）

    A. 发热恶寒　　B. 脉浮　　C. 小便难　　D. 心烦　　E. 小腹硬满

43. "虚烦" 意指（　　）

    A. 正气虚致心烦　　B. 心烦由阴血虚所致　　C. 心烦由无形邪热所致

    D. 虚热扰心致烦　　E. 心烦由心阳不足，空虚无主所致

44. 栀子豉汤证可见到除以下哪几项以外的主症？（　　）

    A. 心烦　　B. 不得眠　　C. 心中懊恼　　D. 胸中窒　　E. 呕吐

45. "阳明病，……若脉浮发热，渴欲饮水，小便不利者"，其病机是（　　）

    A. 膀胱气化不利，水气内停　　B. 热与水　　C. 津伤而水热互结

    D. 湿热内蕴　　E. 阳明热烘津伤，表邪未解

46. 下列谵语预后较好的是（　　）

    A. 谵语直视喘满　　B. 谵语直视下利　　C. 谵语循衣摸床　　D. 谵语汗出遗尿

    E. 谵语甚者至哕

47. 患者为男性，30 岁，发热三天，经用解表药发汗，热不退反增，伴头汗出，面色潮红，腹胀满，按之不适，大便干硬，日一行。舌红，苔黄厚，脉沉弦。临床最佳辨证当是（　　）

    A. 调胃承气汤证　　B. 白虎汤证　　C. 大黄黄连泻心汤证　　D. 大承气汤证

    E. 大陷胸汤证

48. 某医对一发黄病人初步辨证如下列各项，去请教老师，老师指出有一项可立即排除，不需再辨。这项是（　　）

    A. 阳明病　　B. 太阴病　　C. 风温误治　　D. 蓄血轻证　　E. 火热伤阴内热

49. 患者足月顺产三天后，恶寒，发热，微微汗出，头昏且胀，两侧太阳穴痛，四肢关节疼痛，口苦而干，微呕，胃脘胀闷不适，两天未大便，小便如常。舌稍红，苔薄白，脉浮略弦。治宜（　　）

    A. 桂枝汤　　B. 小柴胡汤　　C. 柴胡桂枝干姜汤　　　D. 大柴胡汤

    E. 柴胡桂枝汤

50. 柴胡证往来寒热，休作有时的产生机理主要是（　　）

    A. 血弱气尽，腠理开　　　B. 脏腑相连，邪高痛下　　　C. 邪气与正气相搏于胁下

    D. 邪入气郁化热　　　E. 正邪分争于表里之间

51. 大柴胡汤证也可出现下利，其机理是（　　）

    A. 湿热下注　　B. 少阳兼阳明燥结　　　C. 胆热下迫于肠

    D. 阳明里实，热结旁流　　　E. 气机下陷，清阳不升

52. 柴胡桂枝汤证的主症不包括（　　）

    A. 心下支结　　B. 轻微呕吐　　　C. 肢节烦疼　　　D. 胸胁满微结

    E. 发热微恶风寒

53. 下列何方不属于治疗少阳病兼证的方剂？（　　）

    A. 黄芩汤　　B. 柴胡桂枝汤　　　C. 柴胡桂枝干姜汤

    D. 柴胡加芒硝汤　　　E. 柴胡加龙骨牡蛎汤

54. 下列不是四逆散的或然症的是（　　）

    A. 咳　　B. 悸　　C. 小便不利　　　D. 躁　　E. 腹中痛

55. 麻黄升麻汤证见于（　　）

    A. 少阴病　　B. 太阳病　　C. 太阴病　　D. 厥阴病　　E. 阳明病

56. "伤寒厥四日，热反三日，复厥五日，其病为进"，此段条文的含义为（　　）

    A. 厥少热多推断疾病加重　　　B. 厥多热少推断疾病向愈

    C. 厥热相等推断疾病向愈　　　D. 厥热相等推断疾病加重

    E. 厥多热少推断疾病加重

57. "伤寒脉迟六七日，而反与黄芩汤彻其热，脉迟为寒，今与黄芩汤复除其热，腹中应冷，当不能食，今反能食，此名除中，必死。"形成"除中"的原因是（　　）

    A. 肺热，用黄芩汤　　B. 阳气初复，骤用黄芩汤　　C. 肺寒，用黄芩汤

    D. 脉迟，用黄芩汤　　　E. 腹冷，用黄芩汤

58. 虚寒凝证的脉象为（　　）

    A. 脉弦细　　B. 脉沉细　　C. 脉微细　　　D. 脉细　　E. 脉细欲绝

59. 少阴提纲证的脉象为（　　）

    A. 脉弦细　　B. 脉沉细　　C. 脉微细　　　D. 脉细　　E. 脉细欲绝

60. 五苓散中含有（　　）

    A. 茯苓、白术　　B. 羌活、桂枝　　　C. 代赭石、甘草　　　D. 茯苓、生姜

    E. 石膏、寒水石

61. 太阴中风出现四肢烦疼的病机是（　　　）

　　A. 风寒束表，营阴郁滞

　　B. 太阴里虚，营血不足，筋脉失于濡养

　　C. 太阴病兼表，湿邪留着

　　D. 脾虚湿停，复感外邪，里湿与风邪相搏于四肢

　　E. 脾虚气血生化乏源，肢节失养

三、多选题

1. 关于《伤寒论》六经的含义，下列说法正确的有（　　　）

　　A. 是指太阳、阳明、少阳、太阴、少阴、厥阴，也就是三阴三阳

　　B. 专指经络　　C. 概括了脏腑、经络、气血的生理功能和病理变化

　　D. 既是辨证的纲领，又是论治的准则　　E. 只论述了热证、实证的证治

2. 太阳病中风证的治法是（　　　）

　　A. 辛温发汗　　B. 解肌祛风　　C. 扶阳固表　　D. 调和营卫　　E. 疏风散寒

3. 小青龙汤的或然症有（　　　）

　　A. 下利　　B. 口渴　　C. 小便不利　　D. 喘　　E. 噎

4. 下列可以组成真武汤方剂的几项是（　　　）

　　A. 茯苓三两、生姜一两　　B. 芍药三两、生姜二两

　　C. 白术二两、附子一枚　　D. 白术三两、附子一枚

　　E. 茯苓三两、生姜三两

5. "伤寒脉浮自汗出，小便数，心烦，微恶寒，脚挛急"，误用桂枝汤，救误方法是（　　　）

　　A. 先与甘草干姜汤　　B. 再与芍药甘草汤　　C. 芍药甘草附子汤

　　D. 桂枝新加汤　　E. 桂枝加附子汤

6. 炙甘草汤中桂枝的作用是（　　　）

　　A. 解表　　B. 畅行气血　　C. 温通阳气　　D. 与甘草配伍振奋心阳

　　E. 与参、姜、枣配伍以复脉中之阳

7. 茯苓四逆汤药物组成的正确搭配是（　　　）

　　A. 四逆汤去干姜加茯苓、白术　　B. 四逆汤加茯苓、人参

　　C. 四逆汤加茯苓、桂枝　　D. 四逆加人参汤加茯苓　　E. 四逆汤加茯苓

8. 栀子厚朴汤的临床表现包括（　　　）

　　A. 心烦　　B. 呕吐　　C. 卧起不安　　D. 腹满

　　E. 身热不去，心中结痛

9. 栀子豉汤证中有（　　　）

　　A. 虚烦不得眠　　B. 心中结痛　　C. 胸中窒　　D. 心烦，腹满，卧起不安

　　E. 饥不能食，但头汗出

10. 症状有"下利"的汤证是（　　　　）

　　A. 葛根加半夏汤证　　　B. 葛根汤证　　　C. 小青龙汤证　　　D. 葛根黄芩黄连汤证

　　E. 黄芩汤证

11. 五苓散的服法包括（　　　　）

　　A. 白饮和服　　　B. 覆取微汗　　　C. 多饮暖水　　　D. 服药后糜粥自养　　　E. 顿服

12. 脏结与大结胸均有心下硬满或连及少腹疼痛的症状，其区别要点是（　　　　）

　　A. 脏结属阴，为脏气大衰，寒凝于脏；大结胸属阳，为实热之邪与水结于胸

　　B. 脏结有下利症，大结胸则无下利而饮食不下

　　C. 脏结之脉是寸脉浮，大结胸之脉是尺脉沉

　　D. 脏结舌上白苔滑，大结胸舌上燥而渴

　　E. 脏结纯属寒证，结胸纯属热证

13. 半夏泻心汤与黄连汤都用半夏、黄连、干姜三药，其主要作用是（　　　　）

　　A. 温清并用　　　B. 降逆止呕　　　C. 辛开苦降　　　D. 和中消痞　　　E. 互相制约

14. 阳明病的性质主要是（　　　　）

　　A. 里证　　　B. 虚证　　　C. 实证　　　D. 热证　　　E. 寒证

15. 白虎加人参汤证的治法是（　　　　）

　　A. 苦寒清热　　　B. 辛寒清热　　　C. 滋阴清热　　　D. 益气生津　　　E. 益气养血

16. 大承气汤证见"目中不了了，睛不和"的机理是（　　　　）

　　A. 邪热深伏　　　B. 燥热亢盛　　　C. 阴津欲竭　　　D. 肾液受耗　　　E. 肝阳上亢

17. 导致湿热发黄的关键在于（　　　　）

　　A. 手足濈然汗出　　　B. 小便不利　　　C. 大便不利　　　D. 无汗　　　E. 发热

18. 下列哪些证候可用吴茱萸汤？（　　　　）

　　A. 阳明中寒，食谷欲呕　　　B. 少阴病，吐利，手足逆冷，烦躁欲死

　　C. 厥阴病，头痛，干呕吐，涎沫　　　D. 太阴病，自利不渴　　　E. 以上皆对

19. 以下证候可用五苓散的有（　　　　）

　　A. 太阳病，小便利，心下悸者　　　B. 伤寒，汗出而渴者

　　C. 中风发热，六七日不解而烦，渴欲饮水，水入则吐者

　　D. 发汗已，脉浮数，烦渴者　　　E. 脉浮，小便不利，微热消渴者

20. 阳明病热入血室，其症可见（　　　　）

　　A. 但头汗出　　　B. 大便色黑　　　C. 少腹急结　　　D. 谵语　　　E. 下血

21. 猪苓汤证可见（　　　　）

　　A. 下利　　　B. 发热，渴欲饮水　　　C. 小便不利　　　D. 汗多　　　E. 心烦不得眠

22. 柴胡桂枝干姜汤证中，反映其水饮内停的主要表现有（　　　　）

　　A. 胸胁满微结　　　B. 往来寒热　　　C. 小便不利而渴　　　D. 不呕

　　E. 但头汗出

23. 柴胡加龙骨牡蛎汤不仅具有小柴胡汤和解少阳、宣畅枢机之功，还有什么作用？
（　　　）
A. 温阳化气　　B. 清泄里热　　C. 宁心安神　　D. 淡渗利水　　E. 镇惊安魂

24. 太阴病的基本表现包括（　　　）
A. 自利不渴　　B. 时腹自痛　　C. 腹满而吐　　D. 不欲饮食　　E. 胸下结硬

25. 下列哪几项可以判定为疾病向愈？（　　　）
A. 厥少热多　　B. 厥多热少　　C. 厥热相等　　D. 恶寒身蜷　　E. 手足自温

试题三

一、判断题

1. 少阴病，六七日，息高者死。 （　　）

2. 厥阴病之消渴是指消渴病。 （　　）

3.《伤寒论》主要讨论外感风寒感而即发的疾病。 （　　）

4. 太阴病为脾虚寒证。 （　　）

5. 脉来动而中止，不能自还，因而复动者，名曰代，阳也。 （　　）

6. 桂枝汤证不等于太阳中风证。 （　　）

7. 服用桂枝汤和麻黄汤后的汗出都要求"遍身漐漐微似有汗"，而"不可令如水流漓"。 （　　）

8. 炙甘草汤煎煮时，要用黄酒七升。 （　　）

9. 栀子干姜汤证的病机是脾胃不和，寒热错杂。 （　　）

10. 小柴胡汤证的病机是：邪入少阳，枢机不利，正邪相争，胆火上炎。 （　　）

11. 五苓散中桂枝的主要作用在于解除表邪。 （　　）

12. 抵当丸即抵当汤原方药物剂量改为丸剂服用，取峻药缓攻之义。 （　　）

13. 蓄血证见脉沉微表示血热互结，气血两虚。 （　　）

14. 生姜泻心汤由半夏泻心汤加生姜四两减干姜二两而成。 （　　）

二、单选题

1. 太阳中风证汗出的机理是（　　）

    A. 阳虚不能固摄于外　　B. 卫气不共营气谐和　　C. 卫虚失固，腠理疏松

    D. 外邪化热，热迫津出　　E. 风寒外袭，卫阳不固，营不内守

2. 太阳伤寒证的主要脉症是（　　）

    A. 发热，微恶寒，咳嗽，口渴，脉浮略数

    B. 发热，恶寒，无汗，烦躁，身痛，脉浮紧

    C. 发热，恶寒，无汗，项强，脉浮紧

    D. 发热，恶寒，无汗，头痛，身疼痛，脉浮紧

    E. 发热，恶寒，咳嗽，喘息，脉浮紧

3. 桂枝去芍药汤的主症病机是（　　）

    A. 胸阳受损、表证陷里　　B. 表邪入里、郁而化热　　C. 里热炽盛、鼓动脉促

    D. 表邪未解、胸阳受损　　E. 脾肾阳虚、虚阳外浮

4. 下列哪一组药不属于小青龙汤方？（　　）

    A. 麻黄、芍药、细辛　　B. 干姜、甘草、桂枝　　C. 五味子、半夏、甘草

    D. 麻黄、桂枝、细辛　　E. 桂枝、芍药、葛根

5. 下列哪一项不属于《伤寒论》第112条桂枝去芍药加蜀漆牡蛎龙骨救逆汤证？（　　）

    A. 伤寒脉浮　　B. 亡阳　　C. 医以火迫劫之　　D. 必惊狂　　E. 脉阴阳俱停

6. 下列哪一项不是苓桂术甘汤证？（　　）

    A. 心下逆满　　B. 气上冲胸　　C. 起则头眩　　D. 脉沉紧

    E. 身为振振摇

7. 干姜附子汤证的"昼日烦躁"一证，应属下列哪一项？（　　）

    A. 阳虚烦躁　　B. 阴虚烦躁　　C. 热邪烦躁　　D. 阴阳俱虚烦躁

    E. 虚中挟实烦躁

8. 发汗后，身疼痛，脉沉迟者，治疗（　　）

    A. 先温中扶阳，后酸甘化阴　　B. 用桂枝汤　　C. 用附子汤

    D. 用桂枝新加汤　　E. 用大青龙汤

9. 解肌祛风，升津舒经的方剂是（　　）

    A. 桂枝汤　　B. 麻黄汤　　C. 桂枝加葛根汤　　D. 葛根汤　　E. 桂枝新加汤

10. 栀子豉汤证"虚烦"一词是指（　　）

    A. 气虚而肺气不足心胸烦闷　　B. 血虚而血不养神的心烦

    C. 阳虚而虚热内扰的心烦　　D. 阴阳两虚，心神失养而烦

    E. 邪陷而无痰水之实邪所致的心烦

11. 白虎汤证不会出现的症状是（　　）

    A. 身热汗自出　　B. 不恶寒反恶热　　C. 舌上干燥而烦　　D. 大烦渴引饮

    E. 腹满便秘谵语

12. 黄芩汤方的药物组成是（　　）

    A. 黄芩、芍药、炙甘草、人参　　　　B. 黄芩、芍药、炙甘草、大枣

    C. 黄芩、芍药、炙甘草、大枣、半夏　　D. 柴胡、黄芩、芍药、生甘草、大枣

    E. 黄芩、芍药、炙甘草、大枣、茯苓

13. 调胃承气汤的煎法是（　　）

    A. 先煮芒硝、炙甘草，后纳大黄　　B. 先煮大黄、芒硝，后下炙甘草

    C. 先煮大黄、炙甘草，后纳芒硝　　D. 先煮炙甘草，后下大黄，再纳芒硝

    E. 三物同下，不分先后

14. 根据原文填空："太阳病，桂枝证，医反下之_____，表未解也。喘而汗出者，葛根黄芩黄连汤主之。"（　　）

    A. 必自下利，脉促者　　B. 腹痛不止，脉促者　　C. 下利不止，脉浮者

    D. 邪热而利，脉促者　　E. 利遂不止，脉促者

15. 葛根芩连汤证中喘而汗出的机理是（　　　）

    A. 兼太阳病不解，肺气不宣

    B. 邪热内传阳明，大肠传导失职

    C. 大肠热盛，上蒸于肺，外蒸于体表

    D. 太阳病误下，邪陷胸中，正气尚能抗邪外出

    E. 表邪内陷，肺热壅盛

16. 下列哪项症状如与虚烦不得眠并见，直接可用栀子豉汤而不用加减？（　　　）

    A. 心中结痛　　B. 腹满　　C. 呕　　D. 少气　　E. 宿食

17. 黄连汤证的病机是（　　　）

    A. 胃虚痰阻，胃气上逆　　　B. 脾胃不和，寒热错杂

    C. 中阳虚损，阴寒气逆　　　D. 寒热错杂，气机升降失常

    E. 上热下寒，脾胃不和

18. 黄连汤证的主要症状表现为（　　　）

    A. 饥不能食，食谷欲吐　　　B. 腹中急痛　　　C. 腹中痛，欲呕吐

    D. 食入口即吐　　　E. 以上都不是

19. "太阳病，小便利者，以饮水多，必心下悸；小便少者，必苦里急也。"其中"里急"是指（　　　）

    A. 腹部拘急疼痛　　　B. 时时欲泄，肛门重坠，便出不爽

    C. 少腹部有急迫不舒之感　　　D. 心下阻塞不适感

    E. 以上都不是

20. 五苓散证的治法是（　　　）

    A. 健脾利水，兼以解表　　　B. 健脾和胃，调和行卫

    C. 化气行水，兼以解外　　　D. 温阳化气，健脾利湿

    E. 外解风寒，内蠲水饮

21. 下列脉症，可辨为抵当汤证者是（　　　）

    A. 身黄，脉沉结，少腹满，小便不利

    B. 少腹硬满，其人发狂，小便不利

    C. 小腹急结，其人如狂，小便不利

    D. 少腹硬满，其人发狂，身黄，脉沉结，小便不利

    E. 少腹硬满，身黄，脉沉结，小便自利，其人发狂

22. 下列除哪项外，均可见于太阳蓄血证？（　　　）

    A. 少腹急结或硬满　　　B. 如狂，发狂　　　C. 小便自利，脉微而沉　　　D. 发黄

    E. 脐下悸

23. 小结胸证的病机是（　　　）

    A. 痰热互结于胸胁　　　B. 水热互结于胸膈　　　C. 痰水互结于胁下

    D. 痰热互结于心下　　　E. 痰热互结于少腹

24. 生姜泻心汤证中"腹中雷鸣"的病机是（　　）
　　A. 饮食不节，损伤脾胃，运化失职
　　B. 邪热内陷，脾虚湿聚，湿热互结，大肠气机失调
　　C. 脾胃阳虚，运化失职，湿热内阻，升降失常
　　D. 脾虚不运，水谷不别，升降失常
　　E. 脾胃虚损，运化失职，水气下趋肠间

25. 黄连汤证的主要证候为（　　）
　　A. 饥不能食，食谷欲呕　　B. 腹中急痛　　C. 腹中痛，欲呕吐
　　D. 食入口即吐　　E. 下利，食入口即吐

26. 风寒挟湿侵袭肌肉筋脉证之湿气偏里者，治疗宜用（　　）
　　A. 桂枝加附子汤　　B. 桂枝附子汤　　C. 桂枝加厚朴杏子汤
　　D. 桂枝去芍药汤　　E. 桂枝去桂加茯苓白术汤

27. 十枣汤证的病机是（　　）
　　A. 三焦气化失常，水邪内结　　B. 脾胃虚弱，运化失职，水邪内聚
　　C. 水饮内结，走窜上下，充斥内外，泛滥周身　　D. 邪热内陷，湿热壅滞脾胃
　　E. 水邪内聚，阻碍脾胃，升降失司

28. 患者月前患感冒，发烧38.5℃，经用解热镇痛和抗菌类药物，体温降低，但低热不除，体温37.5℃左右已20多天。血、尿常规，胸透，抗"O"测定等检查均未发现异常。刻诊：时有头痛，微恶风，动则汗出，倦怠乏力，纳食不佳，二便正常。面色萎黄，精神颓靡。舌质淡红、苔薄白，脉寸浮缓、尺微弱。治宜（　　）
　　A. 桂枝汤　　B. 小柴胡汤　　C. 桂枝二麻黄一汤　　D. 桂枝加葛根汤
　　E. 柴胡桂枝汤

29. 于某，男，40岁，一周前患感冒兼肠炎，腹泻一日7~8次，发热，腹胀，头痛，经用氯霉素治疗后，虽腹泻已止，但腹胀、腹痛、呕吐仍未减轻，头痛，畏寒，怕风，身亦痛，无汗。舌淡、苔薄白，脉浮紧。治宜（　　）
　　A. 葛根汤　　B. 葛根黄芩黄连汤　　C. 黄芩汤　　D. 葛根加半夏汤
　　E. 黄芩加半夏生姜汤

30. 黄某，男，初患外感，发热，头痛，微咳，服解表药后，上证已除，但大便稀溏，日五六次，胸闷欲呕，腹胀不痛，投以藿香正气散三剂未效。来诊时，症见胸中烦闷，腹不胀而觉脘部痞塞不舒，嗳气有食臭味，肠鸣即欲大便，便色淡黄，水样便中夹有不化的食物残渣，无异臭，日五六次，量不多。脉濡数，苔薄白。治宜（　　）
　　A. 葛根汤　　B. 黄芩汤　　C. 桂枝人参汤　　D. 黄连汤　　E. 生姜泻心汤

31. 杨某某，男，42岁，患关节炎已三年，最近加剧，骨节烦疼，痛不可近，并伴有心慌气短、胸中发憋，每到夜晚则尤重。切其脉沉缓无力，视其舌胖而嫩。治宜（　　）
　　A. 附子汤　　B. 甘草附子汤　　C. 四逆汤　　D. 通脉四逆汤　　E. 真武汤

32. 濈然汗出的表现是（　　）

　　A. 汗出不畅　　B. 大汗淋漓　　C. 汗出连绵　　D. 目合则汗　　E. 但头汗出

33. 白虎汤证的治法是（　　）

　　A. 苦寒清热　　B. 辛寒清热　　C. 苦燥清热　　D. 滋阴清热　　E. 凉血清热

34. 下列有关小承气汤证治法的错误论述是（　　）

　　A. 通便泻热　　B. 消滞除满　　C. 泻热和胃　　D. 润燥软坚　　E. 泻热去实

35. 发热，恶寒，汗出，腹满痛，不大便，治当（　　）

　　A. 峻下　　B. 过经乃下　　C. 轻下　　D. 急下　　E. 润下

36. 下列症状为三承气汤共有的是（　　）

　　A. 手足濈然汗出　　B. 潮热　　C. 心烦　　D. 腹满痛，绕脐痛　　E. 脉滑数

37. 伤寒呕多，虽有阳明证，不可攻之，这是因为（　　）

　　A. 证属小柴胡汤证　　　B. 证属脾胃虚寒，不可攻下

　　C. 病机向上者，不可攻下　　D. 表证未解，不可攻下

　　E. 证属阳明经证

38. "阳明病，法多汗，反无汗，其身如虫行皮中状者……"，其"无汗"的机理是（　　）

　　A. 阳明中寒，欲作固瘕　　　B. 湿热郁滞，汗不得泻

　　C. 阳明中寒，寒饮内停　　　D. 阳气久虚，蒸化无力，无以化汗

　　E. 外有寒邪阳气怫郁，不得发泄

39. 苓桂术甘汤证的主要病机是（　　）

　　A. 脾阳虚、水气停　　B. 肾阳虚、水气停　　C. 水停下焦　　D. 水气凌心

　　E. 外寒里水

40. "谵语"可见于下列除哪项外的各证？（　　）

　　A. 阳明病热入血室　　B. 阳明热证　　C. 阳明实证　　D. 发汗多而亡阳证

　　E. 妇人中风证

41. 栀子豉汤证的治法是（　　）

　　A. 清热理气　　B. 清热和中　　C. 清胃宣中　　D. 清宣郁热　　E. 清胃利胆

42. 下列症状与虚烦不得眠并见，哪项可直接用栀子豉汤而不必加减？（　　）

　　A. 心中结痛　　B. 呕　　C. 腹满　　D. 少气　　E. 宿食

43. 猪苓汤证的治法是（　　）

　　A. 清热利水　　B. 化气行水　　C. 滋阴清热利水　　D. 淡渗利水

　　E. 以上都不是

44. 以下除何证外，均可见"口渴"的证候？（　　）

　　A. 理中汤证　　B. 五苓散证　　C. 茯苓甘草汤证　　D. 柴胡桂枝干姜汤证

　　E. 猪苓汤证

45. 患者为男性，60岁，口渴多饮，饮后复渴，消谷善饥，然食多即胀，小便色黄，然量不少。舌红苔少，脉软大。临床最佳辨证当是（　　）
A. 黄连阿胶汤证　　B. 白虎汤证　　C. 白虎加人参汤证　　D. 栀子豉汤证
E. 小陷胸汤证

46. 患者身热无汗，惟颈以上出汗，小便不利，口渴引饮，腹满，大便不通，身目俱黄，黄色鲜明，小便黄。治宜（　　）
A. 茵陈蒿汤　　B. 栀子豉汤　　C. 栀子柏皮汤　　D. 茵陈术附汤
E. 茵陈五苓散

47. 患者为女性，37岁，体质素虚，近日因自学高考学习紧张，睡眠不佳，伴心烦意乱，自觉居室狭小，憋闷难耐，常欲奔赴室外。脉细数，舌红少苔。临床最佳辨证当是（　　）
A. 猪苓汤证　　B. 黄连阿胶汤证　　C. 栀子豉汤证　　D. 茯苓四逆汤证
E. 竹叶石膏汤证

48. 患者初起因感冒而恶寒发热，全身酸痛，数日后感心烦，胸胁满闷，身重，心虚胆怯，惊恐，不能入睡，继而精神失常，烦躁打骂，不避亲疏，小便短赤，大便秘结。脉弦细，舌苔薄黄。治宜选用（　　）
A. 大柴胡汤　　B. 柴胡加龙骨牡蛎汤　　C. 桂枝加龙骨牡蛎汤　　D. 调胃承气汤
E. 大承气汤

49. 下列哪一项为少阳病提纲证？（　　）
A. 呕而发热、目眩　　B. 口苦、咽干、目眩　　C. 头痛、发热、脉弦细
D. 往来寒热、胸胁苦满　　E. 耳聋、目赤、胸中烦

50. 下列诸症，不宜用小柴胡汤治疗的是（　　）
A. 阳明病，胁下硬满，不大便而呕，舌上白苔者
B. 阳明病，发潮热，大便溏，小便自可，胸胁满不去者
C. 伤寒四五日，身热恶风，颈项强，胁下满，手足温而渴者
D. 太阳病转入少阳，胁下硬满，但不能食，往来寒热，脉沉紧者
E. 脉迟浮弱，恶风寒，手足温，医二三下之，不能食而胁下满痛，面目及身黄，颈项强，小便难者

51. 柴胡加龙骨牡蛎汤证中惊惕不安而谵语的病机为（　　）
A. 胃热上蒸　　B. 心阳不宣　　C. 热郁少阳　　D. 枢机不利，三焦失通
E. 胆火内扰，扰及肝魂

52. 下列各症，除哪项外，为大柴胡汤证与小柴胡汤证所共有？（　　）
A. 往来寒热　　B. 胸胁苦满　　C. 呕吐　　D. 下利　　E. 心下急

53. 引起太阴病的主要病机是（　　）
A. 脾阳亏虚，饮食内停　　B. 脾气下陷，阴血不足
C. 湿邪内盛，脾胃不和　　D. 脾运失职，清阳不升
E. 脾虚失运，寒湿内盛

54. "自利不渴者,属太阴,以其脏有寒故也……"中的"不渴"是因为（　　　）

  A. 太阴主湿,寒湿内停　　B. 太阴虚寒,里有寒饮　　C. 里无热邪,津液未伤

  D. 脾肾阳虚,水湿内生　　E. 下利后饮水过多

55. 下列哪一证治适用当归四逆加吴茱萸生姜汤?（　　　）

  A. 手足厥寒,脉细欲绝,便溏呕呃　　B. 手足不温,脉沉实有力,腹痛便秘

  C. 手足热甚,脉洪大,呃逆纳差　　D. 手足汗出,脉浮缓,发热恶风

  E. 手足寒,脉沉微,下利清谷

56. 伤寒脉滑而厥者（　　　）

  A. 大承气汤主之　　B. 小承气汤主之　　C. 白头翁汤主之　　D. 白虎汤主之

  E. 乌梅丸主之

57. 患者为男性,55岁,平素体弱,饮食不当极易腹泻,饭后腹胀,前天感受风寒,今恶寒发热,汗出恶风,二便正常。舌淡,脉浮缓。最佳辨证应是（　　　）

  A. 桂枝汤证　　B. 桂枝加芍药汤证　　C. 桂枝人参汤证

  D. 麻黄细辛附子汤证　　E. 桂枝麻黄各半汤证

58. "伤寒始发热六日,厥反九日而利。凡厥利者,当不能食;今反能食者,恐为除中。食以索饼,不发热者,知胃气尚在,必愈,恐暴热来出而复去也。后三日脉之,其热续在者,期之旦日夜半愈。""期之旦日夜半愈"的原因是（　　　）

  A. 厥热相等　　B. 厥少热多　　C. 厥多热少　　D. 但厥不热　　E. 但热不厥

59. 腹满而吐,时腹自痛,食不下,自利益甚者,宜选用（　　　）

  A. 理中汤　　B. 四逆汤　　C. 桂枝人参汤　　D. 干姜黄芩黄连人参汤

  E. 白头翁汤

60. 脉微细,但欲寐,恶寒踡卧,下利清谷者,宜选用（　　　）

  A. 理中汤　　B. 四逆汤　　C. 桂枝人参汤　　D. 干姜黄芩黄连人参汤

  E. 白头翁汤

61. 黄芩汤证见（　　　）

  A. 食入口即吐　　B. 朝食暮吐　　C. 暮食朝吐　　D. 渴欲饮水,水入则吐

  E. 不吐

62. 五苓散证见（　　　）

  A. 食入口即吐　　B. 朝食暮吐　　C. 暮食朝吐　　D. 渴欲饮水,水入则吐

  E. 不吐

三、多选题

1. 太阳病的性质是（　　　）

  A. 表证　　B. 表寒证　　C. 表热证　　D. 有表寒证和表热证之分

  E. 寒热夹杂证

2. 治疗奔豚证所需要的药物包括 （　　）

A. 大枣　　B. 茯苓　　C. 甘澜水　　D. 桂枝　　E. 甘草

3. 桂枝加附子汤证的临床表现有 （　　）

A. 小便难　　B. 四肢微急，难以屈伸　　C. 恶风　　D. 汗漏不止　　E. 发热

4. 炙甘草汤的配伍特点有 （　　）

A. 以炙甘草为主药，补中益气以复脉之本

B. 以生地、麦冬、阿胶、麻仁复脉之阴

C. 以人参、桂枝、生姜、大枣复脉之阳

D. 以清酒煎煮疏通经络　　E. 以生地滋阴血兼降虚火

5. 桂枝去芍药加附子汤证与桂枝加附子汤证的区别在于 （　　）

A. 前证为过汗伤阳致阳虚汗漏证；后证为表证误下致表不解，胸阳郁而不振

B. 后证为过汗伤阳致阳虚汗漏证；前证为表证误下致表不解，胸阳郁而不振

C. 后证为过汗伤阳致阳虚汗漏证；前证为表证误下致表不解，胸阳受损

D. 前证方中无芍药，后证方中有芍药

E. 前证方中附桂用量轻，后证方中附桂用量重

6. 桂枝加附子汤中附子的主要作用有 （　　）

A. 回阳救逆　　B. 温阳　　C. 温经止痛　　D. 固表　　E. 温阳利水

7. 葛根芩连汤下利与葛根汤下利的区别有 （　　）

A. 表证突出，里无热邪　　B. 里证突出，表热有汗

C. 排泄物臭秽，肛门灼热，小便短赤　　D. 排泄物臭秽不堪，亦无肛门灼热之症

E. 可兼喘而汗出

8. 热扰胸膈证的兼证有 （　　）

A. 少气　　B. 呕　　C. 腹满，卧起不安　　D. 旧微溏　　E. 下利，腹满疼痛

9. 白虎汤证中有 （　　）

A. 脉浮滑　　B. 脉滑　　C. 厥　　D. 腹满　　E. 遗尿

10. 太阳蓄血证可见有 （　　）

A. 神志如狂或发狂　　B. 小便自利　　C. 少腹硬满　　D. 身黄

E. 微热消渴

11. 结胸与痞证的鉴别要点是 （　　）

A. 前者为"病发于阳而反下之，热入因作结胸"；后者为"病发于阴而反下之，因作痞"

B. 前者为邪与水饮痰浊互结，属邪实；后者为脾胃虚弱，升降失和，属正虚无邪

C. 前者表现为胸、胁、心下硬满而痛，甚至从心下至少腹皆硬满疼痛；后者表现为心下痞满，按之柔软

D. 前者痛而拒按，后者痛而喜按

E. 前者为痰水互结，后者为痰热互结

12. 生姜泻心汤与黄连汤的共同作用与特点是（　　　）

　　　A. 寒热并用　　B. 温中散寒　　C. 辛开苦降　　D. 和中消痞　　E. 降逆止呕

13. 阳明病的主要成因是（　　　）

　　　A. 他经传来　　B. 本经自发　　C. 体质虚弱　　D. 过早发汗　　E. 过早攻下

14. 白虎加人参汤证的主症有（　　　）

　　　A. 发热不恶寒　　B. 大汗出　　C. 大烦渴不解　　D. 舌上干燥　　E. 脉洪大

15. 大承气汤证的主症有（　　　）

　　　A. 潮热　　B. 绕脐痛　　C. 大便乍难乍易　　D. 喘冒不得卧　　E. 脉涩

16. 茵陈蒿汤证的临床表现有（　　　）

　　　A. 但头汗出，身无汗　　B. 小便不利　　C. 渴饮水浆　　D. 身发黄　　E. 腹满

17. 下述方剂中用茯苓既能安神又能利水的有（　　　）

　　　A. 茯苓四逆汤　　B. 五苓散　　C. 苓桂甘枣汤　　D. 苓桂术甘汤

　　　E. 茯苓甘草汤

18. 五苓散证与茯苓甘草汤证的区别要点有（　　　）

　　　A. 口渴与否　　B. 小便利与不利　　C. 水停部位　　D. 水逆与否

　　　E. 心下悸与否

19. 太阳蓄血证与阳明蓄血证的鉴别要点有（　　　）

　　　A. 前者是小便不利，后者是大便色黑

　　　B. 前者的神志症状是以如狂或发狂为主，后者的神志症状是以喜忘为主

　　　C. 前者小便利，后者大便色黑　　D. 前者有少腹急结，后者无

　　　E. 前者的病机是瘀热入于膀胱，瘀血蓄于下焦；后者是瘀热蓄于血室和大肠

20. 黄连阿胶汤证与猪苓汤证的区别是（　　　）

　　　A. 前者为阴虚火旺证，后者为阴虚水热互结证

　　　B. 前者无小便不利，后者有小便不利

　　　C. 前者阴虚较甚，后者阴虚较轻　　D. 二者在治疗上均用阿胶育阴

　　　E. 前者治以育阴清热，后者治以育阴清热利水

21. 口苦、咽干、目眩三症已充分反映出少阳病（　　　）

　　　A. 少火被郁　　B. 灼伤津液　　C. 肝风内动　　D. 胆汁外溢　　E. 胆火上炎

22. 栀子豉汤类证可见于（　　　）

　　　A. 太阳病　　B. 阳明病　　C. 少阳病　　D. 太阴病　　E. 瘥后病

23. 吴茱萸汤证可见的脉症为（　　　）

　　　A. 下利　　B. 头痛　　C. 呕呃　　D. 脉沉实有力　　E. 脉滑数

24. 吴茱萸汤证可见于（　　　）

　　　A. 太阳病　　B. 阳明病　　C. 瘥后病　　D. 厥阴病　　E. 少阴病

试题四

一、判断题

1. 太阴病下利的病机是寒湿阻滞，水湿下趋。 （　　）
2. 少阴病，恶寒而蜷，时自烦，欲去衣被者，可治。 （　　）
3. 宋代林亿等将《伤寒杂病论》原书的伤寒部分整理成册，名为《伤寒论》。 （　　）
4. 太阴中风脉阳微阴涩，阳微指中风，阴涩指血虚。 （　　）
5. 当归四逆汤证典型脉象是脉微细。 （　　）
6. "干呕，吐涎沫，头痛者"，应用小柴胡汤主之。 （　　）
7. 太阳中风证与太阳伤寒证的区别主要是有无汗出。 （　　）
8. 发汗，病不解，反恶寒者，虚故也，茯苓四逆汤主之。 （　　）
9. 茯苓四逆汤与干姜附子汤均是治疗烦躁的主方。 （　　）
10. 葛根黄芩黄连汤证的治法是清热坚阴止利。 （　　）
11. 少阳病必须口苦、咽干、目眩、往来寒热、胸胁苦满、嘿嘿不欲饮食、心烦喜呕的证候一齐出现，才可以用小柴胡汤。 （　　）
12. 五苓散证中口渴是由津液不足所致。 （　　）
13. 只有外证已解，出现蓄血表现时，才可用桃核承气汤攻下瘀血。 （　　）
14. 症见发狂，少腹硬满，虽有表证，仍当用抵当汤破血逐瘀。 （　　）
15. 甘草泻心汤为生姜泻心汤加重甘草用量而成。 （　　）

二、单选题

1. 以下除哪项外，均为桂枝汤证可见之脉症？（　　）
   A. 脉浮弱　　B. 脉浮数　　C. 身体疼痛　　D. 项背强　　E. 鼻鸣干呕
2. 太阳伤寒证的治法是（　　）
   A. 解肌祛风，宣肺平喘　　B. 发汗解表，升津舒经　　C. 发汗解表，内清郁热
   D. 发汗解表，宣肺除饮　　E. 发汗解表，宣肺平喘
3. 《伤寒论》中，通过发汗而止利的汤方是（　　）
   A. 大青龙汤　　B. 麻黄汤　　C. 小青龙汤　　D. 葛根汤　　E. 葛根芩连汤
4. 小青龙汤证"服汤已，渴者"，其病机是（　　）
   A. 水饮初化、津液一时不布　　B. 服药辛燥、伤及津液
   C. 水饮阻遏、津液不达　　D. 里热伤津　　E. 引水自救

5. 下列哪一组不属于桂枝去芍药加蜀漆牡蛎龙骨救逆汤方？（　　　）

    A. 桂枝、甘草　　　　B. 大枣、生姜　　　C. 蜀漆、甘草　　　D. 龙骨、牡蛎

    E. 蜀漆、白芍

6. 苓桂术甘汤证的主要病机是（　　　）

    A. 脾阳虚、水气停　　　B. 肾阳虚、水气停　　　C. 水停下焦　　　D. 水气凌心

    E. 外寒里水

7. 下列哪一项不属于真武汤证？（　　　）

    A. 发热、心下悸　　　B. 头眩、身瞤动　　　C. 小便不利　　　D. 四肢沉重、疼痛

    E. 汗出而喘

8. 太阳病，发汗，遂漏不止，其人恶风，小便难，四肢微急，难以屈伸者，病机为（　　　）

    A. 过汗亡阳，经脉失养　　　B. 太阳表虚，发汗过多而阳虚漏汗

    C. 阴阳两虚，表虚为主　　　D. 阳虚自汗，阴血不足

    E. 表证未解，里虚不足

9. 桂枝加桂汤中桂枝的作用是（　　　）

    A. 通阳化气，兼以解表　　　B. 温通心阳　　　C. 助心阳而平冲降逆

    D. 解肌祛风　　　E. 温阳化气

10. 栀子豉汤证不会出现下列哪个证候？（　　　）

    A. 心中懊恼　　　B. 心中结痛　　　C. 胸中窒而烦热　　　D. 卧起不安

    E. 胸满烦惊

11. 下列症状中不属于栀子豉汤证的是（　　　）

    A. 恶心　　　B. 胸中窒　　　C. 虚烦不得眠　　　D. 身热不去，心中结痛

    E. 反复颠倒，心中懊恼

12. 黄芩加半夏生姜汤证的治法是（　　　）

    A. 燥湿止利，兼降逆止呕　　　B. 清热止利，兼降逆止呕

    C. 凉血止利，兼降逆止呕　　　D. 和中止利，兼降逆止呕

    E. 解表止利，兼降逆止呕

13. 太阳病，汗下之后，表无大热，汗出而喘者，治宜（　　　）

    A. 葛根汤　　　B. 桂枝加厚朴杏子汤　　　C. 麻黄杏仁甘草石膏汤

    D. 葛根黄芩黄连汤　　　E. 以上都不适用

14. 葛根芩连汤的主症是（　　　）

    A. 发热，喘而汗出，下利不止　　　B. 发热恶寒，无汗，下利

    C. 下利清水色纯青，心下必痛　　　D. 发热，下利不止，心下痞硬

    E. 发热，胸胁苦满，腹痛，自下利

15. 葛根黄芩黄连汤证的治法是（　　　）

    A. 清热和中止利　　　B. 清热燥湿止利　　　C. 清热坚阴止利　　　D. 清热解表止利

    E. 以上均不是

16. 栀子干姜汤证的病机是（　　　　）

A. 脾胃不和，寒热错杂　　　B. 热扰胸膈，下焦有寒　　　C. 热扰胸膈，中焦虚寒

D. 上热下寒，寒热格拒　　　E. 上焦有热，下焦水停

17. 黄连汤证治法是（　　　　）

A. 寒热并用，和胃化痰　　　B. 清上温下，调和脾胃　　　C. 和中降逆消痞

D. 清上温下，和胃降逆　　　E. 和胃补中，降逆消痞

18. 黄连汤的药物组成为（　　　　）

A. 黄连、干姜、黄芩、人参、半夏、甘草、大枣

B. 干姜、黄连、人参、桂枝、甘草、半夏、大枣

C. 黄连、人参、干姜、黄芩、甘草、生姜、半夏

D. 黄连、干姜、黄芩、白术、半夏、茯苓、甘草

E. 黄连、黄芩、甘草、半夏、干姜、大枣、茯苓

19. "太阳病，发汗后，大汗出……若脉浮，小便不利，微热消渴者，五苓散主之。"其中"脉浮"的机理是（　　　　）

A. 虽经发汗，外邪未解　　　B. 过汗致阳浮于外　　　C. 发热时，热盛于外

D. 大汗时，阳盛于外　　　E. 以上都不是

20. 下列可用五苓散治疗的一组证候是（　　　　）

A. 大汗出，胃中干，烦躁不得眠，欲得饮水者

B. 服桂枝汤，或下之，仍头项强痛，翕翕发热，无汗，心下满微痛，小便不利者

C. 下利六七日，咳而呕渴，心烦不得眠，小便不利者

D. 霍乱，头痛发热，身疼痛，热多欲饮水者

E. 伤寒表不解，干呕发热，咳喘，小便不利，少腹满者

21. "太阳病六七日，表证仍在，脉微而沉，反不结胸，其人发狂者，以热在下焦，少腹当硬满，小便自利者"，治宜（　　　　）

A. 先予麻黄汤，再予桃核承气汤　　　B. 桃核承气汤

C. 先予麻黄汤，再予抵当汤　　　D. 抵当汤　　　E. 抵当丸

22. 以下何方要求顿服？（　　　　）

A. 大陷胸丸　　　B. 抵当丸　　　C. 大陷胸汤　　　D. 牡蛎泽泻散　　　E. 十枣汤

23. 脏结的病机是（　　　　）

A. 脾肾阳虚，阴寒内盛，复与邪结　　　B. 脏虚水寒内结，气血瘀阻

C. 阴寒凝结于三阴　　　D. 脏气虚衰，寒凝气滞，气血瘀阻

E. 脏气大虚，阴寒凝结于脏

24. 生姜泻心汤证的治法是（　　　　）

A. 和胃消痞，宣散水气　　　B. 和胃补中，降逆消痞　　　C. 和中降逆消痞

D. 和中扶阳消痞　　　E. 散水消痞止利

25. 伤寒发汗，或吐、下后，表证虽解，但出现心下痞硬，噫气不除，治用（　　）

    A. 生姜泻心汤　　B. 竹叶石膏汤　　C. 旋覆代赭汤　　D. 黄连汤

    E. 大陷胸汤

26. 风湿相搏，骨节疼烦，掣痛不得屈伸，近之则痛剧，汗出短气，小便不利，恶风不欲去衣，或身微肿者，宜用（　　）

    A. 桂枝附子汤　　B. 附子汤　　C. 桂枝去桂加茯苓白术汤　　D. 甘草附子汤

    E. 桂枝去芍药加附子汤

27. 瓜蒂散主治的是（　　）

    A. 心下痞硬满，引胁下痛　　B. 胸中痞硬，气上冲喉咽不得息

    C. 心下痞硬满，日下利数十行　　D. 心下痞硬，噫气不除

    E. 心下逆满，气上冲胸

28. 患者自认为感冒，于昨日自服复方阿司匹林片。服后汗出不少，衣衫尽湿，今晨反觉全身骨节酸痛，不愿行动；不发热，微恶风，全身有微汗。舌淡苔白，脉沉迟。治宜（　　）

    A. 桂枝附子汤　　B. 桂枝新加汤　　C. 桂枝汤　　D. 甘草附子汤

    E. 桂枝附子去桂加白术汤

29. 患者月前患感冒，发烧38.5℃，经用解热镇痛和抗菌类药物，体温降低，但低热不除，体温37.5℃左右已20多天。血、尿常规，胸透，抗"O"测定等检查均未发现异常。刻诊：时有头痛，微恶风，动则汗出，倦怠乏力，纳食不佳，二便正常。面色萎黄，精神颓靡。舌质淡红、苔薄白，脉寸浮缓、尺微弱。其病机是（　　）

    A. 外感风寒，邪恋肌腠，营卫不和　　B. 太阳之邪未解，内传少阳

    C. 病久邪微，微邪郁表　　D. 正虚邪扰，少阳枢机不利

    E. 正虚邪扰，胃气不和

30. 张某某，男，近来呕吐、腹痛，大便每日两三次而不成形。脉弦滑，舌尖红，舌苔白。治疗宜用（　　）

    A. 葛根汤　　B. 理中汤　　C. 黄连汤　　D. 半夏泻心汤　　E. 桂枝人参汤

31. 患儿恶寒发热2天，伴咳嗽气促，咯吐黄稠痰，甚则喘息不得平卧。胸中烦热，身热汗出，口渴引饮，二便尚可。舌苔黄，脉浮滑数。宜用（　　）

    A. 麻杏石甘汤　　B. 葛根芩连汤　　C. 小青龙汤加石膏

    D. 桂枝加厚朴杏子汤　　E. 以上均不是

32. 下列哪项不属于阳明病外证？（　　）

    A. 身热　　B. 汗自出　　C. 恶热　　D. 大便硬　　E. 不恶寒

33. 下列关于白虎加人参汤的药物组成哪项是错误的？（　　）

    A. 知母六两　　B. 人参二两　　C. 石膏半斤　　D. 甘草二两　　E. 粳米六合

34. 下列哪项不属于调胃承气汤的适应证？（　　　）

    A. 蒸蒸发热　　　B. 心烦　　　C. 谵语　　　D. 心下硬满　　　E. 潮热

35. "腹满不减，减不足言"提示（　　　）

    A. 热实腹满　　　B. 寒实腹满　　　C. 虚寒腹满　　　D. 虚热腹满　　　E. 瘀血腹满

36. 下列不属于阳明禁下症的是（　　　）

    A. 伤寒呕多　　　B. 心下硬满　　　C. 面合色赤

    D. 小便不利，大便乍难乍易，时有微热，喘冒不能卧

    E. 胃中冷，不能食

37. 阳明病，心下硬满者，不可攻之，这是因为（　　　）

    A. 证属半夏泻心汤证　　　B. 证属结胸证

    C. 上焦有热，中焦有寒　　　D. 病位偏上，为无形之邪热聚结于上

    E. 腑实已成，但病情较轻

38. 根据原文填空："阳明病，无汗，小便不利，心中懊恼者"，_____。（　　　）

    A. 身必发黄　　　B. 必发黄　　　C. 栀子豉汤主之　　　D. 茵陈蒿汤主之

    E. 栀子柏皮汤主之

39. 下列不宜用栀子豉汤及其类方的是（　　　）

    A. 阳明病下后，心中懊恼而烦，腹满痛，不大便

    B. 伤寒五六日，大下后，身热不去，心中结痛者

    C. 伤寒下后，心烦腹满，卧起不安者

    D. 阳明病下后，发热，手足温，心烦懊恼，饥不能食，但头汗出者

    E. 伤寒，医以丸药大下之，身热不去，微烦者

40. "阳明病下之，其外有热，手足温，不结胸，心中懊恼，饥不能食"，其中"饥不能食"的机理是（　　　）

    A. 燥屎复聚，腑气不通　　　B. 胃气受伤，不能纳谷

    C. 热扰胸膈，嘈杂似饥　　　D. 寒热错杂，胃气不和

    E. 以上都不是

41. "伤寒下后，心烦腹满，卧起不安者"，宜用（　　　）

    A. 厚朴生姜半夏甘草人参汤　　　B. 调胃承气汤　　　C. 栀子厚朴汤

    D. 栀子豉汤　　　E. 枳实栀子豉汤

42. "阳明病，汗出多而渴者，不可与猪苓汤"是因为（　　　）

    A. 汗多胃中燥，猪苓汤复利其小便故也

    B. 汗多表阳虚，猪苓汤复利其小便，更伤正气

    C. 里热盛多汗，猪苓汤利其小便，治不对证

    D. 猪苓汤养阴清热利水，汤药不中病

    E. 以上都不是

43. 下列哪个方证无胃气上逆的表现？（　　　）

　　A. 吴茱萸汤证　　　B. 理中汤证　　　C. 小建中汤证　　　D. 五苓散证

　　E. 旋覆代赭汤证

44. 患者为女性，20 岁，发热 5 日未愈，就诊时发热口渴，脘胀闷，手足厥冷，然胸腹部抚之灼热，脉浮滑。临床最佳辨证当是（　　　）

　　A. 四逆汤证　　　B. 四逆散证　　　C. 白虎汤证　　　D. 小陷胸汤证

　　E. 大黄黄连泻心汤证

45. 患者腹满，大便秘结，发热气喘，周身无汗，脉浮。方用（　　　）

　　A. 大承气汤　　　B. 麻杏甘石汤　　　C. 大青龙汤　　　D. 麻黄汤　　　E. 桂枝汤

46. 患者为女性，50 岁，发热时作，伴头痛，腰酸，腰痛，尿频尿少，尿痛。舌红，苔薄黄。临床辨证当是（　　　）

　　A. 真武汤证　　　B. 五苓散证　　　C. 牡蛎泽泻散证　　　D. 猪苓汤证

　　E. 柴胡桂枝干姜汤证

47. 患者胸胁满微结，往来寒热，心烦，口渴而不呕，小便不利，但头汗出，宜用（　　　）

　　A. 柴胡桂枝干姜汤　　　B. 小柴胡汤　　　C. 大柴胡汤　　　D. 柴胡桂枝汤

　　E. 柴胡加龙骨牡蛎汤

48. 少阳伤寒典型的脉象是（　　　）

　　A. 弦细　　　B. 弦大　　　C. 浮大　　　D. 微细　　　E. 沉紧

49. 小柴胡汤证若病人咳嗽，其加减法为（　　　）

　　A. 去大枣、生姜，加五味子、干姜　　　B. 去半夏，加五味子

　　C. 去人参、生姜，加五味子、茯苓　　　D. 去人参、大枣、生姜，加五味子、干姜

　　E. 去人参、黄芩，加五味子、干姜

50. 大柴胡汤的组成为（　　　）

　　A. 小柴胡汤去人参加大黄、枳实　　　B. 小柴胡汤去甘草加大黄、芍药

　　C. 小柴胡汤去人参、甘草加大黄、枳实

　　D. 小柴胡汤去生姜、甘草加大黄、枳实

　　E. 小柴胡汤去人参、甘草加大黄、芍药、枳实

51. 柴胡加芒硝汤的药物组成是（　　　）

　　A. 小柴胡汤加芒硝　　　B. 小柴胡汤去人参加芒硝　　　C. 小柴胡汤加芒硝、枳实

　　D. 小柴胡汤去甘草加芒硝　　　E. 小柴胡汤合调胃承气汤

52. 太阴病本证的主要治法是（　　　）

　　A. 温阳祛寒，健脾化湿　　　B. 升举脾阳，祛散寒湿

　　C. 补中益气，温胃散寒　　　D. 健脾和胃，利水祛湿

　　E. 温中散寒，消积导滞

53. 桂枝加大黄汤的药物组成是（　　）

A. 桂枝汤原方加大黄　　B. 桂枝汤中芍药加量，再加大黄

C. 桂枝汤去芍药加大黄　　D. 桂枝汤中桂枝加量，再加大黄

E. 桂枝汤去甘草加大黄

54. 伤寒发热四日，厥反三日，复热四日，厥少热多者，其病当（　　）

A. 进　　B. 退　　C. 愈　　D. 复发　　E. 死

55. "厥者必发热，前热者后必厥"论述的是（　　）

A. 气厥的病机　　B. 血厥的病机　　C. 热厥的病机　　D. 水厥的病机

E. 痰厥的病机

56. 患者为女性，35 岁，进食冰淇淋后腹部胀满疼痛，时有冷痛，大便泄泻日十余次，呈稀水样便，无黏冻，无明显里急后重感，饮食乏味。舌淡胖，苔白滑，脉弱。辨证当是（　　）

A. 桂枝加芍药汤证　　B. 理中汤证　　C. 四逆汤证　　D. 白头翁汤证

E. 小建中汤证

57. "伤寒本自寒下，医复吐下之，寒格，更逆吐下，若食入口即吐，干姜黄芩黄连人参汤主之。"条文中"寒格"指的是（　　）

A. 阴盛于内　　B. 格阳于外　　C. 阴阳不交　　D. 下寒与上热相格拒

E. 上热与下寒相格拒

58. 四逆汤证与当归四逆汤证均为虚寒证，当归四逆汤证的辨证关键是（　　）

A. 脉细欲绝　　B. 脉微欲绝　　C. 脉沉微　　D. 面色赤　　E. 大汗出

59. 误下兼太阴症具腹满时痛，宜（　　）

A. 桂枝加芍药汤主之　　B. 桂枝人参汤主之　　C. 桂枝加大黄汤主之

D. 小承气汤主之　　E. 大承气汤主之

60. 太阳病误下兼太阴症见腹满时痛，宜（　　）

A. 桂枝加芍药汤主之　　B. 桂枝人参汤主之　　C. 桂枝加大黄汤主之

D. 小承气汤主之　　E. 大承气汤主之

61. 黄连汤证的属性是（　　）

A. 上热下寒　　B. 下热上寒　　C. 寒热错杂于中　　D. 寒热错杂于上

E. 寒热错杂于下

62. 半夏泻心汤证的属性是（　　）

A. 上热下寒　　B. 下热上寒　　C. 寒热错杂于中　　D. 寒热错杂于上

E. 寒热错杂于下

三、多选题

1. 太阳病中风证和伤寒证的区别有（　　）
   A. 中风证是感受风邪，伤寒证是感受寒邪　　　B. 中风证恶风，伤寒证恶寒
   C. 中风证是卫气受邪，伤寒证是营气受邪　　　D. 中风证有汗，伤寒证无汗
   E. 中风证脉浮缓，伤寒证脉浮紧

2. 下列哪几项是苓桂术甘汤的主要脉症？（　　）
   A. 心下逆满　　B. 气上冲胸　　C. 头眩　　D. 脉沉紧　　E. 身振摇

3. 桂枝加附子汤证与桂枝去芍药加附子汤比较，下列说法合理的有（　　）
   A. 前方主治重在恶汗伤卫阳、耗阴液；后方主治重在误下损伤胸阳
   B. 前方治以漏汗不止为主，后方治以脉微恶寒为主
   C. 前方不去芍药在于敛阴和营，后方去芍药在于其有碍阳气宣通
   D. 两方中的附子均用制附子
   E. 前方附子炮制取其温经扶阳，后方附子生用取其迅速宣通胸阳

4. 关于结脉与代脉，下列说法正确的有（　　）
   A. 结脉脉来动而中止，更来小数；代脉时一止复来
   B. 结脉按之来缓，时一止复来；代脉动而中止，不能自还
   C. 结脉属阳脉，代脉属阴脉　　　D. 结脉、代脉均属阴脉
   E. 结脉属阴脉，代脉属阳脉

5. 桂枝加附子汤证的病机是（　　）
   A. 阳虚汗漏证，肌表疏松，邪犯经脉　　　B. 阳虚汗漏证，湿邪留滞，经络不通
   C. 表阳虚弱，卫外不固　　　D. 阴津亏损，兼有表证　　　E. 阳虚漏汗，寒湿阻滞

6. 大黄黄连泻心汤用麻沸汤渍之是因为（　　）
   A. 取其气之轻扬，不欲其味之重浊　　　B. 大黄不宜久煎　　　C. 以清利上部无形邪热
   D. 因病势轻浅，不宜久煎　　　E. 因黄连不宜久煎

7. "心中懊恼"可见于（　　）
   A. 白虎汤证　　B. 栀子豉汤证　　C. 大陷胸汤证　　D. 大承气汤证
   E. 栀子柏皮汤证

8. 属栀子豉汤证兼证主治方者是（　　）
   A. 栀子柏皮汤　　B. 枳实栀子豉汤　　C. 栀子厚朴汤　　D. 栀子生姜豉汤
   E. 栀子干姜汤

9. 下列方剂的药物组成正确的有（　　）
   A. 旋覆代赭汤是生姜泻心汤去干姜、黄芩、黄连加旋覆花、代赭石
   B. 生姜泻心汤是半夏泻心汤加生姜
   C. 甘草泻心汤是半夏泻心汤加甘草
   D. 黄连汤是半夏泻心汤去黄芩加桂枝
   E. 附子泻心汤是半夏泻心汤加附子

10. 桃核承气汤证与抵当汤证的证、治有哪些相同之处？（　　）

    A. 均有神志症状　　　B. 小便均自利　　　C. 均有少腹部位症状

    D. 若兼有表证，均当先解表后攻里　　　E. 均有身黄

11. 大、小结胸证的区别要点在于（　　）

    A. 前者病位从心下至少腹，后者正在心下

    B. 前者脉沉紧，后者脉浮滑

    C. 前者疼甚，按之石硬；后者按之始痛，未至石硬

    D. 前者为痰水互结，后者为痰热互结

    E. 前者严重，后者不需治疗

12. 阳明病的主要治法是（　　）

    A. 清热凉血　　　B. 攻下实热　　　C. 大清里热　　　D. 和胃除烦　　　E. 导下通便

13. 调胃承气汤证的病机是（　　）

    A. 燥热初结　　　B. 腑气不通　　　C. 热扰心神　　　D. 燥屎结实　　　E. 热结旁流

14. 小承气汤证的主症有（　　）

    A. 潮热　　　B. 下利　　　C. 脉疾　　　D. 汗出　　　E. 谵语

15. 服茵陈蒿汤后见效可见（　　）

    A. 小便当利　　　B. 腹痛减轻　　　C. 腹满减轻　　　D. 尿色赤　　　E. 大汗出

16. 下列汤证的主症中有"烦躁"的是（　　）

    A. 茯苓四逆汤证　　　B. 干姜附子汤证　　　C. 大青龙汤证　　　D. 栀子干姜汤证

    E. 桂枝甘草龙骨牡蛎汤证

17. 太阳蓄血证可见（　　）

    A. 神志如狂或发狂　　　B. 小便不利　　　C. 身黄　　　D. 少腹急结　　　E. 脉沉结

18. 湿热与蓄血均能导致发黄，其鉴别要点有（　　）

    A. 小便利与否　　　B. 有无汗出　　　C. 双目和小便发黄与否　　　D. 神志失常与否

    E. 少腹硬满与否

19. 猪苓汤证的病机是（　　）

    A. 里热　　　B. 阴伤　　　C. 气虚　　　D. 表寒　　　E. 水停

20. 少阳中风的特有表现为（　　）

    A. 头痛　　　B. 耳聋　　　C. 胸满心烦　　　D. 呕吐　　　E. 目赤

21. 四逆散的药物组成有（　　）

    A. 甘草　　　B. 枳实　　　C. 柴胡　　　D. 芍药　　　E. 茯苓

22. 厥阴病提纲证有（　　）

    A. 消渴　　　B. 气上撞心　　　C. 心中疼热　　　D. 饥而不欲食　　　E. 往来寒热

试题五

一、判断题

1. 太阴病腹满而吐的病机是寒湿阻滞，胃气上逆。　　　　　　（　　）

2. 四逆散证悸者加桂枝五分。　　　　　　　　　　　　　　　（　　）

3. 六经的实质是指外感热病的六个不同阶段。　　　　　　　　（　　）

4. 热利下重者，应用小承气汤主之。　　　　　　　　　　　　（　　）

5. 发汗，病不解，反恶寒者，虚故也，茯苓四逆汤主之。　　　（　　）

6. 少阳病必须口苦、咽干、目眩、往来寒热、胸胁苦满、嘿嘿不欲饮食、心烦喜呕的证
   候一齐出现，才可以用小柴胡汤。　　　　　　　　　　　　（　　）

7. 太阳病的治疗原则是辛温解表。　　　　　　　　　　　　　（　　）

8. 发汗，若下之，病仍不解，烦躁者，芍药甘草附子汤主之。　（　　）

9. 热扰胸膈证引起的"心中懊憹""胸中窒""心中结痛"，均可用栀子豉汤主治。（　　）

10. 葛根芩连汤中喘而汗出的机理是太阳闭郁，风寒化热下迫阳明大肠。（　　）

11. 黄连汤证是寒热错杂，结于心下，故亦当见心下痞。　　　（　　）

12. 五苓散中茯苓用量最大。　　　　　　　　　　　　　　　（　　）

13. 桃核承气汤服后当微利。　　　　　　　　　　　　　　　（　　）

14. 见有身黄，脉沉结，少腹硬者，即可确诊为抵当汤证。　　（　　）

15. 桂枝人参汤是由桂枝汤加人参组成。　　　　　　　　　　（　　）

二、单选题

1. 应用桂枝汤治疗下列病证，哪项是错误的？（　　　　）
   A. 太阳中风证　　　B. 大汗出，脉洪大
   C. 营卫不和之发热，自汗出　　　D. 太阳病，下之后，其气不上冲者
   E. 太阳伤寒证，用麻黄汤发汗后，表证未解者

2. 桂枝麻黄各半汤的药物组成是（　　　　）
   A. 取桂枝汤与麻黄汤剂量的各二分之一
   B. 取桂枝汤与麻黄汤剂量的各三分之一
   C. 取桂枝汤与麻黄汤剂量的各四分之一
   D. 取桂枝汤二份与麻黄汤一份而成
   E. 取桂枝汤与越婢汤的复方

3. 下列哪一项不是大青龙汤证的主症？（　　　）

　　A. 发热　　　B. 恶寒　　　C. 无汗　　　D. 烦躁　　　E. 筋惕肉瞤

4. 桂枝甘草汤证的服法应该是（　　　）

　　A. 清酒送服　　　B. 分温三服　　　C. 顿服　　　D. 昼二夜一服　　　E. 分温二服

5. 苓桂枣甘汤证的主症是（　　　）

　　A. 脐下悸、欲作奔豚　　　B. 脐周痛、欲大便　　　C. 脐中痛、月经不利

　　D. 脐下痛、小便不利　　　E. 脐上悸、腹部胀满

6. 下列哪一项是小建中汤证的主症？（　　　）

　　A. 恶寒发热　　　B. 汗出恶风　　　C. 心中悸而烦　　　D. 腹胀满　　　E. 大便干结

7. 桂枝新加汤中，芍药和生姜用量正确的选项为（　　　）

　　A. 芍药三两，生姜三两　　　B. 芍药五两，生姜五两

　　C. 芍药五两，生姜三两　　　D. 芍药四两，生姜四两

　　E. 芍药一两，生姜三两

8. 桂枝附子汤与桂枝去芍药加附子汤的区别为（　　　）

　　A. 前者附子用量轻，后者附子用量重　　　B. 前者去芍药，后者有芍药

　　C. 药物组成相同，只是治疗作用不同　　　D. 前者重用附子，后者重用桂枝

　　E. 前者重用桂枝，后者重用附子

9. 桂枝加桂汤证的病机是（　　　）

　　A. 心阳虚，心神浮越　　　B. 心胸阳气不足，痰饮扰心

　　C. 心阳虚，水寒上犯心胸　　　D. 汗伤心阳，心失所养

　　E. 心肾阳虚，阳气不布

10. 太阳病发汗或下后，汗出而喘，身无大热，不可更行桂枝汤，应给予（　　　）

　　A. 桂枝去芍药汤　　　B. 白虎汤　　　C. 麻杏石甘汤　　　D. 桂枝加厚朴杏子汤

　　E. 以上都不是

11. 栀子豉汤证的禁例是（　　　）

　　A. 身热汗不出　　　B. 旧有微溏　　　C. 咽喉干燥　　　D. 饥不能食　　　E. 手足温

12. 白虎汤的药物组成是（　　　）

　　A. 知母、石膏、芦根、生甘草　　　B. 知母、石膏、粳米、生甘草

　　C. 知母、石膏、粳米、炙甘草　　　D. 知母、石膏、黄芩、炙甘草

　　E. 知母、石膏、黄连、炙甘草

13. 麻黄杏仁甘草石膏汤的病机是（　　　）

　　A. 表病误下，外证不解，气逆于肺　　　B. 风寒束表，肺气不宣

　　C. 汗下后，邪气内传，热壅于肺　　　D. 外有风寒，内有郁热

　　E. 以上都不是

14. 下列何症均可见于麻杏石甘汤证和桂枝加厚朴杏子汤证？（　　　）

　　A. 口渴　　　B. 脉数、无汗　　　C. 苔黄　　　D. 喘、汗出　　　E. 头项强痛

15. 患太阳中风，医师初诊误予攻下，药后症见发热，不恶寒，喘而汗出，利下不止，治疗宜用（　　）

A. 理中汤　　B. 桂枝加厚朴杏子汤　　C. 麻杏石甘汤　　D. 桂枝加人参汤

E. 葛根芩连汤

16. 以下除哪一项外，均为白虎汤证可见的症状？（　　）

A. 身重　　B. 厥　　C. 腹满　　D. 下利　　E. 谵语

17. 黄连汤中桂枝的目的在于（　　）

A. 解表　　B. 温下　　C. 和解上下阴阳之气　　D. 降冲逆　　E. 以上都不是

18. 太阳蓄水证的病机是（　　）

A. 水停下焦，波及中焦，脾失健运　　B. 水停中焦，深入下焦，气化失职

C. 阳虚不化，水寒互结　　D. 阴虚内热，水热互结

E. 膀胱气化失职，水饮内停，水寒互结

19. "五苓散证之消渴"的病机是（　　）

A. 发汗太过，耗伤津液，胃中干燥　　B. 外邪入里化热，伤津耗液

C. 阳虚不化，津不上承　　D. 水热互结，热伤阴津

E. 水停下焦，气不化津，津不上承

20. 五苓散的药物组成是（　　）

A. 猪苓、茯苓、泽泻、桂枝、甘草　　B. 猪苓、茯苓、泽泻、桂枝、木通

C. 猪苓、茯苓、泽泻、桂枝、滑石　　D. 猪苓、茯苓、泽泻、桂枝、车前

E. 猪苓、茯苓、泽泻、桂枝、白术

21. 抵当汤证的治法是（　　）

A. 活血化瘀，泻下里热　　B. 活血化瘀，清热止血

C. 破血化瘀，止血生新　　D. 破血逐瘀，养血止血

E. 破血化瘀，泻下瘀热

22. 大结胸证偏于上的表现是（　　）

A. 头强痛　　B. 气上冲胸，头眩　　C. 项背强几几　　D. 项亦强，如柔痉状

E. 气上冲咽喉不得息

23. 寒实结胸的证候表现是（　　）

A. 胸膈痛，按之石硬，关脉小细沉紧　　B. 正在心下，按之痛，脉浮滑

C. 胸膈痛，大便秘结，小有潮热，脉沉紧　　D. 胸膈或心下硬满而痛，无热证

E. 胸膈痛，时时下利，畏寒，脉沉

24. 病人心下痞硬，下利次数甚多，食不化，干呕心烦不得安，宜用（　　）

A. 半夏泻心汤　　B. 黄连汤　　C. 甘草泻心汤　　D. 旋覆代赭汤

E. 生姜泻心汤

25. 旋覆代赭汤证的病机是（　　）

　　A. 脾胃虚弱，痰湿内聚，胃气上逆　　　B. 脾胃阳虚，寒痰中阻，升降失常

　　C. 脾运失职，聚湿成痰，胃气上逆　　　D. 胃虚痰阻，虚气上逆

　　E. 肝脾不调，胆热乘胃，升降失司

26. 甘草附子汤证"汗出，不欲去衣"的病机是（　　）

　　A. 风寒束表，卫强荣弱　　　B. 风胜于表，卫阳不固

　　C. 风性疏泄，腠理疏松　　　D. 风湿化热，迫津外出

　　E. 风湿热邪，郁蒸于上

27. 患者昨日起病，恶寒发热，头痛，微汗出，胸闷，欲呕。舌苔薄白，脉微略数，重按无力。治宜（　　）

　　A. 桂枝汤　　B. 葛根加半夏汤　　　C. 小柴胡汤　　　D. 桂枝去芍药汤

　　E. 小建中汤

28. 患者产后感冒，迭经用中西药无效，已延及三十余日。一直发热不解，头痛恶风，厌油纳呆，精神倦怠，四肢乏力，每热退之前出微汗，汗后热退身适，二便正常，夜寐较差。舌质淡，苔薄白，脉弱而缓。治宜（　　）

　　A. 桂枝二麻黄一汤　　　B. 桂枝麻黄各半汤　　　C. 桂枝汤　　　D. 桂枝二越婢一汤

　　E. 柴胡桂枝汤

29. 患者为女性，28 岁，产后身痛一周，伴恶风汗出，脉沉迟。临床当辨为（　　）

　　A. 桂枝汤证　　B. 桂枝加附子汤证　　　C. 桂枝新加汤证　　　D. 附子汤证

　　E. 麻黄细辛附子汤证

30. 患者为女性，32 岁，昨晚突然腹中冷痛，恶心欲呕。舌尖赤，苔薄黄，脉弦数。临床最佳辨证当是（　　）

　　A. 栀子干姜汤证　　　B. 半夏泻心汤证　　　C. 旋覆代赭汤证　　　D. 黄连汤证

　　E. 干姜黄芩黄连人参汤证

31. 阳明病的主脉是（　　）

　　A. 浮脉　　B. 大脉　　　C. 洪大脉　　　D. 浮滑脉　　　E. 沉脉

32. 下列哪项是白虎汤的治禁？（　　）

　　A. 肢冷，胸腹灼热　　　B. 发热无汗，脉浮　　　C. 遗尿　　　D. 腹满，身重

　　E. 谵语

33. 下列哪项不属于小承气汤证的主症？（　　）

　　A. 潮热　　B. 下利　　　C. 呕吐　　　D. 谵语　　　E. 微烦

34. 下列有关大承气汤药物组成的论述，哪项是正确的？（　　）

　　A. 厚朴二两　　B. 枳实三枚　　　C. 大黄六两　　　D. 芒硝三合　　　E. 甘草二两

35. 下列不适用大承气汤的病证有（　　　）

   A. 潮热，谵语，不大便五六日，上至十余日，不恶寒

   B. 不大便，小便不利，大便乍难乍易，时有微热，喘冒不得卧

   C. 大便难，谵语，潮热，手足汗出

   D. 大下后，六七日不大便，烦不解，腹满痛

   E. 阳明病，谵语，发潮热，脉滑而疾

36. 阳明病，面合色赤，不可攻之，这是因为（　　　）

   A. 邪热偏于上部，腑实未成　　　B. 胃阳虚燥，虚阳浮越于外

   C. 邪热怫郁阳明经，不得宣透，腑未成实　　　D. 腑实虽成，燥结不甚

   E. 病机向上者，不可攻下

37. "脉浮，发热，渴欲饮水，小便不利者，猪苓汤主之"，其中"脉浮，发热"的病机为（　　　）

   A. 汗后表邪未尽　　　B. 阴虚内热　　　C. 阳明邪热亢盛于经

   D. 下后津伤，阳明余热未尽　　　E. 以上都不是

38. "阳明病，口燥，但欲漱水，不欲咽"，其机理为（　　　）

   A. 阳明病湿热内郁　　　B. 阳明初感热邪，津伤不甚

   C. 阳明病邪热在血分，血性濡润　　　D. 阳明邪热与水结于胃肠

   E. 阳明中寒，里无邪热

39. 下后更烦，按之心下濡者，为虚烦也，宜用（　　　）

   A. 甘草泻心汤　　　B. 调胃承气汤　　　C. 栀子豉汤　　　D. 竹叶石膏汤

   E. 茯苓四逆汤

40. "伤寒下后，心烦腹满，卧起不安者"，其中"卧起不安"的病机是（　　　）

   A. 热郁胸膈，心神被扰　　　B. 热结于胃，上扰心神

   C. 腑气不通，浊邪上攻　　　D. 热郁胸膈，气滞于腹

   E. 以上都不是

41. 阳明蓄血形成之因是（　　　）

   A. 阳明之热，深入血分　　　B. 阳明之热，灼伤营血

   C. 阳明之热，入于血室　　　D. 阳明之热，与宿有的瘀血相结

   E. 以上都不是

42. 下列方证除哪一项外均可出现呕吐？（　　　）

   A. 竹叶石膏汤证　　　B. 柴胡桂枝干姜汤证　　　C. 桂枝汤证

   D. 干姜黄芩黄连人参汤证　　　E. 五苓散证

43. 患者为女性，18岁，发热一周，心烦谵语，汗出，渴喜冷饮，腹满不痛，按之濡。舌红、苔黄，脉滑。临床最佳辨证当是（　　　）

   A. 麻黄杏仁甘草石膏汤证　　　B. 大承气汤证　　　C. 大黄黄连泻心汤证

   D. 白虎汤证　　　E. 白虎加人参汤证

44. 患者为男性，30 岁，发热，恶寒，无汗两天，用解表发汗法，发热不解，出现腹胀满痛，拒按，大便三日未行。舌红、苔黄，脉沉实。临床最佳辨证当是（　　）

A. 大承气汤证　　B. 调胃承气汤证　　C. 小承气汤证　　D. 大陷胸汤证

E. 小陷胸汤证

45. 患者为男性，60 岁，口渴多饮，饮后复渴，消谷善饥，然食多即胀，小便色黄，然量不少。舌红、苔少，脉软大。临床最佳辨证当是（　　）

A. 黄连阿胶汤证　　B. 白虎汤证　　C. 白虎加人参汤证　　D. 栀子豉汤证

E. 小陷胸汤证

46. 赵某，女，46 岁，右上腹疼痛拒按，身热，呕吐，便秘，尿黄，舌苔黄腻，脉象弦数。治疗的最佳方剂是（　　）

A. 栀子厚朴汤　　B. 大黄黄连泻心汤　　C. 大柴胡汤　　D. 调胃承气汤

E. 柴胡加芒硝汤

47. 小柴胡汤的药物组成是（　　）

A. 柴胡、黄连、半夏、人参、大枣

B. 柴胡、黄柏、半夏、人参、甘草、大枣

C. 柴胡、黄芩、半夏、人参、炙甘草、大枣、生姜

D. 柴胡、黄芩、半夏、人参、生甘草、大枣、生姜

E. 柴胡、黄芩、半夏、人参、炙甘草、大枣、干姜

48. 应用小柴胡汤时，若病人口渴，其加减药物为（　　）

A. 去半夏加重人参、麦冬　　B. 去半夏，人参加至四两半，加栝楼根四两

C. 去半夏，加重人参，加五味子、栝楼实　　D. 去半夏、黄芩，加栝楼根

E. 去半夏、黄芩，加五味子、栝楼根

49. 下列病证不适宜用小柴胡汤治疗的是（　　）

A. 热入血室证　　B. 阳微结证　　C. 三阳见证，少阳为主

D. 阳明少阳合病，少阳为主　　E. 太阳少阳并病

50. 柴胡桂枝干姜汤的药物组成是（　　）

A. 柴胡、桂枝、干姜、甘草

B. 柴胡、黄芩、干姜、桂枝、甘草

C. 柴胡、桂枝、干姜、甘草、黄芩、栝楼根

D. 柴胡、栝楼根、桂枝、干姜、甘草、黄芩、茯苓

E. 柴胡、栝楼根、牡蛎、桂枝、干姜、甘草、黄芩

51. "脾家实"是指（　　）

A. 脾虚水停　　B. 脾阳恢复　　C. 宿食内阻　　D. 实热壅脾　　E. 燥屎内结

52. "少阴病，吐利，手足不逆冷，反发热者"的主要病机是（　　）

A. 寒邪化热，由阴转阳　　B. 阴盛于内，格阳于外

C. 阳气来复，阴寒渐退　　D. 吐利伤津，阴竭阳越

E. 里虚寒盛，表犹未解

105

53. 厥阴病提纲证反映了什么病变特点？（　　）

A. 肝热　　B. 肝寒　　C. 阴尽阳生，上热下寒　　D. 肝火犯胃　　E. 脾胃虚寒

54. 下利，谵语者，有燥屎也，治宜（　　）

A. 小柴胡汤　　B. 小建中汤　　C. 小承气汤　　D. 理中丸　　E. 真武汤

55. 患者为男性，久病，经常吐利，呕吐清水痰涎，手足逆冷，近日头痛。舌淡、苔白，脉弱。用何方主治？（　　）

A. 理中汤　　B. 四逆汤　　C. 四逆散　　D. 真武汤　　E. 吴茱萸汤

56. 患者为女性，得病多日，近来口干口渴，虽饥而不欲食，心中发热，自觉有气从胃向上冲撞，时有呕吐腹痛。其证属于（　　）

A. 少阳病　　B. 阳明病　　C. 太阴病　　D. 少阴病　　E. 厥阴病

57. 吴茱萸汤证与当归四逆加吴茱萸生姜汤证的治疗均用吴茱萸、生姜，应用它们的目的为（　　）

A. 解表散寒　　B. 温胃降逆　　C. 解表和胃　　D. 温脏祛寒，和胃止呕

E. 和胃散水，温肝暖胃

58. 少阴病类似证，出现吐利，手足逆冷，烦躁欲死者，治宜（　　）

A. 四逆汤　　B. 四逆散　　C. 通脉四逆汤　　D. 白通汤　　E. 吴茱萸汤

59. 少阴病类似证，出现四逆，咳，悸，小便不利，腹中痛者，治宜（　　）

A. 四逆汤　　B. 四逆散　　C. 通脉四逆汤　　D. 白通汤　　E. 吴茱萸汤

60. 少阴病阳虚阴盛证，治宜（　　）

A. 四逆汤　　B. 四逆散　　C. 通脉四逆汤　　D. 白通汤　　E. 吴茱萸汤

61. 麻黄升麻汤中含有（　　）

A. 紫苏、杏仁　　B. 麻黄、水蛭　　C. 知母、石膏　　D. 肉桂、细辛

E. 麻黄、杏仁

62. 麻黄汤中含有（　　）

A. 紫苏、杏仁　　B. 麻黄、水蛭　　C. 知母、石膏　　D. 肉桂、细辛

E. 麻黄、杏仁

三、多选题

1. 麻黄汤证的病机是（　　）

A. 风寒束表　　B. 卫气闭遏　　C. 营阴郁滞　　D. 肺气不宣　　E. 胃气不和

2. 下列哪几项是小建中汤的主症？（　　）

A. 心中闷　　B. 心中悸　　C. 心中痛　　D. 烦　　E. 无汗

3. 干姜附子汤证与茯苓四逆汤比较，其说法正确的有（　　）

A. 前者昼日烦躁不得眠，夜而安静；后者昼夜均烦躁

B. 前者兼有表证，后者则无

C. 前者可见呕，渴；后者可见恶寒，下利

D. 前者是肾阳虚之烦躁，后者是阴阳俱虚之烦躁

E. 前者病情轻而病势重，后者病情重而病势缓

4. 桂枝附子汤证的脉症有（　　）

　　A. 身体疼烦，不能自转侧　　B. 骨节疼烦掣痛不得屈伸

　　C. 大便不硬，小便不利　　D. 脉浮虚而涩　　E. 呕而渴

5. 下列汤证中，病机不是阴阳两虚的有（　　）

　　A. 桂枝去芍药加蜀漆牡蛎龙骨救逆汤证　　B. 桂枝加附子汤证

　　C. 芍药甘草附子汤证　　D. 炙甘草汤证　　E. 桂枝去桂加茯苓白术汤证

6. 不可发汗的脉象包括（　　）

　　A. 脉浮数　　B. 脉浮弱　　C. 尺脉数　　D. 脉浮紧　　E. 尺脉迟

7. 调胃承气汤的服法有（　　）

　　A. 分温再服　　B. 少少温服之　　C. 分温三服　　D. 日三夜二服

　　E. 温顿服之

8. 葛根芩连汤证中有（　　）

　　A. 利遂不止　　B. 喘　　C. 汗出　　D. 下利清谷　　E. 脉促

9. 黄连汤证可见（　　）

　　A. 腹中痛　　B. 欲呕吐　　C. 下利　　D. 心下痞　　E. 胸中有热

10. 太阳蓄水证与太阳蓄血证相互鉴别的要点是（　　）

　　A. 有无少腹胀满　　B. 小便利与不利　　C. 大便色黑与否　　D. 有无神志症状

　　E. 有无表证

11. 大陷胸汤的煎服法是（　　）

　　A. 先煮甘遂，内大黄煮，去滓，内芒硝　　B. 得快利，止后服

　　C. 利不止，进冷粥一杯　　D. 先煮大黄，去滓，内芒硝煮，内甘遂末

　　E. 服后不利，进热粥一杯

12. 阳明病的外证有（　　）

　　A. 身热　　B. 汗自出　　C. 大便闭　　D. 不恶寒，反恶热　　E. 腹胀满

13. 调胃承气汤证的主症是（　　）

　　A. 心烦　　B. 蒸蒸发热　　C. 大便乍难乍易　　D. 呕吐　　E. 腹胀满

14. 下列哪些情况不能用大承气汤？（　　）

　　A. 阳明病发热微恶寒，外未解，其热不潮　　B. 阳明病，腹满不减，减不足言

　　C. 阳明病，自汗出，发汗误治后，津液内竭，大便秘结　　D. 伤寒呕多

　　E. 阳明病，面合色赤

15. 茵陈蒿汤、栀子柏皮汤、麻黄连轺赤小豆汤均能治疗湿热发黄，但各有侧重，以下说法正确的是（　　）

　　A. 茵陈蒿汤所治发黄是湿重于热　　B. 栀子柏皮汤所治发黄是热重于湿

　　C. 麻黄连轺赤小豆汤所治发黄是湿热并重　　D. 三方均以茵陈蒿为君药

　　E. 以上说法皆错

16. 栀子豉汤证的临床表现有（　　　）

　　A. 心中懊憹　　B. 烦热，胸中窒　　C. 虚劳虚烦不得眠

　　D. 身热不去，心中结痛　　E. 心烦不得眠

17. 太阳蓄水证与蓄血证的鉴别要点有（　　　）

　　A. 有无少腹胀满　　B. 小便利与不利　　C. 大便色黑与否　　D. 有无神志症状

　　E. 口渴与否

18. 关于谵语与郑声，以下说法正确的有（　　　）

　　A. 二者均是意识不清而妄言乱语　　B. 谵语是由邪热亢盛扰乱神明所致

　　C. 郑声为精气消失而心神无所主所致　　D. 谵语的虚证与郑声是一回事

　　E. 郑声见于虚寒重证的后期

19. 下列与固瘕有关的是（　　　）

　　A. 大便初硬后溏　　B. 腹满硬痛，不大便　　C. 胃中冷，水谷不别

　　D. 阳明中风　　E. 阳明中寒

20. 去滓再煎之法，用于以下哪些方中？（　　　）

　　A. 桂枝汤　　B. 小柴胡汤　　C. 大柴胡汤　　D. 半夏泻心汤　　E. 四逆散

21. 少阴病死症有（　　　）

　　A. 少阴病，吐利躁烦，四逆者　　B. 少阴病，下利止而头眩，时时自冒者

　　C. 少阴病六七日，息高者　　D. 少阴中风，脉阳微阴浮者

　　E. 少阴病，恶寒而蜷，时自烦，欲去衣被者

22. 当归四逆加吴茱萸生姜汤证可见（　　　）

　　A. 面色苍白　　B. 腹中冷痛　　C. 手足厥逆　　D. 唇甲色淡　　E. 呕呃

23. 小柴胡汤证见于（　　　）

　　A. 太阳病中　　B. 少阳病中　　C. 阳明病中　　D. 太阴病中　　E. 厥阴病中

试题六

一、判断题

1. 太阴中风脉阳微阴涩，阳微指中风，阴涩指血虚。　　　　　　　　（　　）

2. 少阴病，吐利，手足逆冷，烦躁欲死者，四逆散主之。　　　　　　（　　）

3. 六经辨证体系的提出，开创了中医辨证论治之先河。　　　　　　　（　　）

4. 寒格指里寒与外热相隔。　　　　　　　　　　　　　　　　　　　（　　）

5. 伤寒厥四日，热反三日，复厥五日，其病为进。　　　　　　　　　（　　）

6. 迟脉只见于寒证。　　　　　　　　　　　　　　　　　　　　　　（　　）

7. 桂枝汤既可用于治疗太阳中风证，也可用于治疗杂病营卫不和的自汗证。（　　）

8. 太阳中风证与太阳伤寒证的区别是：中风者恶风，伤寒者恶寒。　　（　　）

9. 表虚兼阳虚漏汗证的主治方为桂枝加芍药生姜各一两人参三两新加汤。（　　）

10. 调胃承气汤由大黄、芒硝、枳实、厚朴组成。　　　　　　　　　（　　）

11. 黄芩汤方的药物组成是黄芩、芍药、炙甘草、大枣、茯苓。　　　（　　）

12. 五苓散重在化气利水，无论有无表证均可用之。　　　　　　　　（　　）

13. 茯苓甘草汤、五苓散、苓桂术甘汤三方共有的药物是茯苓、桂枝、白术。（　　）

14. 桃核承气汤中大黄应后下。　　　　　　　　　　　　　　　　　（　　）

15. 大陷胸丸较大陷胸汤泻热逐水之力峻猛。　　　　　　　　　　　（　　）

16. 桂枝去桂加茯苓白术汤为桂枝汤去桂枝加茯苓、白术而成。　　　（　　）

17. 抵当汤的服用方法是温服一升，日三服。　　　　　　　　　　　（　　）

二、单选题

1. 太阳中风证的治法是（　　　　）

　　A. 调和营卫　　　B. 解表发汗，固护卫阳　　　C. 调和营卫，益气和营

　　D. 解肌祛风，调和营卫　　　E. 解表祛风，宣肺发汗

2. 下列麻黄汤的煎服法中，哪一项是错误的？（　　　　）

　　A. 温覆取微汗　　　B. 啜热稀粥一升余，以助药力

　　C. 先煮麻黄，去上沫　　　D. 若一服汗出病差，停后服，不必尽剂

　　E. 禁生冷、黏滑、肉面、五辛、酒酪、臭恶等物

3. 大青龙汤证的病机主要是（　　）

　　A. 寒邪束表、内郁化热　　　B. 风邪袭表、营卫不和

　　C. 寒邪袭表、营阴郁滞　　　D. 风寒外袭、少阴阳虚

　　E. 外感寒邪、内伤饮食

4. 桂枝甘草汤证的病机是（　　）

　　A. 发汗过多，损伤心阳　　　B. 发汗过多，损伤卫阳

　　C. 发汗过多，伤及营血　　　D. 发汗不彻，邪不外达

　　E. 以上都不是

5. 《伤寒论》中要求苓桂枣甘汤的煎煮溶剂是（　　）

　　A. 清酒　　B. 清水　　C. 甘澜水　　D. 潦水　　E. 麻沸汤

6. 临证用小建中汤时，必用何药才不失仲景组方原义？（　　）

　　A. 桂枝　　B. 芍药　　C. 甘草　　D. 饴糖　　E. 大枣、生姜

7. 太阳中风兼阳虚汗漏证的主治方为（　　）

　　A. 桂枝附子汤　　B. 桂枝去芍药加附子汤　　C. 桂枝去桂加茯苓白术汤

　　D. 桂枝甘草龙骨牡蛎汤　　E. 桂枝加附子汤

8. 桂枝加附子汤证中的"四肢微急，难以屈伸"的机理是（　　）

　　A. 太阳中风过汗，损伤营血，筋脉失养　　B. 外邪未解，经气不舒，筋脉失养

　　C. 汗伤营血，血虚寒凝，气血运行不畅　　D. 阳不温煦，阴不濡养，筋脉失养

　　E. 风寒湿留着关节，肢节不利

9. 关于桂枝加附子汤证的病机，以下哪项是错误的？（　　）

　　A. 表证未除　　B. 阳气虚弱　　C. 阴也不足　　D. 寒凝筋脉　　E. 筋脉失养

10. 葛根芩连汤证中"下利"的机理是（　　）

　　A. 太阳中风误下，损伤中阳　　B. 太阳病误下，表邪未解，内有饮邪下注

　　C. 太阳病表邪传里，邪迫阳明　　D. 太阳中风误下，里热挟表邪内陷肠道

　　E. 太阳邪郁，化热下迫大肠

11. 下列方剂中具有清热除烦、宽中消满功效的是（　　）

　　A. 栀子豉汤　　B. 栀子厚朴汤　　C. 大承气汤　　D. 栀子干姜汤

　　E. 厚朴生姜半夏人参汤

12. 下列哪一项不是白虎汤的适应证？（　　）

　　A. 脉浮滑　　B. 心烦，口渴　　C. 身热，汗出　　D. 腹满，便秘

　　E. 不恶寒，反恶热

13. "发汗后，不可更行桂枝汤，汗出而喘，无大热者"，其汗出的病机是（　　）

　　A. 仍属营卫不和　　B. 汗后卫阳愈虚，不能固外

　　C. 表邪化热内传壅肺，热蒸液泄　　D. 肺合皮毛，肺气虚皮毛不固

　　E. 虚阳外浮，腠理失于致密

14. 下列何证可用葛根芩连汤治疗？（　　）

    A. 太阳与阳明合病，必自下利者

    B. 太阳病，桂枝证，医反下之，利遂不止，喘而汗出

    C. 太阳与阳明合病，不下利但呕者

    D. 太阳与少阳合病，自下利者

    E. 太阳病，外证未除，而数下之，遂协热而利，利下不止，心下痞硬，表里不解者

15. "虚烦"意指（　　）

    A. 正气虚致心烦　　　B. 心烦由阴血虚所致　　　C. 心烦内无形邪热所致

    D. 虚热扰心所致　　　E. 心烦由心阳不足、空虚无主所致

16. 下列诸证中，哪一证不宜用白虎汤？（　　）

    A. 发热，汗出，口渴，腹满，脉滑

    B. 发热，汗出，大烦渴不解，背微恶寒，脉大

    C. 发热，汗出，身重，腹满，口不仁，面垢，时谵语，遗尿

    D. 发热，口渴，四肢厥冷，脉滑

    E. 发热，面赤，气粗，烦渴引饮，汗出脉滑

17. 栀子豉汤证的治法是（　　）

    A. 清热理气　　B. 清热和中　　C. 清胃宣中　　D. 清宣郁热　　E. 清胃利胆

18. 根据原文："太阳病，发汗后，大汗出，胃中干，烦躁不得眠，欲得饮水者，少少与饮之，令胃气和则愈，若脉浮，小便不利，微热，消渴者"，应使用（　　）

    A. 猪苓汤　　B. 五苓散　　C. 茯苓甘草汤　　D. 茯苓桂枝白术甘草汤

    E. 真武汤

19. 太阳蓄水证出现心下痞的机理是（　　）

    A. 表邪不解，邪热内陷，气机痞塞　　　B. 水停心下，胃气痞塞

    C. 水停下焦，上逆凌心　　　D. 水气内停，阻碍中焦气机升降

    E. 以上都不是

20. 桃核承气汤证的主要脉症是（　　）

    A. 如狂，少腹急结　　B. 发狂，少腹硬满　　C. 惊狂，卧起不安

    D. 惊痫，时瘈疭　　E. 身黄，脉沉结

21. 抵当汤方的药物组成是（　　）

    A. 水蛭、虻虫、大黄、芒硝、甘草　　　B. 水蛭、虻虫、大黄、枳实、厚朴

    C. 水蛭、虻虫、桃仁、炙甘草　　　D. 水蛭、虻虫、桃仁、大黄

    E. 水蛭、虻虫、桃仁、芒硝

22. 结胸证的病机最正确的是（　　）

    A. 热邪与痰瘀搏结于胸膈　　　B. 热邪与水饮搏结于胸膈

    C. 热邪与痰水搏结于胸膈　　　D. 邪与痰水搏结于胸膈

    E. 热或寒邪与痰水搏结于胸膈

23. 附子泻心汤证，除心下痞外，应有（　　）

　　A. 身痛　　B. 恶寒无汗　　C. 恶寒汗出　　D. 下利　　E. 厥逆

24. 病人心下痞硬，下利次数甚多，食不化，干呕心烦不得安，宜用（　　）

　　A. 半夏泻心汤　　B. 黄连汤　　C. 甘草泻心汤　　D. 旋覆代赭汤

　　E. 生姜泻心汤

25. 旋覆代赭汤证的治法是（　　）

　　A. 和胃降逆化痰　　B. 和中降逆消痞　　C. 镇肝和胃利水　　D. 疏肝解郁行气

　　E. 辛开苦降宣通

26. 甘草附子汤证的治法是（　　）

　　A. 温经散寒，祛风除湿　　B. 温补阳气，解表除湿

　　C. 扶阳解表，散寒除湿　　D. 温阳散寒，祛湿止痛

　　E. 温中解表，祛风除湿

27. 患者恶寒战栗，发热，热后汗出身凉，日发一次，连续三日。伴见头痛，肢楚，腰疼，咳嗽痰少，食欲不振，二便自调。脉浮紧，舌苔白厚而滑。治宜（　　）

　　A. 桂枝麻黄各半汤　　B. 桂枝二麻黄一汤　　C. 桂枝汤　　D. 柴胡桂枝汤

　　E. 桂枝二越婢一汤

28. 患者平素体弱畏寒，汗多，在大暑之夜，开窗而卧，仍周身汗出，至夜半觉冷始覆被而睡，其冷不减，反加甚，次晨诊之，病者头额及双手微汗。舌淡、苔薄白，脉浮弱。治宜（　　）

　　A. 桂枝加附子汤　　B. 桂枝附子汤　　C. 桂枝汤　　D. 麻黄汤　　E. 四逆汤

29. 段某，男，50岁，素体衰弱，形体消瘦，近一年余，久治不愈。现症见：双目欲脱，烦躁欲死，高声呼烦，面目色黑，气喘不足以息，急汗出如油而凉，四肢逆冷，脉沉细。临床辨证为（　　）

　　A. 茯苓四逆汤　　B. 茯苓桂枝甘草大枣汤证　　C. 干姜附子汤

　　D. 小建中汤证　　E. 大建中汤证

30. 患者为男性，感冒4天，经用解表剂后感冒好转，但出现心下痞满，嗳气带有食臭味，腹中肠鸣，泻利。舌淡、苔白滑腻，脉弦滑、关脉弱。治宜（　　）

　　A. 桂枝人参汤　　B. 茯苓桂枝白术甘草汤　　C. 生姜泻心汤

　　D. 厚朴生姜半夏甘草人参汤　　E. 小建中汤

31. 白虎汤的药物组成中有（　　）

　　A. 石膏、黄芩　　B. 石膏、黄连　　C. 知母、黄柏　　D. 知母、黄芩

　　E. 粳米、甘草

32. 调胃承气汤证见"蒸蒸发热"的机理是（　　）

　　A. 湿热蕴蒸　　B. 郁热上达　　C. 上焦热盛　　D. 里热外蒸　　E. 燥结外发

33. 下列哪项不属于急下证的见症？（　　）

　　A. 大便难　　B. 发热汗多　　C. 腹满痛　　D. 身微热　　E. 燥屎

34. 下列有关调胃承气汤药物组成的论述，哪项是正确的？（   ）

    A. 厚朴二两   B. 枳实三枚   C. 大黄六两   D. 芒硝三合   E. 甘草二两

35. "欲作固瘕"的特点是（   ）

    A. 胸中痞硬而痛   B. 胁下有痞块   C. 心下痞硬   D. 心中结痛

    E. 大便初硬后溏

36. "阳明中风，口苦咽干，腹满微喘，发热恶寒，脉浮而紧"，如误治出现"则腹满小便难也"，其误治方法是（   ）

    A. 汗法   B. 下法   C. 和解法   D. 吐法   E. 利小便

37. 辨阳明蓄血证的关键在于（   ）

    A. 小便利与不利   B. 少腹硬满与否   C. 大便颜色与难解否

    D. 神志症状的有无   E. 脉沉或浮

38. 下列各证除哪项外其余都是猪苓汤的适应证？（   ）

    A. 下利   B. 心烦不得眠   C. 汗出多而渴   D. 渴欲饮水   E. 咳而呕

39. "下利后，更烦，按之心下濡者，为虚烦也……"之所以称"虚烦"是因为（   ）

    A. 水热互结，邪热内扰   B. 热灼真阴，肾水不能上济于心

    C. 热邪尚未与有形痰水互结   D. 阴阳两虚，虚阳上扰

    E. 阴虚内热，热扰心神

40. "阳明病，心下硬满者，不可攻之"，其"心下硬满"的机理是（   ）

    A. 邪热上炎，病势向上   B. 邪热在经，腑未成实

    C. 湿热上蒸，肠无燥实   D. 上热下寒，胃中虚冷

    E. 以上都不是

41. "阳明病，口燥，但欲漱水不欲咽者，此必衄。"其中"但欲漱水不欲咽"的机理是（   ）

    A. 胃中虚寒   B. 胃中停水   C. 阴虚致水热互结于下焦   D. 湿热蕴遏胃肠

    E. 热邪不在气分而在血分

42. 下列何证可出现"发黄"的证候？（   ）

    A. 桃核承气汤证   B. 抵当汤证   C. 茯苓甘草汤证   D. 五苓散汤证

    E. 猪苓汤证

43. 患者为男性，30岁，高热一周，大汗出，心烦谵语，大渴引饮，受风则脊背冷感。舌红、苔黄干燥，脉洪大。临床最佳辨证当是（   ）

    A. 麻黄杏仁甘草石膏汤证   B. 大承气汤证   C. 大黄黄连泻心汤证

    D. 白虎汤证   E. 白虎加人参汤证

44. 患者进食后泛泛欲吐，下利，手足不温。烦躁。舌淡、苔白，脉沉弦。方选（   ）

    A. 小柴胡汤   B. 四逆汤   C. 葛根加半夏汤   D. 干姜黄芩黄连人参汤

    E. 吴茱萸汤

113

45. 患者，女，40岁，一周前发高热，刻下热势有减，低热不退，渴欲饮水，夜寐不安，尿意窘迫，小便不利。舌红、前半苔少、舌根薄黄，脉浮。临床最佳辨证当是（　　）

    A. 栀子豉汤证　　　B. 五苓散证　　　C. 猪苓汤证　　　D. 黄连阿胶汤证

    E. 小柴胡汤证

46. 小柴胡汤原方中，重用半斤的药物是（　　）

    A. 柴胡　　　B. 黄芩　　　C. 半夏　　　D. 人参　　　E. 大枣

47. 柴胡桂枝汤证的病机不宜表述为（　　）

    A. 太阳少阳合病　　　B. 少阳挟表证　　　C. 少阳兼外寒证

    D. 太阳少阳并病　　　E. 太阳未罢，已入少阳

48. 伤寒四五日，身热恶风，颈项强，胁下满，手足温而渴者，治宜（　　）

    A. 桂枝汤主之　　　B. 小柴胡汤主之　　　C. 桂枝加葛根汤主之

    D. 柴胡桂枝汤主之　　　E. 柴胡桂枝干姜汤主之

49. 柴胡加龙骨牡蛎汤的组成是（　　）

    A. 小柴胡汤加龙骨、牡蛎

    B. 小柴胡汤加龙骨、牡蛎、铅丹、大黄

    C. 小柴胡汤加龙骨、牡蛎、铅丹、大黄、桂枝、茯苓

    D. 小柴胡汤去炙甘草加龙骨、牡蛎、铅丹、大黄、桂枝、茯苓

    E. 小柴胡汤去炙甘草加龙骨、牡蛎、铅丹、大黄

50. 患者为男性，近两天右胁下满痛拒按，出汗，午后发热，胸闷心烦，恶心呕吐频作，厌食，不大便五天，小便黄。舌稍红、苔白腻，脉弦滑而数。治宜（　　）

    A. 小承气汤　　　B. 大承气汤　　　C. 小柴胡汤　　　D. 大柴胡汤　　　E. 以上都不宜

51. 太阴虚寒腹痛的特点是（　　）

    A. 上腹部疼痛　　　B. 下腹部疼痛　　　C. 时腹自痛　　　D. 下利腹痛　　　E. 腹满而痛

52. 少阴病阳回自愈的脉症是（　　）

    A. 脉暴微，手足反温　　　B. 脉暴出，下利不止　　　C. 脉微细，吐已下断

    D. 脉微细沉，身反发热　　　E. 脉沉微，不烦而躁

53. 下列哪症用当归四逆汤主治？（　　）

    A. 手足厥，脉细欲绝　　　B. 手足厥，脉微细　　　C. 手足厥，脉洪大

    D. 手足厥，脉沉紧　　　E. 手足厥，脉弦细

54. 根据原文填空："下利清谷，里寒外热，汗出而厥者，_____"（　　）

    A. 当归四逆汤主之　　　B. 四逆汤主之　　　C. 通脉四逆汤主之　　　D. 白虎汤主之

    E. 桂枝汤主之

55. 患者近日生气后，胸胁胀满，心悸心烦，小便不利，腹中胀痛，手足逆冷，大便不爽。舌淡、苔薄，脉弦。用何方主治？（　　）

    A. 五苓散　　　B. 四逆汤　　　C. 四逆散　　　D. 真武汤　　　E. 理中汤

56. 患者初病表现为手足不温，身易恶寒，指尖发青，继而发展为面色苍白，唇甲色淡，小腹冷痛，手足冷凉，脉细欲厥。治用（　　）

　　A. 通脉四逆汤　　B. 通脉四逆加猪胆汁汤　　C. 当归四逆汤

　　D. 四逆加人参汤　　E. 白通汤

57. "下利后，更烦，按之心下濡者"，治宜栀子豉汤。本条心烦病机为（　　）

　　A. 实热上扰心神　　B. 湿热上扰心神　　C. 心血瘀阻　　D. 余热上扰心神

　　E. 心气郁滞

58. 根据原文填空："少阴病，恶寒而蜷，时自烦，欲去衣被者，＿＿＿＿＿＿＿"（　　）

　　A. 可治　　B. 不治　　C. 死　　D. 为欲愈　　E. 传阳明

59. 根据原文填空："少阴中风，脉阳微阴浮者，＿＿＿＿＿＿＿"（　　）

　　A. 可治　　B. 不治　　C. 死　　D. 为欲愈　　E. 传阳明

60. 根据原文填空："少阴病，下利止而头眩，时时自冒者，＿＿＿＿＿＿＿"（　　）

　　A. 可治　　B. 不治　　C. 死　　D. 为欲愈　　E. 传阳明

三、多选题

1. 桂枝麻黄各半汤证的症状有（　　）

　　A. 发热恶寒如疟状　　B. 面色有热色　　C. 无汗　　D. 身痒　　E. 身疼痛

2. 干姜附子汤的主要脉症是（　　）

　　A. 昼日烦躁　　B. 不渴　　C. 无表证　　D. 不呕　　E. 脉沉微

3. 对茯苓四逆汤的理解，正确的有（　　）

　　A. 本方即四逆汤加茯苓而成

　　B. 本方姜附与人参配伍，回阳之中有益阴之效

　　C. 本方主治证当见恶寒、四逆、下利、脉微细等

　　D. 本方茯苓为主药，有健脾安神、利水之功

　　E. 本方附子、干姜、甘草用量与四逆汤相同

4. 桂枝附子汤证与去桂加白术汤证均系风湿所致的太阳类似证，其区别点是（　　）

　　A. 前者脉浮虚，后者脉浮涩

　　B. 前者风重于湿，后者湿重于风

　　C. 前者大便不硬，小便不利；后者大便硬，小便自利

　　D. 前者风湿留着于肌肉，后者风湿留着于骨节

　　E. 前者附桂并用，着重温经通阳；后者附术并用，着重祛除寒湿

5. 关于炙甘草汤中桂枝的作用，错误的有（　　）

　　A. 通阳复脉　　B. 振奋心阳　　C. 祛风通阳　　D. 温通血脉　　E. 平冲降逆

6. 甘草干姜汤证的辨证要点是（　　）

　　A. 肢逆　　B. 恶寒　　C. 吐逆　　D. 烦躁　　E. 脚挛急

7. 白虎汤与白虎人参汤共有的症状有（　　）

　　A. 身大热　　B. 时时恶风　　C. 口大渴　　D. 背微恶寒　　E. 大汗出

8. 下列有"喘"证的汤证有 （　　　）

    A. 麻黄汤证　　　B. 桂枝加厚朴汤证　　　C. 小青龙汤证　　　D. 麻杏石甘汤证

    E. 葛根黄芩黄连汤证

9. 黄连汤与半夏泻心汤比较，其说法正确的有 （　　　）

    A. 前方去桂枝加黄芩即是后方

    B. 前方所治以腹中痛，欲呕吐为主；后方所治以呕吐为主

    C. 前方主治上热下寒证，后方主治寒热错杂致痞证

    D. 二方均用姜夏芩连辛开苦降

    E. 前方重用黄连以清胸胃之热，后方重用半夏以降逆止呕

10. 结胸证的成因包括 （　　　）

    A. 下之太早　　　B. 误下邪陷　　　C. 素有水饮　　　D. 表邪自入　　　E. 吐下后

11. 三物白散的调服法为 （　　　）

    A. 白饮和服　　　B. 服后不利，进热粥一杯　　　C. 过利不止，进冷粥一杯

    D. 以麻沸汤煮散服　　　E. 强人半钱匕，羸者减之

12. 脉浮而紧可见于 （　　　）

    A. 太阳表证　　　B. 阳明热实证　　　C. 阳明中风证　　　D. 少阴热化证

    E. 少阳经热证

13. 调胃承气汤的服法有 （　　　）

    A. 分温二服　　　B. 分温三服　　　C. 少少温服之　　　D. 温顿服之

    E. 若更衣者，勿服之

14. 阳明病可见下列哪些脉象？（　　　）

    A. 数脉　　　B. 迟脉　　　C. 大脉　　　D. 微脉　　　E. 滑脉

15. 寒湿发黄的临床表现有 （　　　）

    A. 腹满　　　B. 小便利　　　C. 小便不利，大便反快　　　D. 身冷汗出

    E. 色黄而鲜明

16. 五苓散的服法有 （　　　）

    A. 服药后，糜粥自养　　　B. 白饮和服　　　C. 多饮暖水　　　D. 覆取微似汗

    E. 汗出而愈

17. 桃核承气汤证与抵当汤证的证治有哪些相同点？（　　　）

    A. 均有小便自利　　　B. 均有神志症状　　　C. 均有少腹硬满

    D. 均用大黄攻下　　　E. 若兼表证，均先解表后攻里

18. 阳明气分热证与阳明血分热证的区别是 （　　　）

    A. 前者可见口干，但欲漱水不欲咽；后者可见口渴引饮

    B. 前者不饥不食，后者能食易饥

    C. 前者虽脉浮数而可下之，后者虽脉数不解但不可下之

    D. 前者口渴引饮，后者虽口干但欲漱水不欲咽

    E. 前者是阳明经证，后者是阳明腑证

19. 阳明热入血分证可见（　　）

A. 口燥，但欲漱水，不欲咽　　B. 喜忘

C. 屎虽硬，大便反易，其色必黑　　D. 衄　　E. 谵语

20. 病在少阳可出现的脉症有（　　）

A. 脉弦细　　B. 胸胁苦满　　C. 往来寒热　　D. 嘿嘿不欲饮食

E. 口苦、咽干、目眩

21. 少阴病热移膀胱的症状有（　　）

A. 头痛　　B. 一身手足尽热　　C. 便血　　D. 发热恶寒　　E. 腹胀

22. 属于白虎汤证的症状是（　　）

A. 手足厥　　B. 面色赤　　C. 脉洪大　　D. 脉沉实有力　　E. 脉滑

23. 下列可出现厥的病证有（　　）

A. 白虎汤证　　B. 茯苓甘草汤证　　C. 瓜蒂散证　　D. 四逆汤证

E. 四逆散证

试题七

填空题

1. 太阳中风，阳浮而阴弱。阳浮者，＿＿＿＿＿＿，＿＿＿＿＿＿，＿＿＿＿＿＿。＿＿＿＿＿＿，＿＿＿＿＿＿，＿＿＿＿＿＿，＿＿＿＿＿＿，桂枝汤主之。

  方药组成：＿＿＿＿＿＿＿＿＿＿＿＿＿＿＿＿＿＿＿＿＿＿＿

＿＿＿＿＿＿＿＿＿＿＿＿＿＿＿＿＿＿＿＿＿＿＿＿＿＿＿＿＿。

2. 服桂枝汤，大汗出后，＿＿＿＿＿＿＿，＿＿＿＿＿＿，白虎加人参汤主之。

  方药组成：＿＿＿＿＿＿＿＿＿＿＿＿＿＿＿＿＿＿＿＿＿＿＿

＿＿＿＿＿＿＿＿＿＿＿＿＿＿＿＿＿＿＿＿＿＿＿＿＿＿＿＿＿。

3. 太阳与阳明合病，＿＿＿＿＿＿＿＿＿，葛根加半夏汤主之。

4. 太阳病，＿＿＿＿＿＿，＿＿＿＿＿＿，＿＿＿＿＿＿，＿＿＿＿＿＿，麻黄汤主之。

5. 太阳病，桂枝证，医反下之，＿＿＿＿＿＿，＿＿＿＿＿，＿＿＿＿＿，＿＿＿＿＿＿，葛根黄芩黄连汤主之。

  方药组成：＿＿＿＿＿＿＿＿＿＿＿＿＿＿＿＿＿＿＿＿＿＿＿

＿＿＿＿＿＿＿＿＿＿＿＿＿＿＿＿＿＿＿＿＿＿＿＿＿＿＿＿＿。

6. 太阳病，下之，微喘者，＿＿＿＿＿＿＿，宜桂枝加厚朴杏子汤。

  方药组成：＿＿＿＿＿＿＿＿＿＿＿＿＿＿＿＿＿＿＿＿＿＿＿

＿＿＿＿＿＿＿＿＿＿＿＿＿＿＿＿＿＿＿＿＿＿＿＿＿＿＿＿＿。

7. 伤寒，不大便六七日，＿＿＿＿＿＿＿，与承气汤。其小便清者，＿＿＿＿＿＿＿＿，＿＿＿＿＿＿，＿＿＿＿＿＿。＿＿＿＿＿＿，必衄，宜桂枝汤。

8. 发汗后，不可更行桂枝汤，＿＿＿＿＿＿，＿＿＿＿＿＿，可与麻黄杏仁甘草石膏汤。

  方药组成：＿＿＿＿＿＿＿＿＿＿＿＿＿＿＿＿＿＿＿＿＿＿＿

＿＿＿＿＿＿＿＿＿＿＿＿＿＿＿＿＿＿＿＿＿＿＿＿＿＿＿＿＿。

9. 发汗过多，_____，_____，_____，桂枝甘草汤主之。

　　方药组成：_____。

　　煎服法：_____。

10. 发汗后，_____，厚朴生姜半夏甘草人参汤主之。

　　方药组成：_____

_____。

11. 伤寒若吐、若下后，_____，_____，_____，_____，

_____，_____，茯苓桂枝白术甘草汤主之。

　　方药组成：_____

_____。

12. 伤寒，_____者，五苓散主之；_____，茯苓甘草汤主之。

　　茯苓甘草汤方药组成：_____

_____。

13. 伤寒，医以丸药大下之，_____，_____，栀子干姜汤主之。

　　方药组成：_____

_____。

14. 伤寒四五日，_____，_____，_____，_____，小柴胡汤主之。

　　方药组成：_____

_____。

15. 太阳病，过经十余日，反二三下之，_____，_____，先与小柴胡汤。_____，_____，_____，_____，与大柴胡汤，_____。

　　大柴胡汤方药组成：_____

_____。

16. 伤寒脉浮，医以火迫劫之，_____，_____，桂枝去芍药加蜀漆牡蛎龙骨救逆汤主之。

　　方药组成：_____

_____。

17. 烧针令其汗，针处被寒，＿＿＿＿＿＿＿＿，＿＿＿＿＿＿＿＿。＿＿＿＿＿＿＿

＿＿＿＿＿＿，＿＿＿＿＿＿＿＿＿，与桂枝加桂汤，＿＿＿＿＿＿＿＿＿。

方药组成：＿＿＿＿＿＿＿＿＿＿＿＿＿＿＿＿＿＿＿＿＿＿＿＿

＿＿＿＿＿＿＿＿＿＿＿＿＿＿＿＿＿＿＿＿＿＿＿＿＿＿＿＿＿＿＿。

18. 伤寒有热，＿＿＿＿＿＿，＿＿＿＿＿＿＿＿＿，＿＿＿＿＿＿＿，＿＿＿＿＿＿，＿

＿＿＿，不可余药，宜抵当丸。

方药组成：＿＿＿＿＿＿＿＿＿＿＿＿＿＿＿＿＿＿＿＿＿＿＿＿

＿＿＿＿＿＿＿＿＿＿＿＿＿＿＿＿＿＿＿＿＿＿＿＿＿＿＿＿＿＿＿。

19. 太阳病，重发汗而复下之，＿＿＿＿＿＿＿＿＿＿＿＿，＿＿＿＿＿＿＿＿，＿＿＿＿＿

＿＿＿＿＿＿＿（一云日晡所发，心胸大烦），＿＿＿＿＿＿＿＿＿＿＿＿＿，＿

＿＿＿＿＿＿，大陷胸汤主之。

方药组成：＿＿＿＿＿＿＿＿＿＿＿＿＿＿＿＿＿＿＿＿＿＿＿

＿＿＿＿＿＿＿＿＿＿＿＿＿＿＿＿＿＿＿＿＿＿＿＿＿＿＿＿＿＿＿。

煎服法：＿＿＿＿＿＿＿＿＿＿＿＿＿＿＿＿＿＿＿＿＿＿＿＿＿＿＿。

20. 伤寒五六日，＿＿＿＿＿＿＿＿，＿＿＿＿＿＿＿＿，而以他药下之，＿＿＿＿＿

＿＿＿＿＿＿，复与柴胡汤。此虽已下之，不为逆，必蒸蒸而振，却发热汗出而解。＿＿＿＿＿

＿＿＿＿＿＿＿＿＿，＿＿＿＿＿＿＿＿，大陷胸汤主之。＿＿＿＿＿＿＿＿＿＿，＿＿＿

＿＿＿，＿＿＿＿＿＿＿＿＿＿，宜半夏泻心汤。

半夏泻心汤方药组成：＿＿＿＿＿＿＿＿＿＿＿＿＿＿＿＿＿＿＿＿＿

＿＿＿＿＿＿＿＿＿＿＿＿＿＿＿＿＿＿＿＿＿＿＿＿＿＿＿＿＿＿＿。

21. 太阳与少阳合病，＿＿＿＿＿＿＿＿，与黄芩汤；＿＿＿＿＿＿，黄芩加半夏生姜汤主之。

黄芩汤方药组成：＿＿＿＿＿＿＿＿＿＿＿＿＿＿＿＿＿＿＿＿＿＿＿

＿＿＿＿＿＿＿＿＿＿＿＿＿＿＿＿＿＿＿＿＿＿＿＿＿＿＿＿＿＿＿。

黄芩加半夏生姜汤方药组成：＿＿＿＿＿＿＿＿＿＿＿＿＿＿＿＿＿＿

＿＿＿＿＿＿＿＿＿＿＿＿＿＿＿＿＿＿＿＿＿＿＿＿＿＿＿＿＿＿＿。

22. 阳明病，发潮热，＿＿＿＿＿＿＿，＿＿＿＿＿＿＿＿＿＿，与小柴胡汤。

23. 趺阳脉浮而涩，＿＿＿＿＿＿＿＿＿，＿＿＿＿＿＿＿＿＿，＿＿＿＿＿＿＿，＿＿＿＿

＿＿，＿＿＿＿＿＿＿＿，麻子仁丸主之。

方药组成：＿＿＿＿＿＿＿＿＿＿＿＿＿＿＿＿＿＿＿＿＿＿＿＿

＿＿＿＿＿＿＿＿＿＿＿＿＿＿＿＿＿＿＿＿＿＿＿＿＿＿＿＿＿＿＿。

24．本太阳病不解，转入少阳者，＿＿＿＿＿＿＿，＿＿＿＿＿＿＿，＿＿＿＿＿＿，＿＿＿＿＿＿＿，＿＿＿＿＿＿＿，与小柴胡汤。

25．少阴病，＿＿＿＿＿，＿＿＿＿＿＿＿＿，麻黄细辛附子汤主之。

方药组成：＿＿＿＿＿＿＿＿＿＿＿＿＿＿＿＿＿＿＿＿＿＿＿＿＿＿＿

＿＿＿＿＿＿＿＿＿＿＿＿＿＿＿＿＿＿＿＿＿＿＿＿＿＿＿＿＿＿＿＿。

26．大汗出，＿＿＿＿＿，＿＿＿＿＿，＿＿＿＿＿，＿＿＿＿＿，＿＿＿＿＿＿＿＿，四逆汤主之。

27．伤寒本自寒下，＿＿＿＿＿＿＿，＿＿＿＿＿＿＿＿，＿＿＿＿＿＿＿＿，干姜黄芩黄连人参汤主之。

方药组成：＿＿＿＿＿＿＿＿＿＿＿＿＿＿＿＿＿＿＿＿＿＿＿＿＿＿＿

＿＿＿＿＿＿＿＿＿＿＿＿＿＿＿＿＿＿＿＿＿＿＿＿＿＿＿＿＿＿＿＿。

28．少阴病，＿＿＿＿＿＿＿，＿＿＿＿＿＿＿，＿＿＿＿＿，宜大承气汤。

29．少阴病，＿＿＿＿＿＿，＿＿＿＿＿＿，＿＿＿＿＿＿＿＿，猪苓汤主之。

试题八

填空题

1. 太阳病，发汗，遂漏不止，＿＿＿＿＿＿，＿＿＿＿，＿＿＿＿＿＿，＿＿＿＿＿＿，桂枝加附子汤主之。

　　方药组成：＿＿＿＿＿＿＿＿＿＿＿＿＿＿＿＿＿＿＿＿＿＿＿＿＿＿

＿＿＿＿＿＿＿＿＿＿＿＿＿＿＿＿＿＿＿＿＿＿＿＿＿＿＿＿＿＿＿＿＿＿。

2. 服桂枝汤，或下之，仍＿＿＿＿＿＿，＿＿＿＿＿＿，＿＿＿＿，＿＿＿＿，

＿＿＿＿，＿＿＿＿＿＿者，桂枝去桂加茯苓白术汤主之。

　　方药组成：＿＿＿＿＿＿＿＿＿＿＿＿＿＿＿＿＿＿＿＿＿＿＿＿＿＿

＿＿＿＿＿＿＿＿＿＿＿＿＿＿＿＿＿＿＿＿＿＿＿＿＿＿＿＿＿＿＿＿＿＿。

3. 太阳与阳明合病者，＿＿＿＿＿＿，葛根汤主之。

　　方药组成：＿＿＿＿＿＿＿＿＿＿＿＿＿＿＿＿＿＿＿＿＿＿＿＿＿＿

＿＿＿＿＿＿＿＿＿＿＿＿＿＿＿＿＿＿＿＿＿＿＿＿＿＿＿＿＿＿＿＿＿＿。

4. 太阳中风，＿＿＿＿，＿＿＿＿＿＿，＿＿＿＿，＿＿＿＿＿＿＿＿，大青龙汤主之。若＿＿＿＿，＿＿＿＿＿＿，不可服之。服之则厥逆，筋惕肉瞤，此为逆也。

　　方药组成：＿＿＿＿＿＿＿＿＿＿＿＿＿＿＿＿＿＿＿＿＿＿＿＿＿＿

＿＿＿＿＿＿＿＿＿＿＿＿＿＿＿＿＿＿＿＿＿＿＿＿＿＿＿＿＿＿＿＿＿＿。

5. 太阳病，外证未解，＿＿＿＿＿＿，＿＿＿＿＿＿，＿＿＿＿＿＿，宜桂枝汤。

6. 下之后，复发汗，＿＿＿＿＿＿＿＿＿＿，＿＿＿＿＿＿，＿＿＿＿，＿＿＿＿，＿

＿＿＿＿，＿＿＿＿，＿＿＿＿＿＿，干姜附子汤主之。

　　方药组成：＿＿＿＿＿＿＿＿＿＿＿＿＿＿＿＿＿＿＿＿＿＿＿＿＿＿

＿＿＿＿＿＿＿＿＿＿＿＿＿＿＿＿＿＿＿＿＿＿＿＿＿＿＿＿＿＿＿＿＿＿。

　　煎服法：＿＿＿＿＿＿＿＿＿＿＿＿＿＿＿＿＿＿＿＿＿＿＿＿＿＿＿＿。

7. 发汗后，＿＿＿＿＿＿＿＿＿＿，＿＿＿＿＿＿，茯苓桂枝甘草大枣汤主之。

　　方药组成：＿＿＿＿＿＿＿＿＿＿＿＿＿＿＿＿＿＿＿＿＿＿＿＿＿＿

＿＿＿＿＿＿＿＿＿＿＿＿＿＿＿＿＿＿＿＿＿＿＿＿＿＿＿＿＿＿＿＿＿＿。

8. 发汗，病不解，＿＿＿＿＿＿，＿＿＿＿，芍药甘草附子汤主之。

　　方药组成：＿＿＿＿＿＿＿＿＿＿＿＿＿＿＿＿＿＿＿＿＿＿＿＿＿＿

＿＿＿＿＿＿＿＿＿＿＿＿＿＿＿＿＿＿＿＿＿＿＿＿＿＿＿＿＿＿＿＿＿＿。

9. 发汗，若下之，＿＿＿＿＿＿，＿＿＿＿，茯苓四逆汤主之。

方药组成： _____

_____ 。

10. 发汗后，恶寒者， _____ 。 _____ ， _____ ， _____ 。 _____ ，
与调胃承气汤。

  方药组成： _____

_____ 。

11. 发汗后，水药不得入口为逆，若更发汗， _____ 。发汗吐下后， ____
_____ ， _____ ， _____ ， _____ ，栀子豉汤主之； ____
_____ ，栀子甘草豉汤主之； _____ ，栀子生姜豉汤主之。

  栀子豉汤方药组成： _____ 。
  栀子甘草豉汤方药组成： _____ 。
  栀子生姜豉汤方药组成： _____ 。

12. 太阳病发汗，汗出不解， _____ ， _____ ， _____ ，
_____ ，真武汤主之。

  方药组成： _____

_____ 。

13. 病发热头痛， _____ ， _____ ， _____ ， _____ ，宜四逆汤。
  方药组成： _____

_____ 。

14. 伤寒， _____ ， _____ ， _____ ，先与小建中汤， _____ ，
小柴胡汤主之。

  小建中汤方药组成： _____

_____ 。

15. 太阳病不解，热结膀胱， _____ ， _____ ， _____ 。 _____
____ ，尚未可攻， _____ ， _____ ， _____ ， _____ ，
宜桃核承气汤。

  方药组成： _____

_____ 。

16. 火逆下之， _____ ，桂枝甘草龙骨牡蛎汤主之。
  方药组成： _____

_____ 。

17. 太阳病六七日，表证仍在， _____ ， _____ ， _____ ，
_____ ， _____ ， _____ 。 _____ ，
_____ ， _____ 。抵当汤主之。

方药组成：_____

_____。

18. 病发于阳，而反下之，_____结胸；病发于阴，而反下之（一作出汗），

_____。所以成结胸者，_____。结胸者，_____，_____

_____，_____，宜大陷胸丸。

方药组成：_____

_____。

煎服法：_____

_____。

19. 妇人中风，_____，_____，_____，此为热

入血室，_____，_____，_____，小柴胡汤主之。

方药组成：_____

_____。

20. 太阳中风，_____，_____，乃可攻之。_____，_____

_____，_____，_____，_____，_____，_____

_____，此表解里未和也。十枣汤主之。

方药组成：_____

_____。

煎服法：_____

_____。

21. 伤寒_____，_____，炙甘草汤主之。

方药组成：_____

_____。

22. 脉浮发热，_____，_____，猪苓汤主之。

方药组成：_____

_____。

试题九

填空题

1. 太阳病，下之后，＿＿＿＿＿＿＿＿，桂枝去芍药汤主之。

2. 若＿＿＿＿＿＿，桂枝去芍药加附子汤主之。

方药组成：＿＿＿＿＿＿＿＿＿＿＿＿＿＿＿＿＿＿＿＿＿＿＿＿＿＿＿＿

＿＿＿＿＿＿＿＿＿＿＿＿＿＿＿＿＿＿＿＿＿＿＿＿＿＿＿＿＿＿＿＿＿＿。

3. 伤寒脉浮，自汗出，小便数，心烦，微恶寒，脚挛急，反与桂枝，欲攻其表，此误也，得之便厥。＿＿＿＿＿＿，＿＿＿＿＿＿，＿＿＿＿＿＿，作甘草干姜汤与之，以复其阳。若＿＿＿＿＿＿＿＿＿，更作芍药甘草汤与之，＿＿＿＿＿＿＿。若＿＿＿＿＿＿＿＿＿＿，少与调胃承气汤。若＿＿＿＿＿＿，＿＿＿＿＿＿＿＿，四逆汤主之。

甘草干姜汤方药组成：＿＿＿＿＿＿＿＿＿＿＿＿＿＿＿＿＿＿＿＿＿＿

＿＿＿＿＿＿＿＿＿＿＿＿＿＿＿＿＿＿＿＿＿＿＿＿＿＿＿＿＿＿＿＿＿＿。

芍药甘草汤方药组成：＿＿＿＿＿＿＿＿＿＿＿＿＿＿＿＿＿＿＿＿＿＿

＿＿＿＿＿＿＿＿＿＿＿＿＿＿＿＿＿＿＿＿＿＿＿＿＿＿＿＿＿＿＿＿＿＿。

调胃承气汤方药组成：＿＿＿＿＿＿＿＿＿＿＿＿＿＿＿＿＿＿＿＿＿＿

＿＿＿＿＿＿＿＿＿＿＿＿＿＿＿＿＿＿＿＿＿＿＿＿＿＿＿＿＿＿＿＿＿＿。

四逆汤方药组成：＿＿＿＿＿＿＿＿＿＿＿＿＿＿＿＿＿＿＿＿＿＿＿＿

＿＿＿＿＿＿＿＿＿＿＿＿＿＿＿＿＿＿＿＿＿＿＿＿＿＿＿＿＿＿＿＿＿＿。

4. 太阳病，＿＿＿＿＿＿＿＿＿＿＿，＿＿＿＿＿＿＿＿＿＿，葛根汤主之。

方药组成：＿＿＿＿＿＿＿＿＿＿＿＿＿＿＿＿＿＿＿＿＿＿＿＿＿＿＿＿

＿＿＿＿＿＿＿＿＿＿＿＿＿＿＿＿＿＿＿＿＿＿＿＿＿＿＿＿＿＿＿＿＿＿。

5. 伤寒表不解，＿＿＿＿＿＿＿＿＿，＿＿＿＿＿＿＿＿＿＿，＿＿＿＿＿＿，＿＿＿＿＿＿，＿＿＿＿＿＿，＿＿＿＿＿＿＿＿，＿＿＿＿＿＿，＿＿＿＿＿＿，小青龙汤主之。

方药组成：＿＿＿＿＿＿＿＿＿＿＿＿＿＿＿＿＿＿＿＿＿＿＿＿＿＿＿＿

＿＿＿＿＿＿＿＿＿＿＿＿＿＿＿＿＿＿＿＿＿＿＿＿＿＿＿＿＿＿＿＿＿＿。

6. 病人脏无他病，＿＿＿＿＿＿，＿＿＿＿＿＿，＿＿＿＿＿＿＿＿，此卫气不和也。＿＿＿＿＿＿＿＿＿＿＿＿＿，宜桂枝汤。

7. 发汗后，＿＿＿＿＿＿，＿＿＿＿＿＿＿＿，桂枝加芍药生姜各一两人参三两新加汤主之。

8. 太阳病，发汗后，大汗出，＿＿＿＿＿＿，＿＿＿＿＿＿＿＿，＿＿＿＿＿＿＿＿，＿＿＿

_____，_____。_____，_____，_____，五苓
散主之。

　　方药组成：_____

_____。

　　9．发汗，若下之而烦热，_____，栀子豉汤主之。

　　10．伤寒下后，_____，_____，栀子厚朴汤主之。

　　方药组成：_____

_____。

　　11．伤寒五六日中风，_____，_____，_____，_____

_____，_____，_____，_____，_____，小柴胡汤主之。

　　方药组成：_____

_____。

　　12．伤寒二三日，_____，小建中汤主之。

　　方药组成：_____

_____。

　　13．伤寒八九日，下之，_____，_____，_____，_____，

_____，柴胡加龙骨牡蛎汤主之。

　　方药组成：_____

_____。

　　14．太阳病身黄，_____，_____，_____，_____。_____

_____，_____，_____，抵当汤主之。

　　方药组成：_____

_____。

　　15．伤寒六七日，结胸热实，_____，_____，_____，大陷胸
汤主之。

　　方药组成：_____

_____。

　　煎服法：_____

_____。

　　16．伤寒十余日，_____，_____，与大柴胡汤。但结胸，

_____，_____，_____，大陷胸汤主之。

　　大柴胡汤方药组成：_____

_____。

　　17．伤寒六七日，_____，_____，_____，_____，_____，

_____，柴胡桂枝汤主之。

方药组成：_____

_____。

18. 伤寒五六日，已发汗而复下之，_____，_____，_____

__，_____，_____，此为未解也，柴胡桂枝干姜汤主之。

方药组成：_____

_____。

19. 心下痞，_____，_____，大黄黄连泻心汤主之。

方药组成：_____

_____。

20. 伤寒，汗出解之后，_____，_____，_____，_____

_____，_____，生姜泻心汤主之。

方药组成：_____

_____。

21. 阳明病，脉迟，_____，_____，_____，_____

___，_____，_____，可攻里也。_____，_____

_____，大承气汤主之。_____，_____，外未解也，_____，

未可与承气汤。_____，可与小承气汤，微和胃气，_____

____。

22. 伤寒_____，_____，麻黄连轺赤小豆汤主之。

方药组成：_____

_____。

试题十

填空题

辨脉法第一

1. 温曰：脉有阴阳，何谓也？答曰：凡＿＿＿＿＿＿＿＿＿＿＿＿＿＿，此名阳也。＿＿＿＿＿＿＿＿＿＿＿＿＿＿，此名阴也。凡＿＿＿＿＿＿生，＿＿＿＿＿＿＿＿死。

2. 问曰：病有洒淅恶寒，而复发热者何？答曰：＿＿＿＿＿＿，＿＿＿＿＿＿，＿＿＿＿＿＿，＿＿＿＿＿。曰：何谓阳不足？答曰：假令＿＿＿＿＿，＿＿＿＿＿，＿＿＿＿＿，＿＿＿＿＿也。曰：何谓阴不足？答曰：假令＿＿＿，＿＿＿＿＿，＿＿＿＿＿，＿＿＿＿＿也。

3. 脉弦而大，弦＿＿＿＿，大＿＿＿＿，＿＿＿＿＿，＿＿＿＿＿，此名为革，妇人＿＿＿＿＿，男子＿＿＿＿＿。

4. 寸口脉浮而紧，浮＿＿＿＿，紧＿＿＿＿。＿＿＿＿＿，＿＿＿＿＿，荣卫俱病，＿＿＿＿＿，＿＿＿＿＿也。

5. 师曰：病人脉微而涩者，此为医所病也。大发其汗，＿＿＿＿＿＿，其人亡血，＿＿＿＿＿，＿＿＿＿＿，＿＿＿＿＿。夏月盛热，＿＿＿＿＿，冬月盛寒，＿＿＿＿＿。所以然者，＿＿＿＿＿＿，＿＿＿＿＿＿，此医发其汗，令＿＿＿＿，又＿＿＿＿，令＿＿＿＿。五月之时，＿＿＿＿＿，＿＿＿＿＿，＿＿＿＿＿，＿＿＿＿＿，故＿＿＿＿＿；十一月之时，＿＿＿＿＿，＿＿＿＿＿，＿＿＿＿＿，故＿＿＿＿＿。＿＿＿＿＿＿，故知亡血也。

平脉法第二

6. 问曰：东方肝脉，其形何似？师曰：肝者，＿＿＿＿，＿＿＿＿，其脉＿＿＿＿，＿＿＿＿＿，是肝脉也。肝病＿＿＿＿＿＿，愈也。假令＿＿＿＿＿＿，死。何以知之？以其＿＿＿＿＿＿，＿＿＿＿＿＿，故知死也。

伤寒例第三

7. 若两感于寒者，一日_____，即_____，_____，_____。二日_____，即_____，_____，_____，_____，_____。三日_____，即_____，_____，_____，_____，_____。六日死。

辨太阳病脉证并治上第五

8. 太阳病，发热恶寒，_____，_____，_____，不可发汗，宜桂枝二越婢一汤。

　　方药组成：_____

_____。

辨阳明病脉证并治第八

9. 阳明病，发热，_____，_____，宜大柴胡汤。

10. 阳明证，其人喜忘者，_____。所以然者，_____，故令喜忘。_____，_____，_____，宜抵当汤下之。

11. 阳明病，发热汗出，_____，不能发黄也。_____，_____，_____，_____，_____，此为瘀热在里，_____，茵陈蒿汤主之。

辨少阳病脉证并治第九

12. 少阳中风，_____，_____，_____，不可吐下，吐下_____。

辨太阴病脉证并治第十

13. 太阴之为病，_____，_____，_____，_____。若下之，_____。

辨少阴病脉证并治第十一

14. 少阴病，欲吐不吐，_____，_____，_____，属少阴也，虚故_____。若小便色白者，_____。小便白者，以_____，_____，故令色白也。

15. 少阴病，得之二三日，_____，_____，宜大承气汤。

16．少阴病，自利清水，_____，_____，_____，_____，宜大承气汤。

辨厥阴病脉证并治第十二

17．厥阴之为病，消渴，_____，_____，_____，食则吐蛔。下之利不止。

《金匮要略》篇

试题一

一、单选题

1. 发现《金匮玉函要略方》的是（　　）

　　A. 王叔和　　B. 林亿　　C. 赵开美　　D. 王洙

2. 《金匮要略》所载方剂，除最后 3 篇所附杂疗方外，有方有药的共有（　　）

　　A. 262 首　　B. 205 首　　C. 113 首　　D. 201 首

3. 言《金匮要略》"全篇以此病例彼病，为启吾之捷法"的是（　　）

　　A. 清·尤在泾　　B. 清·唐容川　　C. 清·徐大椿　　D. 清·陈修园

4. 桂枝在乌头桂枝汤中的主要作用是（　　）

　　A. 健运中气　　B. 散寒止痛　　C. 调和营卫　　D. 温化水饮

5. 《金匮要略》首篇中第一条的治未病是（　　）

　　A. 预防疾病的发生　　B. 治疗未病的脏腑　　C. 治疗已病和未病的脏腑

　　D. 在病发前服药

6. 《金匮要略》认为杂病发生的主要原因在于（　　）

　　A. 客气邪风中人　　B. 五脏元真失于通畅　　C. 七情失调　　D. 饮食失宜

　　E. 房室、金刃、虫兽所伤

7. 《金匮要略》首篇所论的阴病指（　　）

　　A. 里病　　B. 虚性病　　C. 寒性病　　D. 脏腑病证

8. 病人语声寂然喜惊呼者，其病痛多在（　　）

　　A. 骨节间　　B. 心隔间　　C. 头部　　D. 脏腑　　E. 胸胁

9. 葛根汤的组成是（　　）

　　A. 麻黄汤加葛根　　B. 桂枝汤加麻黄、葛根

　　C. 麻黄汤加桂枝汤加葛根　　D. 桂枝汤加葛根、栝蒌根

10. 麻黄杏仁薏苡甘草汤主治湿病（　　）

　　A. 风湿表虚证　　B. 风湿阳虚证　　C. 寒湿表虚证　　D. 寒湿在表证

　　E. 风湿在表证

11. 太阳中暍，汗出恶寒，身热而渴者，治用（　　）

　　A. 白虎汤　　B. 白虎加桂枝汤　　C. 白虎加人参汤　　D. 一物瓜蒂汤

12. 狐惑病的成因是（　　　）

A. 感染疫毒　　　B. 湿热虫毒　　　C. 阴虚内热　　　D. 情志化火　　　E. 感受风热

13. 疟病的主脉是（　　　）

A. 浮脉　　　B. 沉脉　　　C. 滑脉　　　D. 弦脉

14. 依据《金匮要略》原文，中风，邪入于腑（　　　）

A. 肌肤不仁　　　B. 重不胜　　　C. 不识人　　　D. 舌即难言，口吐涎

15. 血痹虚劳病篇中，治疗虚劳里急，诸不足的用方是（　　　）

A. 薯蓣丸　　　B. 大黄䗪虫丸　　　C. 八味肾气丸　　　D. 小建中汤

E. 黄芪建中汤

16. "男子面色薄者，主渴及亡血，卒喘悸，脉浮者，里虚也"一条中，关于"脉浮"的认识正确的是（　　　）

A. 脉可见浮紧或浮缓　　　B. 脉应浮大而无力　　　C. 主里虚兼有外感

D. 只要见到浮脉即可断定为里虚证

17. 仲景立薯蓣丸治疗"虚劳风气百疾"，体现了什么治法？（　　　）

A. 扶正　　　B. 祛邪　　　C. 祛邪为主，兼以扶正　　　D. 扶正为主，兼以祛邪

E. 扶正祛邪并重

18. 桂枝加龙骨牡蛎汤治法为（　　　）

A. 调和营卫，和解表里　　　　B. 调补阴阳，潜镇摄纳

C. 宁心安神，收敛肾精　　　　D. 收敛固涩，潜阳摄精

E. 调和营卫，补益阴阳

19. 虚热性肺痿的病机是（　　　）

A. 肾阴亏虚，金水不生　　　　B. 肝火亢盛，木火刑金

C. 热在上焦，津液枯燥　　　　D. 风热久羁

20. 以下哪个不是肺痈的主症？（　　　）

A. 咳嗽　　　B. 胸痛　　　C. 口中浊，唾涎沫　　　D. 吐脓痰腥臭

21. 奔豚气上冲胸，腹痛，往来寒热，治用（　　　）

A. 桂枝加桂汤　　　B. 苓桂甘枣汤　　　C. 奔豚汤　　　D. 苓桂术甘汤

E. 五苓散

22. 栝蒌薤白白酒汤的典型脉象是（　　　）

A. 脉沉细　　　B. 寸口脉沉而迟，关上小紧数

C. 寸口关上微，尺中小紧　　　D. 寸口脉浮而缓，趺阳脉紧而数

23. 栝蒌薤白白酒汤的功能是（　　　）

A. 活血化瘀　　　B. 通阳散结　　　C. 宣肺平喘　　　D. 化饮降逆

24. 下列哪项是辨实证腹满的依据之一？（　　　）

A. 腹满时减，复如故　　　B. 按之不痛　　　C. 舌淡，苔白滑

D. 腹满不减，减不足言　　　E. 脉微弦

25. 厚朴三物汤证的主症是（　　　）

A. 腹满胀痛而大便闭结　　　B. 腹胀痛而喜呕　　　C. 腹胀痛而发热

D. 腹痛肢厥而大便闭结　　　E. 腹胀痛而泄泻

26. 患者腹痛如刀割，雷鸣不已，胸胁逆满，呕吐，舌淡苔白滑，治宜（　　　）

A. 大建中汤　　B. 小建中汤　　C. 大乌头煎　　D. 附子粳米汤　　E. 赤丸

27. 肝着，其人常欲蹈其胸上，先未苦时，但欲饮热，其病机是（　　　）

A. 肝气郁结　　B. 瘀血内阻　　C. 肝经气血郁滞　　D. 水饮停聚

E. 寒邪束肺

28. 据《金匮要略》原文精神，悬饮的主症是（　　　）

A. 咳唾引痛，或胁下痛引缺盆，咳嗽则加剧　　　B. 胸胁疼痛，常欲蹈其胸上

C. 胸胁苦满，往来寒热，口苦咽干　　　D. 咳逆倚息，短气不得卧

E. 心中痞，胸满，胁下逆抢心

29. 因"心下有痰饮"，致"胸胁支满，目眩"者，治宜（　　　）

A. 泽泻汤　　B. 小半夏加茯苓汤　　C. 苓桂术甘汤　　D. 肾气丸

E. 五苓散

30. "瘦人脐下有悸，吐涎沫而癫眩"，小便不利，应采用（　　　）

A. 苓桂术甘汤　　B. 桂枝加桂汤　　C. 泽泻汤　　D. 五苓散

31. "男子消渴，小便反多，以饮一斗，小便一斗"者，治当用（　　　）

A. 猪苓汤　　B. 茯苓泽泻汤　　C. 五苓散　　D. 肾气丸

32. 下列方剂，适用于表邪未解、气不化津而致消渴、小便不利的是（　　　）

A. 栝蒌瞿麦丸　　B. 猪苓汤　　C. 滑石白鱼散　　D. 五苓散

33. 皮水的病机是（　　　）

A. 风邪外袭，肺失宣降　　　B. 肾阳不足，停水泛滥

C. 湿犯肌表，郁而化热　　　D. 脾虚不运，肺气不宣，里水外溢

E. 肾阳衰微，寒水凝滞

34. 防己黄芪汤可治水气病，其病机为（　　　）

A. 风水夹热　　B. 皮水夹热　　C. 风水表虚　　D. 皮水郁表

E. 水阻阳郁

35. 茵陈蒿汤药物的煎煮顺序是（　　　）

A. 先煮栀子，后纳二味　　　B. 先煮茵陈，后纳二味

C. 先煮大黄，后纳二味　　　D. 三者同时煎煮

36. 《金匮要略》黄疸病篇中列举了很多黄疸的治疗方法，哪种治法为其中的重点？
（　　　）

A. 清利湿热　　B. 调补脾胃　　C. 润燥逐瘀　　D. 解表发汗

37. "寒热不食，食即头眩，心胸不安，久久发黄为谷疸"者，治用（　　　）

A. 茵陈蒿汤　　B. 大黄硝石汤　　C. 栀子大黄汤　　D. 茵陈五苓散

38. 以下关于惊悸的认识，错误的是（　　　）

A. 因为两者互有联系，所以惊悸在临床上每多并称

B. 惊是惊恐，精神不定，卧起不安

C. 悸是自觉心中跳动　　　D. 惊之证发于内

39. "心气不足，吐血，衄血"用主之（　　　）

A. 柏叶汤　　　B. 赤小豆当归散　　　C. 下瘀血汤　　　D. （三黄）泻心汤

40. 泻心汤的煎煮法为（　　　）

A. 大黄后下，余药同煎　　　B. 大黄先煎，余药后下同煎　　　C. 诸药同煎

D. 诸药入麻沸汤中渍取汁　　　E. 附子先煎，余药后下同煎

41. 半夏泻心汤用于治疗呕吐，其证候属于（　　　）

A. 表寒里热证　　　B. 表热里寒证　　　C. 里热证　　　D. 寒热错杂证

42. 大半夏汤是由以下哪组药物组成的？（　　　）

A. 半夏、人参、白蜜　　　B. 半夏、干姜　　　C. 半夏、生姜汁　　　D. 半夏、生姜

E. 半夏、人参

43. 橘皮竹茹汤所治哕逆，其病机为（　　　）

A. 胃寒气逆　　　B. 胃虚夹热　　　C. 脾胃虚寒　　　D. 寒饮呕吐　　　E. 肝气郁结

44. 肠痈，脓已成，首选方剂为（　　　）

A. 薏苡附子败酱散　　　B. 王不留行散　　　C. 大黄牡丹汤　　　D. 大黄甘草汤

E. 黄连粉

45. 下列哪篇介绍了"阴狐疝"？（　　　）

A. 血痹虚劳病篇　　　B. 腹满寒疝宿食病篇

C. 五脏风寒积聚篇　　　D. 以上都不是

46. "蛔虫之为病，令人吐涎，心痛发作有时，毒药不止"者，当选用（　　　）

A. 蜘蛛散　　　B. 甘草粉蜜汤　　　C. 鸡屎白散　　　D. 乌梅丸

47. 妊娠恶阻（　　　）

A. 表现为阴脉小弱，伴呕吐，不能食，自觉寒热

B. 为胎气上逆所致

C. 不论何种恶阻，皆可用桂枝汤化气调阴阳，脾胃和则愈

D. 阴脉小弱即是沉取脉稍弱意

48. 妊娠有水气，身肿，小便不利洒淅恶寒，起即头眩，用何方主之？（　　　）

A. 苓桂术甘汤　　　B. 真武汤　　　C. 葵子茯苓散　　　D. 五苓散

49. 下列治疗脾虚寒湿而致胎动不安的方剂是（　　　）

A. 当归散　　　B. 当归芍药散　　　C. 白术散　　　D. 葵子茯苓散

E. 当归贝母苦参丸

50. 枳实芍药散的服用，须注意（　　　）

A. 食糜粥　　　B. 以麦粥下之　　　C. 枣汤调服　　　D. 姜汤下

51. 产后热利伤阴，治疗方选（　　　）

    A. 白头翁汤　　B. 白头翁加甘草阿胶汤　　C. 桃花汤　　D. 乌头赤石脂丸

52. 产后大便难的病机是（　　　）

    A. 新产血虚，多汗出，喜恶风　　B. 亡血复汗，寒多　　C. 亡津液，胃燥

    D. 血虚下厥，孤阳上出

53. 妇人伤寒发热，经水适来，昼日明了，暮则谵语，如见鬼状者，辨证为（　　　）

    A. 热入阳明　　B. 热入血室　　C. 邪入少阳　　D. 外寒内热　　E. 外热内寒

54. 下列方剂中，哪一首不是外用方？（　　　）

    A. 矾石丸　　B. 猪膏发煎　　C. 蛇床子散　　D. 狼牙汤　　E. 百合洗方

55. 阳明病热入血室，症见（　　　）

    A. 喜悲伤欲哭，象如神灵所作　　B. 下血谵语，但头汗出

    C. 寒热往来如疟状　　D. 胸胁满，如结胸状

56. "妇人吐涎沫，医反下之，心下即痞，当先治其吐涎沫"，"涎沫止，乃治痞"。止涎沫当用（　　　）

    A. 小青龙汤　　B. 泻心汤　　C. 大青龙汤　　D. 五苓散

57. 妇人经水不利，月经量少，色紫有块，经一月两见，少腹满痛，按之有硬块，舌紫暗，脉涩，治疗宜用（　　　）

    A. 温经汤　　B. 土瓜根散　　C. 抵当汤　　D. 枳实芍药散

58. 妇人少腹满如敦状，小便微难而不渴，生后者，其病机是（　　　）

    A. 水与血互结血室　　B. 水与热互结膀胱　　C. 热与血互结血室

    D. 瘀血内阻

二、多选题

1. 《金匮要略》首篇提出肝虚证的用药原则是（　　　）

    A. 补用酸　　B. 阻用焦苦　　C. 兼取辛味　　D. 益用甘味之药

    E. 佐用重坠之品

2. 白虎加人参汤主治暍病的功效是（　　　）

    A. 清热　　B. 祛暑　　C. 益气　　D. 生津　　E. 扶阳

3. 中风的典型症状是（　　　）

    A. 肌肤不仁　　B. 肢体重滞　　C. 昏不识人　　D. 语言塞涩，口吐涎沫

    E. 关节疼痛

4. 肺痿的成因包括（　　　）

    A. 发汗太过　　B. 呕吐频繁　　C. 消渴、小便不利

    D. 大便难，又被攻下太过　　E. 素体阳虚，肺中虚冷

5. 苓桂甘枣汤中包含的治法有（　　　）

    A. 通阳降逆　　B. 解表化饮　　C. 培土制水　　D. 温肾利水　　E. 引火归元

《金匮要略》篇

6. 厚朴七物汤的组成中有下列哪些药物？（　　）

    A. 大黄　　　B. 枳实　　　C. 桂枝　　　D. 芍药　　　E. 生姜

7. 肾着病主症包括（　　）

    A. 身体沉重　　　B. 腰中冷　　　C. 腰以下冷痛　　　D. 小便不利　　　E. 口不渴

8. 栝蒌瞿麦丸证的主症为（　　）

    A. 小便不利　　　B. 苦渴　　　C. 腹中冷　　　D. 五心烦热　　　E. 潮热盗汗

9. 大黄硝石证的主要表现为（　　）

    A. 发黄　　　B. 二便不利　　　C. 腹满拒按　　　D. 发热　　　E. 自汗出

10. 柏叶汤的药物组成包括（　　）

    A. 柏叶　　　B. 干姜　　　C. 生姜　　　D. 艾叶　　　E. 马通汁

11. 当归生姜羊肉汤可以治疗哪些病？（　　）

    A. 虚劳　　　B. 寒疝　　　C. 产后血虚里寒腹痛　　　D. 妇人杂病腹痛

    E. 产后中风

试题二

一、单选题

1. 《金匮要略方论》问世于（   ）

    A. 东汉   B. 西晋   C. 北宋   D. 以上都不是

2. 《金匮要略》所载方剂，除最后 3 篇所附杂疗方外，共有方（   ）

    A. 262 首   B. 205 首   C. 113 首   D. 201 首

3. 《金匮要略》脉法的最大特色是（   ）

    A. 据脉论理   B. 确定部位   C. 指导治疗   D. 判断预后

4. 桂枝在桂枝茯苓丸、温经汤中的主要作用是（   ）

    A. 下气降逆   B. 健运中气   C. 散结行瘀   D. 宣阳通气

5. 《金匮要略》首篇第一条"脾能伤肾……则心火气盛，则伤肺；肺被伤，则金气不行"中的"伤"字如何理解？（   ）

    A. 制约   B. 伤害   C. 相侮   D. 相乘

6. 下列哪首方剂的配伍用药体现了肝病实脾的精神？（   ）

    A. 逍遥散   B. 龙胆泻肝汤   C. 黛蛤散   D. 泻青丸   E. 四逆散

7. 《金匮要略》认为疾病发生发展的基础是（   ）

    A. 脏腑经络病理变化   B. 阴阳五行的偏盛偏衰   C. 四时气候的周转更替

    D. 情志精神的过与不及

8. 望诊见鼻头色青，又诉腹中痛者，其病机与下列哪项有关？（   ）

    A. 脾气虚   B. 肝乘脾   C. 肝侮肺   D. 心火盛   E. 肺气虚

9. 柔痉的主方是（   ）

    A. 调胃承气汤   B. 葛根汤   C. 防己黄芪汤   D. 桂枝加葛根汤

    E. 栝蒌桂枝汤

10. 麻黄加术汤证的病机是（   ）

    A. 风湿在表   B. 风湿兼气虚   C. 风湿兼阳虚   D. 风湿表里阳虚

    E. 寒湿痹阻，阳郁不伸

11. 百合病"百脉一宗，悉致其病"，其中"一宗"是指（   ）

    A. 先天之本肾脏   B. 主血脉的心脏   C. 朝百脉的肺脏   D. 包括心肺两脏

    E. 宗气

12. 百合病发汗后者，主用何方治疗？（　　）

A. 百合知母汤　　B. 滑石代赭汤　　C. 百合鸡子汤　　D. 栝蒌牡蛎散

13. 疟母仲景主张用何方急治之？（　　）

A. 大黄蛰虫丸　　B. 鳖甲煎丸　　C. 下瘀血汤　　D. 桂枝茯苓丸

14. 依据《金匮要略》原文，中风，邪入于脏，＿＿＿＿＿。（　　）

A. 肌肤不仁　　B. 重不胜　　C. 不识人　　D. 舌即难言，口吐涎

15. 血痹病的病机是（　　）

A. 风寒湿三气杂感所致　　B. 风痰阻络所致　　C. 气血不足，感受外邪所致

D. 以上都不对

16. "男子脉虚沉弦，无寒热，短气里急，小便不利，面色白，时目瞑，兼衄，少腹满"为哪种类型的虚劳表现？（　　）

A. 阴虚　　B. 气虚　　C. 阴阳两虚　　D. 气血两虚

17. 酸枣仁汤由酸枣仁、知母、茯苓、甘草和下列哪味组成？（　　）

A. 川芎　　B. 阿胶　　C. 当归　　D. 白芍　　E. 熟地

18. 《金匮要略》血痹虚劳病篇言："脉大为劳"，其机理是（　　）

A. 阴虚阳浮　　B. 阴虚火旺　　C. 阴竭阳脱　　D. 饮盛格阳　　E. 精气内损

19. 射干麻黄汤主治（　　）

A. 寒饮郁肺证　　B. 饮热迫肺证　　C. 痰浊壅肺证　　D. 寒饮夹热证

E. 饮结胸胁证

20. 对于虚热性肺痿，后世医家主张用《金匮要略》的何方治疗？（　　）

A. 甘草干姜汤　　B. 桔梗汤　　C. 白虎加桂枝汤　　D. 麦门冬汤

21. 桂枝加桂汤中，重用桂枝之意是（　　）

A. 平冲降逆　　B. 解表和营　　C. 温通经脉　　D. 温通阳气　　E. 祛风除湿

22. 治疗阴寒痼结的"心痛彻背，背痛彻心"，用（　　）

A. 大乌头煎　　B. 大黄附子汤　　C. 麻黄附子汤　　D. 乌头赤石脂丸

23. 胸痹表现为"心中痞，留气结在胸，胸满，胁下逆抢心"，偏虚者治疗选用（　　）

A. 枳实薤白桂枝汤　　B. 栝蒌薤白半夏汤　　C. 人参汤　　D. 茯苓杏仁甘草汤

24. 下列哪项为虚证腹满的特征之一？（　　）

A. 腹满不减，减不足言　　B. 按之痛　　C. 舌红，苔黄厚而燥

D. 脉弦紧　　E. 腹满时减，复如故

25. 厚朴三物汤主治的腹满证属于（　　）

A. 里实兼太阳表证　　B. 里实兼少阳证　　C. 里实胀积俱重证

D. 寒实内结证　　E. 里实胀重于积证

26. 附子粳米汤证的病机是（　　）

A. 脾胃阳衰，中焦寒甚　　B. 脾胃虚弱，阴阳失调　　C. 中焦虚寒，水饮内停

D. 脾肾阳虚阴盛，水饮内停　　E. 胸阳不振，寒湿内盛

27. 治疗肾着病的主方是（　　　）

    A. 甘草干姜汤　　　B. 苓桂术甘汤　　　C. 甘姜苓术汤　　　D. 肾气丸

    E. 苓桂甘枣汤

28. 苓桂术甘汤证的病机是（　　　）

    A. 脾胃阳虚，饮停心下　　　B. 饮盛上泛，蒙闭清阳　　　C. 心肾阳虚，素有水饮

    D. 脾肾阳虚，饮溢胸膈　　　E. 心脾阳虚，饮邪逆心

29. 下列哪项不属于《金匮要略》"四饮"范畴？（　　　）

    A. 伏饮　　　B. 溢饮　　　C. 痰饮　　　D. 悬饮　　　E. 支饮

30. "腹满，口舌干燥，此肠间有水气"症，应用（　　　）

    A. 苓桂术甘汤主之　　　B. 甘遂半夏汤主之

    C. 己椒苈黄丸主之　　　D. 小半夏茯苓汤主之

31. "渴欲饮水，口干舌燥者"，治用（　　　）

    A. 己椒苈黄丸　　　B. 文蛤散　　　C. 白虎加桂枝汤　　　D. 白虎加人参汤

    E. 肾气丸

32. "小便不利者，有水气，其人苦渴"，治用（　　　）

    A. 栝蒌瞿麦丸　　　B. 肾气丸　　　C. 五苓散　　　D. 猪苓汤

33. 水分病是指（　　　）

    A. 经前断，后病水　　　B. 先病水，后经断　　　C. 水阻气化不行之病

    D. 气不化水之病　　　E. 水阻气滞，心下坚满

34. 治疗皮水夹热的方剂是（　　　）

    A. 甘草麻黄汤　　　B. 越婢加术汤　　　C. 防己茯苓汤　　　D. 杏子汤

    E. 麻黄附子汤

35. 黄疸腹满，小便不利而赤，自汗出，此为表和里实，当下之，宜用（　　　）

    A. 大黄硝石汤　　　B. 茵陈蒿汤　　　C. 栀子大黄汤　　　D. 茵陈五苓散

    E. 硝石矾石散

36. 《金匮要略》黄疸病篇的重点内容是叙述（　　　）

    A. 湿热发黄　　　B. 燥结发黄　　　C. 寒湿发黄　　　D. 火劫发黄

37. 女劳疸见"足下热"症的病机是（　　　）

    A. 里热熏蒸　　　B. 瘀血发热　　　C. 湿热下流　　　D. 肾虚有热

38. 关于亡血家误汗后的变证，仲景没有提到的症状是（　　　）

    A. 汗出必额上陷，脉紧急　　　B. 直视不能眴，不得眠

    C. 汗出即寒栗而振　　　D. 咳逆上气

39. 黄土汤（　　　）

    A. 用于近血的治疗　　　B. 方中含有黄芩和地黄　　　C. 有清热泻火的作用

    D. 方中含有黄芪以益气摄血

40. 瘀血化热伏于血分是谓阴伏，下列除哪项外，均为其主症？（　　　）

　　A. 心烦胸满　　　B. 口燥而渴　　　C. 脉反无热　　　D. 身热汗出

　　E. 病者如热状

41. 寒饮呕吐的主治方剂是（　　　）

　　A. 大半夏汤　　　B. 生姜半夏汤　　　C. 小半夏汤　　　D. 半夏干姜散

42. 治疗热利下重当选用（　　　）

　　A. 黄芩汤　　　B. 白头翁汤　　　C. 葛根芩连汤　　　D. 桃花汤

　　E. 诃黎勒散

43. 橘皮汤的组成是（　　　）

　　A. 橘皮、竹茹　　　B. 橘皮、生姜　　　C. 橘皮、茯苓　　　D. 橘皮、干姜

　　E. 橘皮、半夏

44. 疮痈酿脓的一个重要特征是（　　　）

　　A. 寒热往来　　　B. 洒淅恶寒，脉数，有痛处　　　C. 发热脉数

　　D. 局部红肿　　　E. 恶风脉浮

45. 跌蹶、手指臂肿、转筋、阴狐疝、蛔虫病合篇的原因在于（　　　）

　　A. 病因相同　　　B. 病机相似　　　C. 不便归类　　　D. 均属外科

46. 甘草粉蜜汤用蜜的目的在于（　　　）

　　A. 缓和药性　　　B. 润燥　　　C. 解毒　　　D. 安中缓急

47. 关于桂枝茯苓丸的观点正确的是（　　　）

　　A. 以蜜为丸，并从小量开始服，主要目的是健脾补中

　　B. 方以苓桂命名，可见其主要作用是化气行水，治疗妊娠小便难

　　C. 有消瘀化癥的作用

　　D. 方中含芒硝、牡蛎等软坚之品

48. 当归散适于（　　　）

　　A. 脾虚寒湿的胎动不安　　　B. 血虚湿热的胎动不安

　　C. 肝脾不和的妊娠腹痛　　　D. 阴血亏虚，冲任不调的妊娠腹痛

49. 下列方剂中，用于妊娠脾胃虚寒，寒饮中阻呕吐的是（　　　）

　　A. 葵子茯苓散　　　B. 当归贝母苦参丸　　　C. 附子汤　　　D. 干姜人参半夏丸

　　E. 胶艾汤

50. 产后干血内结所致的腹痛，治疗方用（　　　）

　　A. 大黄蟅虫丸　　　B. 抵当汤　　　C. 桃核承气汤　　　D. 下瘀血汤

51. 下瘀血汤的组成药物中不包括（　　　）

　　A. 大黄　　　B. 桃仁　　　C. 水蛭　　　D. 蟅虫

52. 新产妇人症见脉微弱，呕不能食，大便反坚，但头汗出，眩晕头昏者，此属（　　　）

　　A. 痉病　　　B. 郁冒　　　C. 大便难　　　D. 产后中风　　　E. 产后下利

53. 水与血俱结在血室的证候特点是（　　　）

　　A. 少腹满而小便不利　　　B. 少腹满而小便不利，口渴

　　C. 少腹满如敦状，小便微难而不渴　　　D. 少腹里急，腹满，手掌烦热，唇口干燥

　　E. 少腹满，唇痿青，小便利

54. "妇人中风，七八日续来寒热，发作有时，经水适断"，当辨为（　　　）

　　A. 热实结胸　　B. 热入阳明　　C. 邪入少阳　　D. 热入血室

55. 下列不属于热入血室见症的是（　　　）

　　A. 喜悲伤欲哭，数欠伸　　　B. 寒热往来如热状　　　C. 昼日明了，暮则谵语

　　D. 胸胁满，如结胸状

56. 温经汤的病机是（　　　）

　　A. 冲任虚寒，瘀血内阻　　　B. 阴血内热　　　C. 气不摄血

　　D. 冲任虚寒，经气下陷

57. 土瓜根散证的病机是（　　　）

　　A. 瘀血内阻　　B. 湿浊内阻　　C. 水血互结　　D. 冲任虚寒

58. "妇人少腹满如敦状，小便微难而不渴，生后者"，治疗当选用（　　　）

　　A. 大黄甘遂汤　　B. 抵当汤　　C. 五苓散　　D. 甘遂半夏汤

二、多选题

1.《金匮要略》首篇论述了杂病的防治原则，内容包括（　　　）

　　A. 治未病　　B. 表里当分缓急　　C. 新旧宜有先后　　D. 攻邪当随其所得

　　E. 虚实必须异治

2. 白虎加人参汤的适应证是（　　　）

　　A. 汗出　　B. 身热而渴　　C. 脉大乏力　　D. 恶寒　　E. 身重

3. 桂枝芍药知母汤的主症为（　　　）

　　A. 诸肢节疼痛　　B. 身体魁羸　　C. 头眩短气　　D. 温温欲吐　　E. 身体不仁

4. 虚寒肺痿的主症包括（　　　）

　　A. 频吐涎沫　　B. 咳嗽　　C. 遗尿　　D. 头眩　　E. 口不渴

5. 茯苓杏仁甘草汤证的主症包括（　　　）

　　A. 胸中气塞　　B. 短气　　C. 咳嗽　　D. 吐涎沫　　E. 心下痞满

6. 下列哪些方剂具有攻下的作用？（　　　）

　　A. 厚朴七物汤　　B. 厚朴三物汤　　C. 大承气汤　　D. 大柴胡汤

　　E. 大黄附子汤

7. 麻子仁丸的药物组成是（　　　）

　　A. 麻子仁　　B. 杏仁、芍药　　C. 大黄、枳实、厚朴　　D. 炙甘草

　　E. 白蜜

8. 蒲灰散的功效是（　　）

    A．养饮　　B．清热　　C．化瘀　　D．补肾　　E．利窍

9. 谷疸服茵陈蒿汤后有哪些反应？（　　）

    A．小便利　　B．大便通　　C．尿赤如皂角　　D．腹软　　E．汗出

10. 橘皮汤主治（　　）

    A．干呕　　B．哕　　C．手足厥　　D．心下满痛　　E．大便干坚

11. 治疗妊娠腹痛的方剂有（　　）

    A．枳实芍药散　　B．当归芍药散　　C．当归生姜羊肉汤　　D．胶艾汤

    E．附子汤

12. 竹叶汤的主要功用有（　　）

    A．疏解外邪　　B．温阳益气　　C．调和营卫　　D．清泄里热　　E．温化痰饮

试题三

一、单选题

1. 在《金匮要略》的成书过程中做过贡献的人是（　　）

　　A. 王叔和，赵开美　　　B. 王洙，林亿

　　C. 陈修园，唐容川　　　D. 赵以德，尤在泾

2. 《金匮要略》前 22 篇所载方剂中，只列方名未载药物的方剂有（　　）

　　A. 4 首　　B. 5 首　　C. 6 首　　D. 7 首

3. 桂枝在桂枝汤、黄芪桂枝五物汤中的主要作用是（　　）

　　A. 调和营卫　　B. 宣通阳气　　C. 温化水饮　　D. 散结行瘀

4. 《金匮要略》中附子配合白术的作用是（　　）

　　A. 回阳救逆　　B. 峻逐阴邪　　C. 温中止痛　　D. 温散寒湿

5. 《金匮要略》首篇第一条的"肾气微弱"的肾气指（　　）

　　A. 肾阳　　B. 肾阴　　C. 肾之精气　　D. 肾之邪气

6. 临证望诊，仲景重视面部特别是鼻的望诊，因为它对应于（　　）

　　A. 肝　　B. 心　　C. 脾　　D. 肾

7. 病人"素不应食，而反暴思之，必发热也"是（　　）

　　A. 脏气为邪气所改变　　B. 胃热消谷　　C. 食复的一种表现

　　D. 正胜邪退的征象

8. 望诊见鼻头色微黑，当考虑与下列哪项因素有关？（　　）

　　A. 内有水气　　B. 内有寒邪　　C. 内有瘀血　　D. 劳伤精气　　E. 血少不荣

9. 治疗痉病里热壅盛的主方是（　　）

　　A. 大承气汤　　B. 葛根汤　　C. 白虎加人参汤　　D. 栝蒌桂枝汤

10. 防己黄芪汤的主症是（　　）

　　A. 浮肿，身重而痛，无汗，恶寒　　　B. 脉浮，身烦疼

　　C. 身疼发热，面黄而喘，头痛鼻塞而烦，脉大

　　D. 骨节疼烦掣痛，不得屈伸，汗出短气，恶风不欲去衣，身微肿

　　E. 脉浮，身重，汗出，恶风

11. 百合病的病机是（　　）

　　A. 肝肾阴虚　　B. 心脾两虚　　C. 心肾不交　　D. 心肺阴虚内热

12. 百合病是因为具有下列哪种表面现象而导致误汗？（　　）

A. 如寒无寒，如热无热　　　B. 口苦，小便赤，脉微数

C. 欲饮食，或有美时，或有不闻食臭时　　D. 欲卧不能卧，欲行不能行

13. 温疟的症状表现是（　　）

A. 疟寒多，微有热，或但寒不热　　　B. 热而少气烦冤，手足热而欲呕

C. 身无寒但热，骨节疼烦，时呕　　　D. 往来寒热，胸胁苦满

14. "治病如狂状，妄行，独语不休，无寒热，其脉浮。"宜用（　　）

A. 防己黄芪汤　　B. 百合滑石汤　　C. 风引汤　　D. 桂枝芍药知母汤

E. 侯氏黑散

15. 血痹的病因是（　　）

A. 感受了风寒湿邪　　B. 感受风邪，血行不畅　　C. 营卫不和，汗出当风

D. 汗出浴水，或汗出湿衣，久久得之

16. 阴虚型虚劳的证候表现随季节增减的情况是（　　）

A. 秋冬甚，春夏缓　　B. 春秋甚，冬夏剧　　C. 春夏剧，秋冬瘥

D. 与季节无关

17. 五脏虚损的治疗，《金匮要略》血痹虚劳病篇特别重视何脏？（　　）

A. 心肝　　B. 心脾　　C. 心肾　　D. 脾肾　　E. 肝脾

18. 患者虚极羸瘦，腹满纳呆，不思饮食，肌肤甲错，两目黯黑，治选（　　）

A. 薯蓣丸　　B. 黄芪建中汤　　C. 酸枣仁汤　　D. 大黄蛰虫丸

E. 桂枝加龙骨牡蛎汤

19. 治疗饮热郁肺证的主方是（　　）

A. 越婢加术汤　　B. 麻黄加术汤　　C. 越婢加半夏汤　　D. 皂荚丸

E. 厚朴麻黄汤

20. 虚热性肺痿的关键病因是（　　）

A. 汗出　　B. 呕吐　　C. 重亡津液　　D. 便难

21. 桂枝加桂汤证的病机为（　　）

A. 肝气郁滞，化火上冲　　　B. 心阴不足，虚热上攻

C. 阳虚寒逆，引发冲气上逆　　　D. 肾阳不足，寒饮上犯

E. 脾阳不足，饮邪上冲

22. 胸痹病的基础治疗方剂是（　　）

A. 栝蒌薤白白酒汤　　B. 栝蒌薤白半夏汤　　C. 栝蒌桂枝汤

D. 枳实薤白桂枝汤

23. 胸痹表现为"心中痞，留气结在胸，胸满，胁下逆抢心"，偏实者治疗选用（　　）

A. 枳实薤白桂枝汤　　B. 栝蒌薤白半夏汤　　C. 薏苡附子散

D. 桂枝生姜枳实汤

24. 病腹满，发热十日，脉浮而数，饮食如故，治宜（　　）

    A. 厚朴三物汤　　B. 厚朴七物汤　　C. 厚朴大黄汤　　D. 小承气汤

    E. 大柴胡汤

25. 《金匮要略》指出"腹满不减，减不足言，当须下之"，主张用（　　）

    A. 厚朴七物汤　　B. 大柴胡汤　　C. 厚朴大黄汤　　D. 厚朴三物汤

    E. 大承气汤

26. 附子粳米汤中除附子、粳米外，还有（　　）

    A. 半夏、大枣、甘草　　B. 干姜、蜀椒、人参　　C. 茯苓、半夏、甘草

    D. 吴茱萸、生姜、大枣　　E. 桂枝、白术、茯苓

27. 患者身体沉重，腰以下冷痛，腰重如带五千钱，病属（　　）

    A. 肾着　　B. 肝着　　C. 历节　　D. 湿病　　E. 水气病

28. 病者见脉伏，欲自利，利后反觉畅快，但心下仍然坚满，此为（　　）

    A. 脾阳虚饮停心下　　B. 脾肾阳虚阴盛　　C. 心下留饮欲去未尽

    D. 宿食积滞下利　　E. 肠间饮热成实

29. "其人素盛今瘦，水走肠间，沥沥有声"为（　　）

    A. 痰饮　　B. 悬饮　　C. 溢饮　　D. 支饮

30. 小半夏加茯苓汤有何功用？（　　）

    A. 分消水饮，导水下行　　B. 温化理饮，散结消痞

    C. 和胃止呕，引水下行　　D. 化气行水，兼以解表

31. 消渴病，症见渴欲饮水，口干舌燥者，病属（　　）

    A. 肺阴亏虚　　B. 邪热炽盛　　C. 阳明腑实　　D. 热伤津气　　E. 肾气亏虚

32. 栝蒌瞿麦丸证的小便不利是因（　　）

    A. 水热互结，郁热伤阴　　B. 肾气不化，水气内停

    C. 脾肾两虚，下焦湿盛　　D. 瘀血阻滞

33. 下列哪个方剂可用于治疗风水？（　　）

    A. 越婢汤　　B. 甘草麻黄汤　　C. 越婢加术汤　　D. 麻黄附子细辛汤

    E. 防己茯苓汤

34. 防己茯苓汤中没有哪一种药物？（　　）

    A. 防己　　B. 黄芪　　C. 茯苓　　D. 猪苓　　E. 桂枝

35. 茵陈五苓散可用于黄疸中哪种证型？（　　）

    A. 热重于湿　　B. 湿重于热　　C. 湿热俱盛　　D. 寒湿并重

    E. 寒重于湿

36. 《金匮要略》言女劳疸出现何症为"不治"？（　　）

    A. 额上黑　　B. 腹如水状　　C. 尺脉浮　　D. 足下热

37. "诸黄家，但利其小便；假令脉浮，当以汗解之"，方宜用（　　）

A. 黄芪桂枝五物汤　　B. 麻黄加术汤　　　C. 麻黄连翘赤小豆汤

D. 桂枝加黄芪汤

38. "病人胸满，唇痿舌青，口燥，但欲漱水，不欲咽，无寒热，脉微大来迟，腹不满，其人言我满"，为（　　）

A. 瘀血之象　　B. 阴血之象　　C. 阳血之象　　D. 脾虚之象

39. 治疗近血，仲景用（　　）

A. 黄土汤　　B. 赤小豆当归散　　C. 当归芍药散　　D. 地榆槐角丸

40. 黄土汤中不应有哪味中药？（　　）

A. 甘草　　B. 干地黄　　C. 干姜　　D. 阿胶　　E. 伏龙肝

41. 虚寒胃反的主治方剂是（　　）

A. 大半夏汤　　B. 生姜半夏汤　　C. 小半夏汤　　D. 半夏干姜汤

42. 黄芩加半夏生姜汤主治（　　）

A. 干呕，吐逆，吐涎沫　　B. 干呕，吐涎沫而头痛

C. 干呕，哕而手足厥　　D. 干呕而利　　E. 干呕，下利，吐涎沫

43. 呕吐而病在膈上，欲饮水者，可用下列哪方治疗？（　　）

A. 猪苓汤　　B. 猪苓散　　C. 五苓散　　D. 茯苓泽泻汤

44. 肠痈脓未成的脉象表现为（　　）

A. 脉浮　　B. 脉沉　　C. 脉迟紧　　D. 脉洪数　　E. 脉细数

45. "病跌蹶，其人但能前，不能却"，此病是哪条经脉受伤？（　　）

A. 足太阳经　　B. 足阳明经　　C. 足少阳经　　D. 足少阴经

46. 下列方剂中，有方名而未见药物的是（　　）

A. 蜘蛛散　　B. 鸡屎白散　　C. 藜芦甘草汤　　D. 甘草粉蜜汤　　E. 乌梅丸

47. "妇人怀娠六七月，脉弦发热，其胎愈胀，腹痛恶寒者，少腹如扇"，仲景用何方主之？（　　）

A. 大建中汤　　B. 真武汤　　C. 桂枝茯苓丸　　D. 附子汤

48. 妇人素有癥积而漏下不止当用（　　）

A. 桂枝茯苓丸　　B. 胶艾汤　　C. 当归散　　D. 当归芍药散　　E. 白术散

49. 下列含有干姜、生姜的方剂是（　　）

A. 小半夏汤　　B. 半夏干姜散　　C. 生姜半夏散　　D. 干姜人参半夏丸

E. 小半夏加茯苓汤

50. 产后中风，症见"发热，面正赤，喘而头痛"，方用（　　）

A. 桂枝汤　　B. 竹叶汤　　C. 桔梗汤　　D. 竹皮大丸

51. 竹皮大丸是以下何种原料和丸？（　　）

A. 蜜　　B. 面　　C. 水　　D. 枣肉

52. 枳实芍药散主治的腹痛，其病机为（　　　）

　　A. 肝郁气滞　　　B. 气血郁滞　　　C. 瘀血内阻　　　D. 肝脾不和

　　E. 血虚不濡

53. 妇人杂病的三大病因是（　　　）

　　A. 虚、冷、瘀血　　　B. 虚、冷、食积　　　C. 虚、冷、结气　　　D. 痰、瘀、结气

　　E. 虚、瘀、结气

54. 妇人经期中风，经水忽断，寒热往来，发作有时，治疗宜用（　　　）

　　A. 桂枝汤　　　B. 抵当汤　　　C. 小柴胡汤　　　D. 桃仁承气汤

55. "妇人咽中如有炙脔"者，治以（　　　）

　　A. 半夏厚朴汤　　　B. 射干麻黄汤　　　C. 半夏麻黄汤　　　D. 奔豚汤

56. 冲任虚寒兼有瘀血而引起的崩漏，宜选用（　　　）

　　A. 胶姜汤　　　B. 土瓜根散　　　C. 温经汤　　　D. 红蓝花酒

57. 土瓜根散的功用是（　　　）

　　A. 活血利水　　　B. 破瘀逐水　　　C. 破气散结　　　D. 活血通瘀

58. 大黄甘遂汤的作用是（　　　）

　　A. 破气散结　　　B. 逐水破瘀　　　C. 活水通瘀　　　D. 攻瘀破血

二、多选题

1. 麻黄杏仁薏苡甘草汤的适应证有（　　　）

　　A. 一身尽疼痛　　　B. 项背强　　　C. 发热日晡所加剧　　　D. 汗出气短而喘

　　E. 口渴

2. 百合病临床表现为（　　　）

　　A. 行为失常　　　B. 心神不安　　　C. 饮食失调　　　D. 口苦尿赤

　　E. 身形如和

3. 《金匮要略》主要用于治疗历节病的方剂有（　　　）

　　A. 乌头桂枝汤　　　B. 桂枝芍药知母汤　　　C. 桂枝附子汤　　　D. 乌头汤

　　E. 黄芪桂枝五物汤

4. 治疗肺胀的主方是（　　　）

　　A. 厚朴麻黄汤　　　B. 射干麻黄汤　　　C. 泽漆汤　　　D. 小青龙加石膏汤

　　E. 越婢加半夏汤

5. 下列方剂治疗胸痹的有（　　　）

　　A. 人参汤　　　B. 薏苡附子散　　　C. 桂枝生姜枳实汤　　　D. 乌头赤石脂丸

　　E. 橘枳姜汤

6. 下列哪几项是辨别实证腹满的依据？（　　　）

　　A. 腹满不减，减不足言　　　B. 腹满按之痛　　　C. 腹痛处固定不移

　　D. 大便秘结　　　E. 恶寒发热

7. "病痰饮者，当以温药和之"，温药的作用有（　　　）

    A. 开发腠理　　　B. 攻下逐水　　　C. 振奋阳气　　　D. 通行水道　　　E. 行气活血

8. 五苓散证与猪苓汤证的共同症状是（　　　）

    A. 发热　　　B. 舌红　　　C. 脉浮　　　D. 渴欲饮水　　　E. 小便不利

9. 茵陈蒿汤的组成有（　　　）

    A. 枳实　　　B. 茵陈　　　C. 大黄　　　D. 厚朴　　　E. 栀子

10. 桃花汤中有（　　　）

    A. 粳米　　　B. 红花　　　C. 赤石脂　　　D. 干姜　　　E. 赤芍

11. 胎、症的鉴别要点是（　　　）

    A. 口渴与否　　　B. 停经前月经是否正常　　　C. 腹痛与不痛

    D. 胎动位置在脐上、脐下　　　E. 胎动时间为妊娠 3 月或妊娠 6 月

12. 产后治用大承气汤的症状有（　　　）

    A. 少腹坚痛　　　B. 烦躁发热　　　C. 日晡时烦躁　　　D. 不大便　　　E. 食则谵语

试题四

一、单选题

1. 《金匮要略方论》一书最早的校订整理者是（　　　）

　　A．王叔和　　　B．王洙　　　C．赵开美　　　D．林亿等

2. 下列方剂中既有方名又有方药的是（　　　）

　　A．茱萸汤　　　B．附子汤　　　C．藜芦甘草汤　　　D．黄连粉

3. 桂枝在枳实薤白桂枝汤、炙甘草汤中的主要作用是（　　　）

　　A．调和营卫　　　B．健运中气　　　C．散寒止痛　　　D．宣通阳气

4. 《金匮要略》中附子配合薏苡仁的作用是（　　　）

　　A．缓急止痛　　　B．回阳救逆　　　C．温散寒湿　　　D．温中止痛

5. 《金匮要略》首篇的"风气"是指（　　　）

　　A．社会习气　　　B．风邪　　　C．自然界的气候　　　D．风俗习惯

6. 闻诊时，语声喑喑然不彻者，为（　　　）

　　A．骨节间病　　　B．心膈间病　　　C．头中病　　　D．下焦病

7. 察色切脉当与四时合参，下列哪种情况提示为病态？（　　　）

　　A．春季色青脉弦　　　B．夏季色赤脉洪　　　C．长夏时色黄脉软弱

　　D．秋季色青脉弦　　　E．冬季色黑脉石

8. 望诊见面色白，多为阴血亡失，设亡血者面色反现微赤之象，而此时又非炎热之夏季，预示（　　　）

　　A．病已愈　　　B．病将愈　　　C．预后极差　　　D．预后较差　　　E．预后较好

9. 下列哪一症状不是刚痉的典型见症？（　　　）

　　A．无汗而小便反少　　　B．口噤不得语　　　C．脉反沉迟　　　D．身体强

10. 防己黄芪汤的药物组成是（　　　）

　　A．防己、黄芪、白术、甘草　　　B．防己、黄芪、白术、茯苓、甘草

　　C．防己、黄芪、白术、甘草、生姜、大枣

　　D．防己、黄芪、白术、茯苓、甘草、生姜、大枣

　　E．防己、黄芪、桂枝、茯苓、甘草

11. 百合病的主要治法是（　　　）

　　A．清养肺胃　　　B．润养心肺　　　C．滋养心肾　　　D．调补脾胃　　　E．滋养心脾

12. 百合病下之后者，主用何方治疗？（   ）

    A. 栝蒌牡蛎散　　B. 滑石代赭汤　　C. 百合滑石散　　D. 百合鸡子汤

13. 《金匮要略》所论述的中风，其成因是（   ）

    A. 正气亏虚，外邪诱发　　B. 情志过激，五志化火　　C. 营卫不固，风邪客表

    D. 气虚生痰，风痰阻络

14. 历节疼痛不可屈伸，治宜选用（   ）

    A. 麻黄、芍药、黄芪、甘草、川乌、白蜜

    B. 桂枝、芍药、甘草、麻黄、生姜、白术、知母、防风、附子

    C. 乌头、白蜜　　D. 乌头、细辛、半夏、茯苓、朱砂

    E. 乌头、附子、干姜、蜀椒、赤石脂

15. 《金匮要略》虚痨虚老篇在调补阴阳两虚方面多侧重于（   ）

    A. 甘寒养阴　　B. 辛温通阳　　C. 苦寒坚阴　　D. 甘温扶阳　　E. 温补肾阳

16. 小建中汤证的病机为（   ）

    A. 阴损及阳　　B. 阳损及阴　　C. 阴阳两虚而脾虚为主　　D. 气血两虚

    E. 阴虚内热

17. "夫失精家，少腹弦急，阴头寒，目眩发落，脉极虚芤迟"，此证属于（   ）

    A. 肝血亏虚证　　B. 肾阴不足证　　C. 心脾两虚证　　D. 阴阳两虚证

18. 桂枝加龙骨牡蛎汤、黄芪建中汤、小建中汤的共同病机是（   ）

    A. 气血两虚　　B. 脾肾两虚　　C. 气阴两虚　　D. 阴阳两虚

    E. 以上都不是

19. 肺痿病最具有代表性的症状是（   ）

    A. 咳嗽胸痛　　B. 咳吐脓血　　C. 咳吐浊唾涎沫，短气　　D. 咳吐黄痰

    E. 口干咽燥

20. 紫菀与款冬花配伍，具有温肺化痰止咳之效，最早见于哪首经方？（   ）

    A. 小青龙汤　　B. 越婢加术汤　　C. 越婢汤　　D. 泽漆汤

    E. 射干麻黄汤

21. "发汗后，脐下悸者，欲作奔豚"的病机是（   ）

    A. 下焦蓄血，瘀血上冲　　B. 汗后阳虚，寒饮内动　　C. 寒客少阳，气逆上冲

    D. 阳虚寒盛，寒气上冲　　E. 肝郁气滞，水饮上犯

22. 下列哪项不是栝蒌薤白白酒汤证的典型表现？（   ）

    A. 喘息咳唾　　B. 胸背痛　　C. 手足厥冷　　D. 短气

23. 下列哪首方剂一般不用于胸痹病的治疗？（   ）

    A. 枳实薤白桂枝汤　　B. 薏苡附子散　　C. 栝蒌薤白半夏汤

    D. 薏苡附子败酱散

24. 厚朴七物汤所治腹满证属于（　　　）

　　A. 里实兼少阳证　　B. 里实胀重于积　　C. 里实积胀俱重

　　D. 里实兼太阳表证　　E. 寒实内结

25. 厚朴七物汤证在饮食方面的表现是（　　　）

　　A. 意欲食复不能食　　B. 饥而不欲食　　C. 呕不能饮食　　D. 消谷引食

　　E. 饮食如故

26. 大建中汤证候中不应具备下列哪项？（　　　）

　　A. 痛处固定不移　　B. 心胸中大寒痛　　C. 上下痛而不可触近

　　D. 呕不能饮食　　E. 上冲皮起，出现有头足

27. 肾着的形成是由于（　　　）

　　A. 寒湿留着于肾脏　　B. 寒湿痹着于腰部　　C. 风邪留着于腰部

　　D. 风邪留着于肾脏　　E. 瘀血留着于腰部

28. 己椒苈黄丸证属于狭义痰饮，其病机是（　　　）

　　A. 饮盛上泛，蒙蔽清阳　　B. 饮积下焦，泛逆于上

　　C. 脾胃阳虚，饮停心下　　D. 肠间饮结成实，气机壅阻

　　E. 饮留成实，欲去未尽

29. "饮水流行，归于四肢，当汗出而不汗出，身体疼痛重"为（　　　）

　　A. 痰饮　　B. 悬饮　　C. 溢饮　　D. 支饮

30. 小半夏汤证表现是（　　　）

　　A. 胸胁支满，目眩　　B. 短气有微饮　　C. 呕家本渴，反不渴

　　D. 欲自利，利后快，利后心下续坚满

31. 小便不利，其人苦渴，小腹怕冷，病属下寒上燥者，治宜（　　　）

　　A. 五苓散　　B. 猪苓汤　　C. 苓桂术甘汤　　D. 肾气丸　　E. 栝蒌瞿麦丸

32. 《金匮要略》中的下消病主要症状是（　　　）

　　A. 消渴，气上冲心，心中疼热　　B. 渴欲饮水，水入即吐　　C. 渴入饮水不止

　　D. 饮一斗，小便一斗　　E. 渴入饮水，口干舌燥

33. 脉浮，胕肿，按之没指，不恶风，其腹如（故）鼓是哪种水气病的主要脉症？
（　　　）

　　A. 风水　　B. 黄汗　　C. 正水　　D. 石水　　E. 皮水

34. 水气病的形成与下列哪一脏关系不密切？（　　　）

　　A. 肺　　B. 肝　　C. 脾　　D. 肾　　E. 三焦

35. 治疗黄疸最基本的原则是（　　　）

　　A. 清热　　B. 利小便　　C. 活血　　D. 补虚　　E. 健脾

36. "阳明病，脉迟者，食难用饱，饱则发烦头眩，小便必难，此欲作谷疸。虽下之，腹满如故，所以然者，脉迟故也。"本证属（　　　）

　　A. 寒湿发黄　　B. 湿热发黄　　C. 燥结发黄　　D. 阴虚发黄

37. 下列方剂中，不适宜治疗湿热黄疸的是（　　　）

　　A. 茵陈五苓散　　　B. 大黄硝石汤　　　C. 栀子大黄汤　　　D. 小建中汤

38. 桂枝去芍药加蜀漆牡蛎龙骨救逆汤（　　　）

　　A. 可用于气血不足的悸症　　　B. 有通阳、镇惊、安神之效

　　C. 芍药可以敛阴止汗，故去之　　　D. 只能用于火邪所致的惊狂，卧起不安

39. 黄土汤的反佐药是（　　　）

　　A. 干地黄　　　B. 阿胶　　　C. 甘草　　　D. 黄芩　　　E. 伏龙肝

40. 下列症状中，哪一项不是瘀血的典型见症？（　　　）

　　A. 唇痿舌青　　　B. 口燥，但欲漱水，不欲咽　　　C. 腹满　　　D. 恶寒发热

　　E. 脉微大来迟

41. 胃肠实热所致的呕吐可用下列哪方治疗？（　　　）

　　A. 半夏泻心汤　　　B. 生姜泻心汤　　　C. 甘草泻心汤　　　D. 大黄甘草汤

42. 患者似喘非喘，似哕非哕，似呕非呕，心中烦乱者，治宜（　　　）

　　A. 小半夏汤　　　B. 生姜半夏汤　　　C. 干姜半夏散　　　D. 茯苓泽泻汤

　　E. 半夏泻心汤

43. 吴茱萸汤的组成是（　　　）

　　A. 吴茱萸、人参、生姜、大枣、甘草　　　B. 吴茱萸、人参、生姜、大枣

　　C. 吴茱萸、半夏、生姜、大枣、甘草　　　D. 吴茱萸、半夏、生姜、大枣

44. 浸淫疮用黄连粉主之，从脏腑而言是清哪一脏的火毒？（　　　）

　　A. 心火　　　B. 肝火　　　C. 脾火　　　D. 肺火　　　E. 肾火

45. 阴狐疝气者，偏有小大，时时上下，治疗当用（　　　）

　　A. 鸡屎白散　　　B. 藜芦甘草汤　　　C. 甘草粉蜜汤　　　D. 蜘蛛散

46. 乌梅丸组成中没有的药物是（　　　）

　　A. 川椒　　　B. 当归　　　C. 细辛　　　D. 鹤草芽　　　E. 桂枝

47. 阴血亏虚，冲任损伤的崩漏、胞阻、胎动不安可用（　　　）

　　A. 胶艾汤　　　B. 桂枝茯苓丸　　　C. 当归芍药散　　　D. 白术散

48. 用于治疗因胎气影响，气化被阻而水肿、小便不利的方剂为（　　　）

　　A. 当归贝母苦参丸　　　B. 葵子茯苓散　　　C. 白术散　　　D. 当归芍药散

　　E. 当归散

49. 治疗胞阻的方剂是（　　　）

　　A. 桂枝茯苓丸　　　B. 胶艾汤　　　C. 当归芍药散　　　D. 当归散　　　E. 白术散

50. 产后气血郁滞成实所致腹痛，可以选用（　　　）

　　A. 当归散　　　B. 枳实芍药散　　　C. 干姜人参半夏丸　　　D. 白术散

51. 下列方剂，服用后需要温覆使汗出的是（　　　）

　　A. 竹皮大丸　　　B. 竹叶汤　　　C. 枳实芍药散　　　D. 当归生姜羊肉汤

52. 据《金匮要略》原文，产妇腹痛用枳实芍药散治疗不愈者，宜（　　　）

    A. 抵当汤　　　B. 下瘀血汤　　　C. 桂枝茯苓丸　　　D. 大黄甘遂汤

    E. 竹皮大丸

53. 半夏厚朴汤的病机是（　　　）

    A. 气血郁滞　　　B. 痰凝气滞　　　C. 肝气郁结　　　D. 阴虚火旺

    E. 脾虚湿盛

54. 妇人热入血室而见经水适断、寒热往来，治疗宜用（　　　）

    A. 小柴胡汤　　　B. 大黄甘遂汤　　　C. 下瘀血汤　　　D. 土瓜根散

55. 半夏厚朴汤的药物组成除半夏、厚朴外，还有（　　　）

    A. 生姜、海藻、昆布　　　B. 茯苓、干姜　　　C. 茯苓、生姜、苏叶

    D. 干姜、瓜蒌仁、桔梗

56. "妇人少腹寒，久不受胎"，治用（　　　）

    A. 胶艾汤　　　B. 温经汤　　　C. 附子汤　　　D. 当归芍药散

57. 土瓜根散的药物组成是（　　　）

    A. 土瓜根、水蛭、虻虫、桃仁　　　B. 土瓜根、芍药、肉桂、虻虫

    C. 土瓜根、芍药、桂枝、蟅虫　　　D. 土瓜根、桂枝、蟅虫、甘草

58. 大黄甘遂汤证的病机特点是（　　　）

    A. 血热互结血室　　　B. 下焦蓄水　　　C. 水血互结血室　　　D. 下焦蓄血

二、多选题

1. 下列主治湿病的方剂中，具有微汗作用的是哪几首？（　　　）

    A. 麻黄杏仁薏苡甘草汤　　　B. 桂枝附子汤　　　C. 甘草附子汤

    D. 防己黄芪汤　　　E. 麻黄加术汤

2. 用于百合病误治后的方剂有（　　　）

    A. 百合地黄汤　　　B. 滑石代赭汤　　　C. 百合知母汤　　　D. 百合鸡子汤

    E. 百合滑石散

3. 根据原文，桂枝加龙骨牡蛎汤可治疗（　　　）

    A. 男子失精　　　B. 女子梦交　　　C. 下利清谷　　　D. 亡血　　　E. 惊悸

4. 《金匮要略》肺痿肺痈咳嗽上气病篇用石膏的处方有（　　　）

    A. 小青龙加石膏汤　　　B. 射干麻黄汤　　　C. 泽漆汤　　　D. 越婢加半夏汤

    E. 厚朴麻黄汤

5. 主治心痛彻背的方剂有（　　　）

    A. 栝蒌薤白白酒汤　　　B. 栝蒌薤白半夏汤　　　C. 枳实薤白桂枝汤

    D. 薏苡附子散　　　E. 乌头赤石脂散

6. 下列哪些现象是辨别虚证腹满的依据？（　　）

A. 腹满按之不痛　　B. 腹满时减，复如故　　C. 腹痛上下移动不定

D. 大便溏泄　　E. 呕吐

7. "病痰饮者，当以温药和之"，此处"和之"的含义有（　　）

A. 和解少阳　　B. 调和脾胃　　C. 用温药不可过于刚燥　　D. 调和阴阳

E. 遣温药勿专于温补

8. 防己黄芪汤可治疗（　　）

A. 风湿表虚证　　B. 黄汗表虚证　　C. 黄疸表虚证　　D. 风水表虚证

E. 正水

9. 赤小豆当归散主治的病证有（　　）

A. 阴阳毒　　B. 狐惑成脓　　C. 虚寒便血　　D. 湿热便血　　E. 湿热黄疸

10. 肠痈未成脓的主症有（　　）

A. 时时发热，汗出恶寒　　B. 少腹肿痞，按之即痛如淋，小便自调

C. 其身甲错，腹皮急　　D. 脉迟紧

11. 桂枝茯苓丸除桂枝、茯苓外，还有（　　）

A. 红花　　B. 牡丹　　C. 芍药　　D. 当归　　E. 桃仁

12. 温经汤的药物组成是（　　）

A. 吴茱萸、桂枝、甘草　　B. 当归、川芎、白芍　　C. 人参、丹皮、阿胶

D. 半夏、生姜、麦冬　　E. 黄芪、茯苓、山药

试题五

一、单选题

1.《金匮要略》的原书名为（　　　）

　　A.《金匮要略方论》　　　　B.《金匮玉函要略方》　　　　C.《金匮要略本义》

　　D.《金匮要略论注》

2.《金匮要略》一书的主要精神是（　　　）

　　A. 强调异病同治，同病异治　　　B. 以阴阳五行学说为基本论点

　　C. 以脏腑经络病机结合四诊八纲进行病与证相结合的辨证方法

　　D. 强调整体观念

3. 桂枝在五苓散、苓桂术甘汤中的主要作用是（　　　）

　　A. 温化水饮　　　B. 调和营卫　　　C. 健中和气　　　D. 下气降逆

4.《金匮要略》中附子配合乌头的作用是（　　　）

　　A. 回阳救逆　　　B. 峻逐阴邪　　　C. 温中止痛　　　D. 温散寒湿

5.《金匮要略》首篇中仲景提出的三条病因是（　　　）

　　A. 内因、外因、不内外因　　　B. 饮食所伤、情志不遂、劳倦

　　C. 伤于阴、伤于阳、喜怒所伤　　　D. 以上都不对

6. 卒厥出现何症时预后尚可？（　　　）

　　A. 唇口青，身冷　　　B. 身和，汗自出　　　C. 目合口张　　　D. 手撒遗尿

7. 气候与节令理当相应，若不相应，则易致病，比如，冬至之后，至而太过。此处的
　　"至而太过"是指（　　　）

　　A. 以得甲子，而天因温和　　　B. 以未得甲子，而天因温和

　　C. 以得甲子，而天未温和　　　D. 以得甲子，而天大寒不解

　　E. 以得甲子，而天温和如盛夏五六月时

8.《金匮要略》首篇将致病原因和途径概括为三条，其立论依据是（　　　）

　　A. 以脏腑经络分内外　　　B. 以内伤外感分内外　　　C. 以病情寒热分内外

　　D. 以邪正盛衰分内外　　　E. 以病位上下分内外

9. 外湿最易侵犯人体的部位是（　　　）

　　A. 皮肤、经脉　　　B. 肌肉、关节　　　C. 皮肤、肌肉　　　D. 经脉、关节

10. 首次服用治疗风湿的防己黄芪汤后，可出现哪种反应？（　　　）

　　A. 如冒状　　　B. 如虫行皮中　　　C. 身痹　　　D. 如醉状　　　E. 瞑眩

11. 百合病的治疗主方是（   ）

    A. 百合滑石散   B. 百合鸡子汤   C. 百合知母汤   D. 百合地黄汤

    E. 滑石代赭汤

12. 百合病是因为具有下列哪种表面现象而导致误下？（   ）

    A. 如寒无寒，如热无热   B. 欲饮食，或有美时，或有不闻食臭时

    C. 口苦，小便赤，脉微数   D. 意欲食，复不能食

13. 依据《金匮要略》原文，中风，邪入于络，（   ）

    A. 肌肤不仁   B. 重不胜   C. 不识人   D. 舌即难言，口吐涎

14. 桂枝芍药知母汤证临床症见（   ）

    A. 身体疼痛，不能转侧，脉浮虚而涩   B. 风湿脉浮身重，汗出恶风

    C. 一身尽疼，发热，日晡所剧   D. 身体烦疼，发热，恶寒，无汗

    E. 诸肢节疼痛，身体魁羸，脚肿如脱，头眩短气，温温欲吐

15. 《金匮要略》所论虚劳病，系指（   ）

    A. 慢性疾病   B. 慢性衰弱性疾病   C. 肺痨病   D. 一切虚证的概括

    E. 阳气亏虚证

16. 小建中汤的药物组成为（   ）

    A. 当归、桂枝、芍药、生姜、甘草、大枣、饴糖

    B. 人参、蜀椒、干姜、饴糖   C. 黄芪、桂枝、芍药、生姜、大枣

    D. 桂枝、芍药、生姜、甘草、大枣、饴糖

    E. 黄芪、桂枝、芍药、生姜、大枣、甘草、饴糖

17. "男子平人，脉虚弱细微者，善盗汗"属于何种证候？（   ）

    A. 阴虚   B. 阳虚   C. 气虚   D. 阴阳气血皆虚

18. 酸枣仁汤的病机是（   ）

    A. 肝阴不足，心血亏虚   B. 心肾不交，水火不济   C. 脾胃不和

    D. 脾虚生痰，痰浊内扰

19. 小青龙加石膏汤证的病机为（   ）

    A. 寒饮内停，肺气失宣   B. 寒饮郁肺，气机不降   C. 寒饮郁肺，邪郁化火

    D. 外寒内饮，饮郁化热   E. 外寒内饮，热重于饮

20. 治疗虚寒性肺痿的主方是甘草干姜汤，其方中药物炮制与组合比例是（   ）

    A. 生甘草倍于炮干姜   B. 炙甘草、干姜等分   C. 炙甘草倍于炮干姜

    D. 炮干姜倍于炙甘草   E. 干姜倍于生甘草

21. 奔豚气病最常见的情志致病因素是（   ）

    A. 喜   B. 惊恐   C. 悲   D. 忧思

22. 下列药物中，枳实薤白桂枝汤中含有的是（   ）

    A. 杏仁   B. 麻黄   C. 白酒   D. 厚朴

157

23. 胸痹病的典型脉象可以概括为 (　　)

    A. 阳微阴弦　　　B. 寸口脉迟而缓　　　C. 寸口脉沉而弱

    D. 寸口脉浮而迟，趺阳脉浮而数

24. 厚朴七物汤的组成是 (　　)

    A. 桂枝汤合厚朴三物汤　　　B. 桂枝汤合小承气汤

    C. 桂枝汤去芍药合厚朴三物汤　　　D. 桂枝汤去芍药合小承气汤

    E. 桂枝汤去芍药合大承气汤

25. 症见心胸中大寒痛，呕不能饮食，上冲皮起，出见有头足，上下痛而不可触近者，治宜 (　　)

    A. 附子粳米汤　　　B. 大黄附子汤　　　C. 大乌头煎　　　D. 大建中汤

    E. 乌头桂枝汤

26. 寒疝属于血虚者，治用 (　　)

    A. 大乌头煎　　　B. 当归四逆汤　　　C. 乌头桂枝汤　　　D. 当归生姜羊肉汤

27. 治疗肝着使用哪首方剂？(　　)

    A. 麻子仁丸　　　B. 旋覆花汤　　　C. 苓桂术甘汤　　　D. 甘姜苓术汤

28. 甘遂半夏汤主治留饮欲去未尽证，体现的治法是 (　　)

    A. 涤饮泻热，前后分消　　　B. 因势利导，攻逐水饮

    C. 荡热逐瘀，攻下理实　　　D. 利水逐饮，泄肺下气

    E. 涤饮荡热，行气开郁

29. 心下有留饮的典型表现是 (　　)

    A. 咳嗽，吐涎沫　　　B. 眩冒　　　C. 身体沉重　　　D. 其人背寒冷如掌大

30. 以苦冒眩为主症的心下支饮证，仲景以何方主治？(　　)

    A. 苓桂术甘汤　　　B. 泽泻汤　　　C. 五苓散　　　D. 真武汤

31. "脉浮，小便不利，微热消渴"者，治当用 (　　)

    A. 五苓散　　　B. 猪苓汤　　　C. 滑石白鱼散　　　D. 栝蒌瞿麦丸

32. 栝蒌瞿麦丸的药物组成是 (　　)

    A. 栝蒌、瞿脉、白术、附子、山药　　　B. 栝蒌、瞿脉、白术、茯苓、泽泻

    C. 栝蒌、瞿脉、茯苓、木通、山药　　　D. 栝蒌、瞿脉、茯苓、山药、附子

    E. 栝蒌、瞿脉、白术、茯苓、附子

33. 下列水肿，与肺关系最为密切的是 (　　)

    A. 风水　　　B. 皮水　　　C. 正水　　　D. 石水　　　E. 黄汗

34. "其脉自浮，外证骨节疼痛，恶风"，属于水气病的 (　　)

    A. 皮水　　　B. 石水　　　C. 正水　　　D. 风水

35. 女劳疸的特征性症状是 (　　)

    A. 膀胱急　　　B. 大便黑　　　C. 额上黑　　　D. 腹满　　　E. 腰痛

36. 治疗黄疸湿热俱盛的方剂是（　　）

　　A. 大黄硝石汤　　B. 茵陈蒿汤　　C. 茵陈五苓散　　D. 栀子大黄汤

37. 大黄硝石汤的药物组成是（　　）

　　A. 大黄、硝石、黄柏、栀子　　　B. 大黄、硝石、矾石

　　C. 大黄、硝石、枳实、厚朴　　　D. 大黄、硝石、甘草

38. 半夏麻黄丸的作用是（　　）

　　A. 发汗解表，燥湿化痰　　B. 饮通阳，降逆　　C. 降逆止呕，兼散表邪

　　D. 宣肺平喘，燥湿化痰

39. 张仲景用治吐血、衄血的泻心汤，其方剂组成是（　　）

　　A. 半夏、干姜、黄芩、黄连、人参、甘草、大枣

　　B. 大黄、黄芩、黄连、附子　　C. 大黄、黄芩、黄连

　　D. 甘草、黄芩、黄连、干姜、半夏、大枣　　　E. 大黄、黄柏、黄连

40. "下血先便后血，此远血也，黄土汤主之"，其病机为（　　）

　　A. 胃热亢盛　　B. 阴虚火旺　　C. 肝火犯胃　　　D. 中焦虚寒

　　E. 温热互结

41. 下列哪项不是通脉四逆汤的组成成分？（　　）

　　A. 附子　　B. 人参　　C. 干姜　　D. 甘草

42. 下列诸方，何者的服法是"小冷，分四次服，日三夜一服。止，停后服"？（　　）

　　A. 大黄甘草汤　　B. 茯苓泽泻汤　　C. 生姜半夏汤　　D. 半夏泻心汤

　　E. 大半夏汤

43. 桃花汤用于下列何种情况的治疗？（　　）

　　A. 虚寒胃反　　B. 虚寒下利便脓血　　　C. 热利　　D. 胃热呕吐

44. 下列何药不属于大黄牡丹汤？（　　）

　　A. 大黄　　B. 冬瓜子　　C. 桃仁　　D. 牡丹皮　　E. 黄芩

45. 阴狐疝的病机是（　　）

　　A. 湿热下注肝经　　B. 气血不足，筋脉弛缓　　C. 寒凝肝经

　　D. 寒气上下攻冲　　E. 肾气亏虚，气化不利

46. 蛔厥吐蛔，手足逆冷，静而复烦，得食则吐，治疗当用（　　）

　　A. 乌梅丸　　B. 甘草粉蜜汤　　C. 大乌头煎　　D. 四逆汤

47. 当归芍药散的方义是（　　）

　　A. 调补冲任，固经养血　　B. 活血化瘀，养血止痛

　　C. 养血疏肝，健脾利湿　　D. 温阳散寒，和肝止痛

48. 当归芍药散的药物组成是（　　）

　　A. 当归、芍药、黄芩、白术、泽泻　　B. 当归、芍药、川芎、白术、泽泻

　　C. 当归、川芎、芍药、茯苓、白术　　D. 当归、芍药、川芎、茯苓、泽泻

　　E. 当归、川芎、芍药、山药、茯苓、白术

49. 当归芍药散所治病证的病机是（　　　）

　　A. 肝血不足　　　B. 肝气郁滞　　　C. 肝脾不调，气郁血滞湿阻

　　D. 肝血不足，湿热内生　　　E. 肝郁化火

50. 治疗产后血虚里寒所致腹痛，可以选用（　　　）

　　A. 当归生姜羊肉汤　　　B. 枳实芍药散　　　C. 当归贝母苦参丸　　　D. 当归散

51. 服用下瘀血汤后，可出现下列何种效果？（　　　）

　　A. 病从小便出　　　B. 新血下如豚肝　　　C. 当汗出，如虫行皮中，即愈

　　D. 腹中软，即当散也

52. 竹叶汤适于治疗（　　　）

　　A. 产后中风兼阳虚　　　B. 产后中风　　　C. 产后虚热烦呕　　　D. 产后腹痛

　　E. 产后下利

53. 温经汤证出现唇口干燥的机制是（　　　）

　　A. 水饮内停，津不上承　　　B. 下血日久，阴血受伤　　　C. 肾气虚弱，气不化津

　　D. 瘀血内阻，津不上濡　　　E. 热邪伤津

54. 狭义的血室是指（　　　）

　　A. 膀胱　　　B. 子宫　　　C. 冲脉　　　D. 任脉

55. "妇人脏躁，喜悲伤欲哭，象如神灵所作，数欠伸"者，治以（　　　）

　　A. 百合地黄汤　　　B. 甘麦大枣汤　　　C. 百合知母汤　　　D. 半夏厚朴汤

56. 甘麦大枣汤的药物组成是（　　　）

　　A. 甘草、麦冬、大枣　　　B. 甘草、小麦、大枣

　　C. 甘草、小麦、山药、大枣　　　D. 甘草、麦冬、大枣、山药、白术

57. "妇人陷经，漏下黑不解"，治用（　　　）

　　A. 小建中汤　　　B. 当归生姜羊肉汤　　　C. 温经汤　　　D. 胶姜汤

58. 瘀血内结成实所致的"妇人经水不利下"，治疗当用（　　　）

　　A. 下瘀血汤　　　B. 大黄甘遂汤　　　C. 抵当汤　　　D. 土瓜根散

二、多选题

1. 风湿相搏，一身尽疼痛，治疗时不可大汗，其原因是（　　　）

　　A. 但风气去　　　B. 湿气犹存　　　C. 易伤卫阳　　　D. 更伤津液　　　E. 辛温助热

2. 百合病变渴选用（　　　）

　　A. 百合知母汤　　　B. 百合滑石散　　　C. 百合洗方　　　D. 栝蒌牡蛎散

　　E. 百合地黄汤

3. 桂枝加龙骨牡蛎汤主治的症状有（　　　）

　　A. 男子失精，女子梦交　　　B. 腹中疼痛　　　C. 少腹弦急，阴头寒　　　D. 里急

　　E. 目眩发落

4. 麦门冬汤中用半夏的意义在于（　　）

    A. 化痰　　B. 下气　　C. 和胃　　D. 散饮　　E. 制麦冬之滋腻

5. 枳实薤白桂枝汤的药物组成是（　　）

    A. 枳实　　B. 薤白　　C. 桂枝　　D. 厚朴　　E. 栝蒌

6. 厚朴七物汤的脉证特点是（　　）

    A. 腹满　　B. 发热十日　　C. 饮食如故　　D. 脉浮数　　E. 腹满时减

7. 《金匮要略》根据饮停的部位，将痰饮病分为（　　）

    A. 痰饮　　B. 悬饮　　C. 留饮　　D. 溢饮　　E. 支饮

8. 越婢汤的主症是（　　）

    A. 一身悉肿　　B. 发热而渴　　C. 脉浮恶风　　D. 续自汗出　　E. 大便难

9. 泻心汤的组成是（　　）

    A. 大黄　　B. 黄连　　C. 黄芩　　D. 黄柏　　E. 地黄

10. 在《金匮要略》疮痈肠痈浸淫篇中须顿服的方剂有（　　）

    A. 薏苡附子败酱散　　B. 大黄牡丹汤　　C. 王不留行散　　D. 排脓散

    E. 排脓汤

11. 仲景治胎动不安设（　　）

    A. 白术散　　B. 桂枝汤　　C. 胶艾汤　　D. 当归芍药散　　E. 当归散

12. 脏躁病的主要症状是（　　）

    A. 喜悲伤欲哭　　B. 数欠伸　　C. 常默默　　D. 寒热往来　　E. 漏下不止

试题六

一、单选题

1. 《金匮要略》之中具有纲领性意义的篇章是（　　　）

    A. 痉湿暍病篇　　　B. 脏腑经络先后病篇　　　C. 五脏风寒积聚病篇

    D. 中风历节病篇

2. 《金匮要略》杂病辨证的核心是（　　　）

    A. 六经辨证　　　B. 八纲辨证　　　C. 卫气营血辨证　　　D. 脏腑经络辨证

3. 桂枝在桂枝加桂汤、桂苓五味甘草汤中的主要作用是（　　　）

    A. 调和营卫　　　B. 下气降逆　　　C. 健运中气　　　D. 宣通阳气

4. 《金匮要略》中附子配合粳米的作用是（　　　）

    A. 回阳救逆　　　B. 峻逐阴邪　　　C. 温中除寒，降逆止痛　　　D. 缓急止痛

5. 《金匮要略》首篇第一条指出"上工治未病"，此处"治未病"的含义是（　　　）

    A. 未病防病　　　B. 已病早治　　　C. 已病防传　　　D. 谨防误治　　　E. 适时治疗

6. 浸淫疮出现什么情况预后较差？（　　　）

    A. 从口起流向四肢　　　B. 从四肢流来入口者　　　C. 局限于面部

    D. 仅限于四肢

7. 《金匮要略》首篇中"甲子"的含义是指（　　　）

    A. 甲子时　　　B. 甲子日　　　C. 甲子月　　　D. 甲子年　　　E. 冬至之后的 60 天

8. 下列哪项符合《金匮要略》"五脏病各有所得者愈"的精神？（　　　）

    A. 肝病阴血虚而得酸甘之品　　　B. 脾病湿困而进滋补

    C. 肺病痰喘而得阴柔之品　　　D. 肾病阴虚而用苦燥剂

    E. 心病火盛而得辛温之品

9. 以葛根汤主治的"欲作刚痉"，提示因邪阻筋脉，势将强急成痉之兆的症状是（　　　）

    A. 项背强几几　　　B. 身体强几几　　　C. 口噤不得语　　　D. 脚挛急

10. 患者身体疼痛，发热恶寒，无汗，治宜选用（　　　）

    A. 麻黄杏仁薏苡甘草汤　　　B. 麻黄加术汤　　　C. 栝蒌桂枝汤　　　D. 葛根汤

11. 狐惑病的主症是（　　　）

    A. 状如伤寒　　　B. 默默欲眠　　　C. 咽喉及前后二阴蚀烂　　　D. 目四眦黑

    E. 恶闻食臭

12. 依据《金匮要略》原文，百合病吐之后者，当用何方主之？（   ）

    A. 百合鸡子汤   B. 百合地黄汤   C. 百合知母汤   D. 滑石代赭汤

13. 依据《金匮要略》原文，中风，邪入于经，_____。（   ）

    A. 肌肤不仁   B. 肢体重滞   C. 不识人   D. 舌即难言，口吐涎

14. 桂枝芍药知母汤证的病因为（   ）

    A. 感受寒湿   B. 感受风湿   C. 感受湿热   D. 感受风寒   E. 感受风热

15. 血痹病的主要症状是（   ）

    A. 关节疼痛   B. 周身或局部肌肤麻木不仁   C. 半身不遂   D. 肢体疼痛

    E. 全身关节游走性疼痛

16. 桂枝加龙骨牡蛎汤的病机是（   ）

    A. 阴阳两虚   B. 肝肾阴虚   C. 心肾阳虚   D. 心脾气虚   E. 脾肾亏虚

17. 虚劳诸不足，风气百疾，治疗当用（   ）

    A. 玉屏风散   B. 桂枝汤   C. 薯蓣丸   D. 小建中汤

18. 小建中汤证虽然是寒热错杂、阴阳两虚之证，但症状表现偏于（   ）

    A. 阴虚   B. 阳虚   C. 气虚   D. 血虚

19. 《金匮要略》治疗"大逆上气，咽喉不利"用麦门冬汤，此方主治的脏腑是（   ）

    A. 心肺   B. 肺肾   C. 肺胃   D. 心肾   E. 肝肾

20. 泽漆汤有何作用？（   ）

    A. 散饮降逆、止咳平喘   B. 逐水通阳、止咳平喘

    C. 解表化饮、止咳平喘   D. 利窍涤痰、止咳平喘

21. "奔豚气上冲胸者，腹痛，往来寒热"者，其病机为（   ）

    A. 汗后阳虚，水饮内动   B. 肝气郁结，胃失和降

    C. 肝气郁结，化热上冲   D. 阴寒内盛，上凌心阳

22. 人参汤中不含（   ）

    A. 甘草   B. 茯苓   C. 白术   D. 干姜

23. 下列方剂中，乌头与附子同用的方剂是（   ）

    A. 大乌头煎   B. 乌头汤   C. 乌头赤石脂丸   D. 乌头桂枝汤

    E. 乌梅丸

24. 症见按之心下满痛，往来寒热，郁郁心烦，呕吐较剧，胸胁苦满，大便秘结，舌红苔黄，脉弦有力等，当辨属（   ）

    A. 里实兼太阳表证   B. 里实兼少阳证   C. 里实胀重于积证

    D. 里实积胀俱重证   E. 寒实内结证

25. 大建中汤所治腹满证的病机为（   ）

    A. 中焦虚寒，水饮内停   B. 脾肾阳虚阴盛，水饮上逆

    C. 脾胃阳衰，中焦寒甚   D. 寒实内结，阳气不运

    E. 脾胃虚弱，阴阳失调

26. 下列哪项不是厚朴三物汤证应具备的？（　　）

　　A. 腹满痛　　B. 大便秘结　　C. 痛处拒按　　D. 满痛时减　　E. 舌红苔黄

27. 治疗脾约使用哪首方剂？（　　）

　　A. 麻子仁丸　　B. 旋覆花汤　　C. 苓桂术甘汤　　D. 甘姜苓术汤

28. 下列哪项不是甘遂半夏汤证所应具备的？（　　）

　　A. 欲自利　　B. 利反快　　C. 虽利，心下续坚满　　D. 利后神疲体倦

　　E. 脉伏

29. 水在心的表现是（　　）

　　A. 心下坚筑，短气，恶水不欲饮　　B. 心下悸　　C. 少气身重

　　D. 胁下支满，嚏而痛

30. 痰饮病的治疗大法是（　　）

　　A. 燥湿化痰　　B. 清热涤痰　　C. 温化痰饮　　D. 宣肺化痰

31. "渴欲饮水，水入即吐者，名曰水逆"，宜用（　　）

　　A. 茯苓泽泻汤　　B. 五苓散　　C. 猪苓散　　D. 小半夏加茯苓汤

　　E. 猪苓汤

32. 猪苓汤的药物组成是（　　）

　　A. 猪苓、茯苓、泽泻、滑石、桂枝　　B. 猪苓、茯苓、泽泻、滑石、白术

　　C. 猪苓、茯苓、泽泻、白术、阿胶　　D. 猪苓、茯苓、泽泻、白术、桂枝

　　E. 猪苓、茯苓、泽泻、滑石、阿胶

33. "水之为病，其脉沉小，属少阴"，此指哪种水气病？（　　）

　　A. 风水　　B. 皮水　　C. 正水　　D. 石水　　E. 黄汗

34. "其脉沉迟，外证自喘"属于水气病的（　　）

　　A. 皮水　　B. 石水　　C. 正水　　D. 风水

35. 栀子大黄汤的组成中不应有哪一种药？（　　）

　　A. 栀子　　B. 大黄　　C. 枳实　　D. 茵陈　　E. 淡豆豉

36. 酒黄疸，心中懊侬，或热痛，治用（　　）

　　A. 茵陈蒿汤　　B. 硝石矾石散　　C. 大黄硝石汤　　D. 栀子大黄汤

37. 《金匮要略》用下法治疗黄疸的代表方剂是（　　）

　　A. 大承气汤　　B. 硝石矾石散　　C. 大黄硝石汤　　D. 大柴胡汤

38. 柏叶汤止血的机制是（　　）

　　A. 清热以止血　　B. 益气以止血　　C. 温中以止血　　D. 收涩以止血

39. 《金匮要略》中，"心气不足，吐血，衄血，泻心汤主之"，其病机是（　　）

　　A. 心气不足　　B. 心阳不足　　C. 心阴不足　　D. 心火亢盛　　E. 心血亏虚

40. 赤小豆当归散由哪几味药组成？（　　）

　　A. 赤小豆、当归　　B. 赤小豆、当归、甘草　　C. 赤小豆、当归、生姜

　　D. 赤小豆、当归、大枣　　E. 赤小豆、当归、干姜

41. 呕而脉弱，小便复利，身有微热，见厥者，使用下列何方治疗？（　　）

　　A. 通脉四逆汤　　　B. 四逆汤　　　C. 四逆散　　　D. 人参汤

42. "病人呕吐，不可下之"，说明治病要（　　）

　　A. 以求其本　　　B. 因势利导　　　C. 先治其标　　　D. 标本同治　　　E. 随证治之

43. 桃花汤的组成中不含以下哪种药物？（　　）

　　A. 大枣　　　B. 赤石脂　　　C. 粳米　　　D. 干姜

44. 肠痈脓未成的治疗，选用（　　）

　　A. 薏苡附子败酱散　　　B. 大黄附子汤　　　C. 大黄牡丹汤　　　D. 桔梗汤

45. 蛔厥的治则是（　　）

　　A. 酸甘化阴，驱蛔止厥　　　B. 温通阳气　　　C. 缓急止痛，回阳救逆

　　D. 寒温并用，安蛔杀虫　　　E. 健脾和胃，疏肝理气

46. 乌梅丸中需要用苦酒浸一宿的药物是（　　）

　　A. 桂枝　　　B. 乌梅　　　C. 黄连　　　D. 当归

47. 妊娠小便难，饮食如故，用何方主之（　　）

　　A. 桂枝茯苓丸　　　B. 苓桂术甘汤　　　C. 栝蒌瞿麦丸　　　D. 当归贝母苦参丸

48. 下列五味药中，当归散与当归芍药散所用的不同药物是（　　）

　　A. 川芎　　　B. 白芍　　　C. 白术　　　D. 黄芩　　　E. 当归

49. 冲任虚寒，阴血失守所致妇人漏下，治宜（　　）

　　A. 胶艾汤　　　B. 当归芍药散　　　C. 温经汤　　　D. 四物汤　　　E. 桂枝茯苓丸

50. 产后三病不包括（　　）

　　A. 痉　　　B. 郁冒　　　C. 大便难　　　D. 奔豚

51. 产后病痉的病机是（　　）

　　A. 新产血虚，多汗出，喜中风　　　B. 亡血复汗，寒多　　　C. 亡津液，胃燥

　　D. 血虚下厥，孤阳上出

52. 下列除哪首方剂外，均可治疗产后腹痛？（　　）

　　A. 当归生姜羊肉汤　　　B. 枳实芍药散　　　C.《千金》内补当归建中汤

　　D. 下瘀血汤　　　E. 当归芍药散

53. 妇人转胞不得溺，烦热不得卧而反倚息，宜（　　）

　　A. 五苓散　　　B. 猪苓汤　　　C. 肾气丸　　　D. 栝蒌瞿麦丸　　　E. 葵子茯苓散

54. "妇人中风，发热恶寒，经水适来，得之七八日，热除脉迟，身凉和，胸满，如结胸状，谵语者"，辨证为（　　）

　　A. 热入阳明　　　B. 邪入少阳　　　C. 热实结胸　　　D. 热入血室

55. 下列方剂，兼有"补脾气"作用的是（　　）

　　A. 温经汤　　　B. 土瓜根散　　　C. 甘麦大枣汤　　　D. 当归芍药散

56. 妇人月水过多或至期不来，治用（　　）

　　A. 温经汤　　　B. 土瓜根散　　　C. 胶姜汤　　　D. 旋覆花汤

57. 妇人陷经，证属冲任虚寒、不能摄血者，治用（　　　）

    A. 小建中汤　　　B. 胶姜汤　　　C. 当归生姜羊肉汤　　　D. 温经汤

58. 妇人经闭不行，少腹硬满结痛，大便色黑易解，小便自利，脉沉涩，治疗宜用（　　　）

    A. 温经汤　　　B. 大黄甘遂汤　　　C. 当归芍药散　　　D. 抵当汤

二、多选题

1. 防己黄芪汤中除防己、黄芪两味药外，还应有下列哪几味药？（　　　）

    A. 白术　　　B. 甘草　　　C. 麻黄　　　D. 生姜　　　E. 大枣

2. 狐惑病的外治方有（　　　）

    A. 甘草泻心汤　　　B. 苦参汤　　　C. 赤小豆当归散　　　D. 雄黄熏法

    E. 升麻鳖甲汤

3. 下列方剂中，具有扶正与祛邪双重作用的是（　　　）

    A. 薯蓣丸　　　B. 大黄䗪虫丸　　　C. 小建中汤　　　D. 黄芪建中汤

    E. 酸枣仁汤

4. 用奔豚汤治疗肝郁奔豚主症包括（　　　）

    A. 气上冲胸　　　B. 腹痛　　　C. 往来寒热　　　D. 脐下悸　　　E. 口苦咽干

5. 枳实薤白桂枝汤证主症包括（　　　）

    A. 心中痞　　　B. 胸满　　　C. 胁下逆抢心　　　D. 腹胀　　　E. 大便不畅

6. 厚朴七物汤证的病机是（　　　）

    A. 实热内结于肠　　　B. 表邪未解　　　C. 里证重于表证　　　D. 病涉少阳

    E. 兼水饮内停

7. 根据《金匮要略》原文，临床应用苓桂术甘汤时，常见的主症有（　　　）

    A. 胸胁支满　　　B. 目眩　　　C. 短气　　　D. 背冷如手大　　　E. 肠间沥沥有声

8. 防己黄芪汤的主症是（　　　）

    A. 脉浮　　　B. 汗出恶风　　　C. 骨节疼痛　　　D. 身重　　　E. 口渴溲少

9. 《金匮要略》中泻心汤主治（　　　）

    A. 吐血　　　B. 便血　　　C. 衄血　　　D. 崩漏下血　　　E. 瘀血内结

10. 《金匮要略》中用于治疗蛔虫病的方剂有（　　　）

    A. 乌梅丸　　　B. 蜘蛛散　　　C. 甘草粉蜜汤　　　D. 鸡屎白散

    E. 藜芦甘草汤

11. 产后三大病形成的原因有（　　　）

    A. 血虚　　　B. 感受外邪　　　C. 亡津液　　　D. 瘀血内阻　　　E. 营卫不调

12. 《金匮要略》中只有方名而不载药物组成的方剂有（　　　）

    A. 黄连粉　　　B. 附子汤　　　C. 胶姜汤　　　D. 杏子汤　　　E. 狼牙汤

试题七

填空题

1. 《金匮要略》是中医学的经典著作之一，也是我国最早论述_____辨证论治的专著。

2. 《金匮要略》全书共_____篇，首篇_____属于总论性质，具有纲领性意义。

3. 《金匮要略》所载方剂中，只列有方名未载药物的方剂名称分别是_____、_____、_____、_____。

4. 问曰：上工治未病，何也？师曰：夫治未病者，_____，_____，_____，四季脾旺不受邪，即勿补之。中工不晓相传，见肝之病，不解实脾，惟治肝也。

5. 夫人禀五常，因风气而生长，风气虽能生万物，亦能害万物，如水能浮舟，亦能覆舟。_____，人即安和。客气邪风，中人多死。千般灾难，不越三条；一者，_____，_____，_____；二者，_____，_____，_____，_____；三者，_____、_____、_____。

6. "病者一身尽疼，发热，_____，名风湿。此病伤于汗出当风，或久伤取冷所致。可与_____。"

7. "百合病，不经_____、_____、_____，病形如初者，_____主之。"

8. "狐惑之为病，状如伤寒，_____，目不得闭，卧起不安，_____，蚀于阴为狐，不欲饮食，_____，其面目乍赤、乍黑、乍白。蚀于上部则声喝，_____主之。"

9. "疟多寒者，名曰_____，蜀漆散主之。"

10. "邪在于络，_____；邪在于经，_____；邪入于腑，_____；邪入于脏，_____，口吐涎。"

11. "诸肢节疼痛，身体魁羸，_____，头眩短气，温温欲吐，桂枝芍药知母汤主之。"

12. "虚劳里急，悸，衄，腹中痛，＿＿＿＿＿，四肢酸疼，＿＿＿＿＿＿，咽干口燥，＿＿＿＿＿＿主之。"

13. "血痹阴阳俱微，＿＿＿＿＿＿，＿＿＿＿＿＿，外证＿＿＿＿＿，如风痹状，＿＿＿＿＿＿＿汤主之。"

14. "虚劳腰痛，＿＿＿＿＿＿，＿＿＿＿＿＿，八味肾气丸主之。"

15. "虚劳诸不足，风气百疾，＿＿＿＿＿主之。"

16. "五劳虚极羸瘦，腹满不能饮食，食伤，忧伤，饮伤，房室伤，饥伤，劳伤，经络营卫气伤，内有干血，＿＿＿＿＿，＿＿＿＿＿。缓中补虚，＿＿＿＿＿＿主之。"

17. "大气上逆，＿＿＿＿＿，止逆上气者，＿＿＿＿＿＿＿＿。"

18. "咳而上气，＿＿＿＿＿＿，射干麻黄汤主之。"

19. "咳而胸满，＿＿＿＿＿，咽干不渴，＿＿＿＿＿＿＿＿＿，＿＿＿＿＿，为肺痈，桔梗汤主之。"

20. "咳而上气，此为肺胀，其人喘，＿＿＿＿＿，＿＿＿＿＿＿，越婢加半夏汤主之。"

21. "奔豚气上冲胸，＿＿＿＿＿，＿＿＿＿＿＿，奔豚汤主之。"

22. 师曰：夫脉当取太过不及，＿＿＿＿＿＿，＿＿＿＿＿＿，所以然者，责其极虚也。

23. "胸痹不得卧，心痛彻背者，＿＿＿＿＿＿＿＿主之。"

24. "胸痹缓急者，＿＿＿＿＿＿＿主之。"

25. "胸痹之病，＿＿＿＿＿，＿＿＿＿＿，短气，寸口脉沉而迟，关上小紧数，＿＿＿＿＿＿＿主之。"

26. "病者腹满，按之＿＿为虚，＿＿＿为实，可下之。＿＿＿＿＿＿者，下之黄自去。"

27. "病腹满，发热十日，脉＿＿＿＿，饮食如故，＿＿＿＿＿汤主之。"

28. "按之心下满痛者，此为＿＿＿也，当下之，宜＿＿＿汤。"

29. 心胸中大寒痛，＿＿＿＿＿＿，腹中痛，＿＿＿＿＿＿，＿＿＿＿＿＿，上下痛而不可触近，＿＿＿＿汤主之。

30. "胁下偏痛，发热，其脉＿＿＿，此寒也，以＿＿＿之，宜＿＿＿＿汤。"

31. "肝着，其人＿＿＿＿＿＿＿＿，＿＿＿＿＿＿，但欲热饮，旋覆花汤主之。"

32. "肾着之病，其人＿＿＿＿，＿＿＿＿，如坐水中，形如水状，反不渴，小便自利，饮食如故，病属下焦，身劳汗出，衣一作表里冷湿，久久得之，腰以下冷痛，＿＿＿＿＿＿，＿＿＿＿＿＿主之。"

33. "其人素盛今瘦，_____，沥沥有声，谓之_____；饮后水流在胁下，_____，谓之悬饮；饮水流行，归于四肢，当_____，身体_____，谓之_____；咳逆倚息，_____，其形如肿，谓之_____。"

34. "病痰饮者，当以_____。"

35. "男子消渴，小便反多，以饮一斗，小便一斗，_____主之。"

36. "小便不利者，有_____，其人_____，栝蒌瞿麦丸主之。"

37. "风水_____，外证_____，恶风；皮水_____，外证_____，_____，_____，其腹如鼓，不渴，当发其汗。"

38. "风水，_____，_____者，防己黄芪汤主之。"

39. "皮水为病，四肢肿，水气在皮肤中，四肢_____者，_____主之。"

40. "谷疸之为病，寒热不食，_____，心胸不安，久久发黄为谷疸，_____主之。"

41. "寸口脉浮而缓，浮则为_____，缓则为_____。痹非中风。四肢苦烦，_____，瘀热以行。"

42. "风寒相搏，_____，_____，胃中苦浊，_____，_____，阴被其寒，热流膀胱，身体尽黄，名曰谷疸。"

43. "病者如热壮，烦满，口干燥而渴，其脉反无热，此为_____，是_____也，当下之。"

44. "_____，先便后血，_____，_____主之。"

45. "_____，先血后便，_____，_____主之。"

46. "病人欲吐者，不可_____。"

47. "干呕，吐涎沫，_____，茱萸汤主之。"

48. "_____者，大半夏汤主之。"

49. "_____者，大黄甘草汤主之。"

50. "病人胸中_____，_____，_____，彻心中愦愦然无奈者。_____主之。"

51. "下利便脓血者，_____主之。"

52. "肠痈者，少腹肿痞，_____，小便自调，时时发热，自汗出，_____。其脉沉紧者，脓未成，_____，当有血。脉洪数者，脓已成，_____。_____主之。"

53. "妇人怀妊，_____，当归芍药散主之。"

54. "妇人宿有癥病，经断未及三月，而得漏下不止，_____，为癥痼害。妊娠六月动者，前三月经水利时_____。下血者，后断三月衃也。所以血不止者，_____，当下其癥，_____主之。"

55．"师曰：产妇腹痛，法当以枳实芍药散，假令不愈者，此为腹中有干血着脐下，宜_____主之；亦主_____。"

56．"妇人脏躁，_____，象如神灵所作，数欠伸，_____主之。"

57．"问曰：妇人年五十所，病下利数十日不止，幕即发热，少腹里急，腹满，手掌烦热，唇口干燥，何也？师曰：此病属带下。何以故？曾经半产，瘀血在少腹不去。何以知之？其证_____，故知之。当以_____主之。"

试题八

一、单选题

1. 言《金匮要略》"其脉法，亦皆内经及历代相传之真诀"的是（　　）

　　A. 明·赵以德　　B. 清·徐大椿　　C. 清·陈修园　　D. 清·尤在泾

2. 桂枝在小建中汤、黄芪建中汤中的主要作用是（　　）

　　A. 调和营卫　　B. 宣通阳气　　C. 健运中气　　D. 发汗解表

3. 言"《金匮要略》，仲景治杂病之书也，与《伤寒论》相表里，然学者必先读《伤寒论》，再读此书，方能理会……"的是（　　）

　　A. 清·尤在泾　　B. 青·吴谦　　C. 清·陈修园　　D. 明·赵以德

4. 《金匮要略》中附子配合大黄的作用是（　　）

　　A. 温散寒湿　　B. 峻逐阴邪　　C. 回阳救逆　　D. 温阳通便，攻下寒积

5. 《金匮要略》首篇中仲景提出的 3 条病因与后世陈无择所言的不同之处在于，其分类是以_____为内外。（　　）

　　A. 经络脏腑　　B. 内伤外感　　C. 阴病阳病　　D. 以上都不是

6. 《金匮要略》首篇所论的阳病指（　　）

　　A. 热性病　　B. 表病　　C. 实性病　　D. 经络病证

7. 五邪中人，各有法度，其中湿邪易（　　）

　　A. 伤于上　　B. 伤于表　　C. 伤于下　　D. 伤于经

8. 下列哪种情况符合《金匮要略》首篇所说"五脏病各有所得者愈"的精神？（　　）

　　A. 肝病苦急而得温燥　　B. 心病苦缓而得辛散　　C. 脾病苦湿而得滋润

　　D. 肺病苦气上逆而得苦泄　　E. 肾病苦燥而得温燥

9. 下列哪一组药物的配伍符合《金匮要略》治肝阴血虚当酸甘焦苦合用的原则？（　　）

　　A. 白芍、五味子、酸枣仁、乌梅　　B. 白芍、焦栀子、炙甘草、乌梅

　　C. 焦栀子、黄连、黄芩、黄柏　　D. 白术、苍术、山药、茯苓

　　E. 炙甘草、小麦、大枣、胶饴

10. 下列哪一种病证不可用下法？（　　）

　　A. 痉病　　B. 宿食　　C. 脾约　　D. 喝

11. 证见壮热，胸满口噤，卧不着席，脚挛急，此属（　　）

　　A. 刚痉　　B. 欲作刚痉　　C. 柔痉　　D. 表热致痉　　E. 里热成痉

12. "湿家病身疼发热，面黄而喘，头痛鼻塞而烦，其脉大，自能饮食，腹中和无病"，治宜（   ）

    A. 防己黄芪汤   B. 麻黄杏仁薏苡甘草汤   C. 瓜蒂散搐鼻   D. 白术附子汤

13. 《金匮要略》治百合病诸方，皆为下列哪种治法而设？（   ）

    A. 见于阴者，以阳法救之   B. 见于阳者，以阴法救之   C. 见阳攻阴

    D. 见阴攻阳   E. 汗、吐、下

14. 根据《金匮要略》原文，赤小豆当归散主治狐惑病何症？（   ）

    A. 前阴蚀烂   B. 后阴蚀烂   C. 眼部化脓   D. 咽喉蚀烂   E. 面部变色

15. 患者神情默然，欲卧不能卧，欲行不能行，时欲饮食，时厌进食，如寒无寒，如热无热，口苦，小便赤，脉微数，治宜选用（   ）

    A. 百合鸡子汤   B. 甘麦大枣汤   C. 百合知母汤   D. 百合地黄汤

16. 阴毒和阳毒病的共有症是（   ）

    A. 面赤   B. 身痛   C. 唾脓血   D. 咽喉痛   E. 面目青

17. 根据《金匮要略》原文，狐惑病"蚀于上部则声喝"者的治方是（   ）

    A. 射干麻黄汤   B. 甘草泻心汤   C. 赤小豆当归散   D. 麦门冬汤

18. 阴毒的病机是（   ）

    A. 疫毒入侵，血分热盛   B. 湿热虫毒

    C. 疫毒侵入血脉，瘀血阻滞   D. 寒湿凝滞

19. 仲景指出，蜀漆散应（   ）

    A. 饭后服   B. 冷服   C. 空腹服   D. 未发前服

20. 牝疟病机是（   ）

    A. 阳虚或痰阻，阳气不达   B. 表里俱热，邪热泛溢

    C. 阴液不足，阳气亢盛   D. 邪伏少阳，正邪交争

21. 历节病的主要特征不包括（   ）

    A. 关节屈伸不利   B. 身体魁羸   C. 遍历关节疼痛   D. 肌肤麻木不仁

22. 历节病的成因是（   ）

    A. 阳气亏虚，血行不利   B. 肝肾亏虚，筋骨失养

    C. 心肝肾气血亏虚，感受外邪   D. 外感风寒湿之气

23. 以下关于虚劳的论述不正确的是（   ）

    A. 凡是由于劳伤所致的慢性虚弱性疾患，不同于肺痿

    B. 是以五脏气血阴阳虚损为发病的病理机制

    C. 《金匮要略》提出虚劳的主脉为弱和小脉

    D. 以补益脾肾为治疗的重要措施

24. 治疗血痹的关键是（   ）

    A. 活血通经   B. 通阳行痹   C. 养血滋阴   D. 疏散风邪

25. "男子平人，脉大为劳，极虚亦为劳"一条的主要精神是说明（　　）

　　A. 虚劳病人多外表不显　　B. 虚劳病的脉象，不论大或极虚，都与肾脏有关

　　C. 虚劳病多见于男子　　D. 虚劳病的脉象，不止大和极虚两端

26. 根据原方要求，《金匮要略》肾气丸应用何种液体送服？（　　）

　　A. 酒　　B. 淡盐汤　　C. 浆水　　D. 井花水　　E. 泉水

27. "缓中补虚"从方药功用看应是哪种含义？（　　）

　　A. 祛邪　　B. 扶正为主，兼以祛邪　　C. 扶正祛邪并重

　　D. 祛邪为主，兼以扶正

28. 麦门冬汤中麦冬与半夏的比例为（　　）

　　A. 3：1　　B. 4：1　　C. 7：1　　D. 10：1　　E. 6：1

29. 越婢加半夏汤证的病机为（　　）

　　A. 寒饮郁肺，肺气失宣　　B. 痰气相结，气道不利　　C. 内外合邪，饮热郁肺

　　D. 寒饮夹热，上迫肺气　　E. 虚火迫肺

30. 厚朴麻黄汤主治咳嗽喘促，胸满烦躁，口渴，倚息不能平卧，脉浮数或浮紧的咳逆上气病，其病机为（　　）

　　A. 寒饮郁肺　　B. 饮邪乘肺　　C. 寒饮夹热　　D. 痰热壅肺　　E. 痰浊郁肺

31. 泽漆汤证的病机为（　　）

　　A. 痰饮迫肺　　B. 饮热乘肺　　C. 寒邪束肺　　D. 寒饮夹热

　　E. 肺失宣发外感风寒

32. 下列哪项不属于越婢加半夏汤？（　　）

　　A. 生姜　　B. 麻黄　　C. 石膏　　D. 杏仁　　E. 大枣

33. 奔豚病的主症是（　　）

　　A. 气从少腹上冲胸、咽，发作欲死，复还止

　　B. 气从少腹上至心，发作欲死，复还止

　　C. 气从少腹上冲胸，发作欲死，复还止

　　D. 气从少腹上冲咽喉，发作欲死，复还止

　　E. 气从少腹环脐，发作欲死，复还止

34. 奔豚汤中的主药是（　　）

　　A. 当归　　B. 芍药　　C. 甘李根白皮　　D. 生姜

35. 茯苓桂枝甘草大枣汤的功用是（　　）

　　A. 通阳降逆，培土制水　　B. 温阳化饮，敛气平冲

　　C. 温阳散寒，平冲降逆　　D. 养血平肝，和胃降逆

36. 奔豚气病中，桂枝加桂汤证与茯苓桂枝甘草大枣汤证共同的病机特点是（　　）

　　A. 肝郁气滞　　B. 阴寒上逆　　C. 心肾阳虚　　D. 寒饮上逆

37. 乌头赤石脂丸中不含 （　　　）

    A. 干姜　　B. 蜀椒　　C. 附子　　D. 桂枝

38. 胸痹基本治法是 （　　　）

    A. 活血通络　　B. 活血化瘀　　C. 宣痹通阳　　D. 温助心阳　　E. 活血理气

39. 《金匮要略》胸痹心痛篇中以心痛彻背为主症者，除乌头赤石脂丸证外还有 （　　　）

    A. 人参汤证　　B. 薏苡附子散证　　C. 栝蒌薤白白酒汤证

    D. 栝蒌薤白桂枝汤证　　E. 栝蒌薤白半夏汤证

40. 胸痹急证治宜 （　　　）

    A. 乌头赤石脂丸　　B. 薏苡附子散　　C. 栝蒌薤白白酒汤证

    D. 栝蒌薤白半夏汤证　　E. 栝蒌薤白桂枝汤

41. 胸痹轻证见症为 （　　　）

    A. 胸痹缓急　　B. 心痛彻背，背痛彻心　　C. 胸痹不得卧，心痛彻背

    D. 胸中气塞，短气　　E. 胸背痛，喘息咳唾，短气

42. 栝蒌薤白半夏汤的功效为 （　　　）

    A. 宣痹通阳，降逆逐饮　　B. 通阳散结，和胃止呕

    C. 宽胸理气，软坚散结　　D. 宣肺化饮，降逆止呕

    E. 理气化痰，通阳活血

43. 胸痹急证的病机是 （　　　）

    A. 胸阳衰微，寒饮上乘　　B. 阴寒壅盛，胸阳被遏

    C. 胸阳不振，气滞血瘀　　D. 胸阳不振，寒痰闭阻

    E. 胸阳亏虚，痰瘀互结

44. 病者按之心下满痛，并见往来寒热，胸胁苦满，郁郁心烦，呕吐较剧，大便秘结，舌红苔黄，脉弦有力等，治宜 （　　　）

    A. 小柴胡汤　　B. 厚朴三物汤　　C. 厚朴七物汤　　D. 厚朴大黄汤

    E. 大柴胡汤

45. 下列五方中均有大黄，其中大黄用量最轻的一首方是 （　　　）

    A. 厚朴七物汤　　B. 大柴胡汤　　C. 厚朴三物汤　　D. 大承气汤

    E. 大黄附子汤

46. 大建中汤由下列哪组药物组成？ （　　　）

    A. 附子、粳米、半夏、大枣、甘草　　B. 蜀椒、干姜、人参、饴糖

    C. 茯苓、半夏、乌头、细辛　　D. 大黄、附子、细辛

    E. 吴茱萸、附子、生姜、大枣

47. 症见绕脐痛，痛剧则冷汗出，手足厥冷，其脉沉紧，当辨病为 （　　　）

    A. 疝气　　B. 阴狐疝　　C. 冲疝　　D. 奔豚气　　E. 寒疝

48. 下列哪项不是寒实内结腹满痛证必见的？ （　　　）

    A. 胁下偏痛　　B. 发热　　C. 脉弦紧　　D. 大便不通　　E. 痛处拒按

49. 寒疝腹中痛，逆冷，手足不仁，身体疼痛者，治宜（ ）

    A. 当归生姜羊肉汤　　B. 乌头桂枝汤　　C. 大乌头汤　　D. 赤丸

    E. 乌头赤石脂丸

50. 下列哪项不是附子粳米汤证应具备的症状？（ ）

    A. 呕吐　　B. 腹中雷鸣切痛　　C. 胸胁逆满　　D. 满痛拒按　　E. 四肢厥冷

51. 腹部包块，发作有时，推之可移，疼痛，病属（ ）

    A. 肝着　　B. 宿食　　C. 积　　D. 聚　　E. 谷气

52. 根据《金匮要略》原文精神，痰饮的形成与何脏关系最为密切？（ ）

    A. 心　　B. 肝　　C. 脾　　D. 肺　　E. 肾

53. 下列《金匮要略》痰饮咳嗽病篇方证中，哪一方证不具有"眩"症？（ ）

    A. 小半夏汤　　B. 苓桂术甘汤　　C. 五苓散　　D. 泽泻汤

    E. 小半夏加茯苓汤

54. "满喘咳吐，发则寒热，背痛要疼，目泣自出，其人振振身瞤剧"，可以考虑用何方治疗？（ ）

    A. 小半夏汤　　B. 苓桂术甘汤　　C. 真武汤　　D. 小青龙汤

55. 以下关于十枣汤的论述，不正确的是（ ）

    A. 得快下利后，糜粥自养　　B. 先煎大枣，后纳其他药末

    C. 悬饮兼表证，也可用之　　D. 平旦温服之

56. 小青龙汤治疗支饮后，出现冲气上逆，说明患者（ ）

    A. 下焦阳虚　　B. 血虚　　C. 上焦阳虚　　D. 中阳不足

57. 下列属于五苓散证主症的是（ ）

    A. 小便不利，有水气，其人苦渴　　B. 以饮一斗，小便一斗

    C. 渴欲饮水，水入即吐　　D. 渴欲饮水，口干舌燥

58. 根据《金匮要略》原文，"渴欲饮水不止者"，治用（ ）

    A. 文蛤散　　B. 白虎加人参汤　　C. 猪苓汤　　D. 五苓散

59. 栝蒌瞿麦丸的病机是（ ）

    A. 水热互结，郁热伤饮　　B. 热盛伤津　　C. 湿热内阻

    D. 肾阳不足，下寒上燥

60. 茯苓戎盐汤所治的小便不利证，其病机为（ ）

    A. 肾阳不足，水湿内停　　B. 脾阳不足，水饮停聚　　C. 水热互结，郁热伤阴

    D. 肺失宣降，水饮内停　　E. 脾虚湿重热轻

61. 蒲灰散可治小便不利，该证病属（ ）

    A. 脾虚不运，水湿停留　　B. 表邪未尽，水热互结　　C. 水热互结，郁热伤阴

    D. 肾阳不足，下寒上燥　　E. 下焦湿热，兼夹瘀血

62. 风水与皮水的鉴别诊断要点是（ ）

    A. 脉浮与否　　B. 浮肿按之没指与否　　C. 恶风与否　　D. 有汗与否

    E. 小便利否

63. 枳术汤的病机是（　　）

    A. 阳虚寒凝，水停于胃　　B. 脾弱气滞，水气痞结　　C. 脾阳不足，停饮上逆

    D. 肾阳不足，水饮停聚　　E. 饮停于肠，向上冲逆

64. 下列哪项不是使用越婢加术汤的临床依据？（　　）

    A. 全身浮肿　　B. 腹满而喘　　C. 不恶风　　D. 脉沉　　E. 小便不利

65. 蒲灰散治疗厥而皮水体现了（　　）

    A. 通阳不在温，而在利小便　　B. 保胃气，存津液　　C. 津血同源

    D. 救阴不在血，而在津与汗

66. 《金匮要略》中大黄用量最轻的方剂是（　　）

    A. 茵陈蒿汤　　B. 大黄甘草汤　　C. 栀子大黄汤　　D. 小承气汤

    E. 大承气汤

67. 酒疸的主症是（　　）

    A. 呕吐　　B. 烦躁　　C. 心中痞坚　　D. 心中懊憹　　E. 食谷即眩

68. 酒疸误下，症见"目青面黑，心中如啖蒜齑状，大便正黑，皮肤爪之不仁，其脉浮弱，虽黑微黄"者，证属（　　）

    A. 瘀血　　B. 寒湿　　C. 瘀热夹湿　　D. 瘀血内蕴

69. 大黄硝石汤与栀子大黄汤两方共同的药物除大黄外还有（　　）

    A. 栀子　　B. 枳实　　C. 茵陈　　D. 黄柏

70. "腹满，舌痿黄，燥不得睡，属黄家。"其病机是（　　）

    A. 燥结发黄　　B. 湿热发黄　　C. 寒湿发黄　　D. 肾虚发黄

71. 《金匮要略》用消法治疗黄疸的代表方剂是（　　）

    A. 茵陈蒿汤　　B. 硝石矾石散　　C. 大柴胡汤　　D. 栀子大黄汤

72. 栀子大黄汤的药物组成除栀子、大黄外，还有（　　）

    A. 茵陈、甘草　　B. 厚朴、黄柏　　C. 枳实、豆豉　　D. 茵陈、枳实

73. 病者如热状，烦满，口干燥而渴，其脉反无热当用（　　）

    A. 益气法　　B. 清热法　　C. 下瘀血法　　D. 滋阴法

74. 泻心汤和柏叶汤均治吐血，但（　　）

    A. 前者主治气逆血热证　　B. 后者主治湿热熏灼血络证　　C. 前方含有干姜

    D. 后方含有地黄

75. 何药在桂枝去芍药加蜀漆牡蛎龙骨救逆汤中应先煎？（　　）

    A. 龙骨、牡蛎　　B. 蜀漆　　C. 桂枝　　D. 生姜、大枣　　E. 甘草

76. 泻心汤的正确服法是（　　）

    A. 日三夜一服　　B. 日三服　　C. 早晚分服　　D. 顿服　　E. 日二夜一服

77. 柏叶汤证的病机是（　　）

    A. 中气虚寒，血不归经　　B. 血热妄行　　C. 湿热蕴结，灼伤血络

    D. 肝脾不和，统藏失司　　E. 脾气亏虚，不能统血

78. "朝食暮吐，暮食朝吐，宿谷不化，名曰胃反"，此病见何脉为难治？（　　）

　　A. 脉浮而涩　　B. 脉微而数　　C. 脉迟而滑　　D. 脉紧而涩　　E. 脉大有力

79. "干呕，吐涎沫，头痛者"的病机是（　　）

　　A. 肝寒犯胃，寒饮上逆　　　B. 肝胃虚寒，寒饮上逆

　　C. 外邪犯胃，胃气上逆　　　D. 水饮犯胃，胃失和降

　　E. 脾虚湿困，湿浊上干

80. 干呕，吐逆，吐涎沫，用何方治疗？（　　）

　　A. 小半夏汤　　B. 小半夏加茯苓汤　　C. 吴茱萸汤　　D. 半夏干姜散

　　E. 大半夏汤

二、多选题

1. 阳毒的主症包括（　　）

　　A. 面赤　　B. 身疼痛　　C. 咽喉痛　　D. 唾脓血　　E. 小便数

2. 下列哪些是《金匮要略》疟病篇治疗疟病的方剂？（　　）

　　A. 白虎加桂枝汤　　B. 蜀漆散　　C. 鳖甲煎丸　　D. 小柴胡汤　　E. 达原饮

3. 大黄䗪虫丸证的临床表现有（　　）

　　A. 虚极羸瘦　　B. 肌肤甲错　　C. 腹满不能食　　D. 两目黯黑　　E. 梦失精

4. 小青龙加石膏汤、射干麻黄汤、越婢加半夏汤、厚朴加麻黄汤四方中共有的药物是
（　　）

　　A. 麻黄　　B. 石膏　　C. 厚朴　　D. 半夏　　E. 五味子

5. 主治心中痞的方剂有（　　）

　　A. 人参汤　　B. 橘枳姜汤　　C. 茯苓杏仁甘草汤　　D. 枳实薤白桂枝汤

　　E. 桂枝生姜枳实汤

6. 厚朴三物汤的病机特点是（　　）

　　A. 实热内结　　B. 水饮内停　　C. 气滞不行　　D. 气滞重于积滞

　　E. 宿食不去

7. 大建中汤证的特征是（　　）

　　A. 心胸中大寒痛　　B. 上下痛而不可触近　　C. 呕而不能食

　　D. 上冲皮起，出见有头足　　E. 大便溏泄

8. 附子粳米汤证的病机是（　　）

　　A. 脾胃阳虚　　B. 阴寒痼结　　C. 痰浊壅盛　　D. 水饮内停　　E. 寒实内积

9. 大建中汤证的病机是（　　）

　　A. 腑气不通　　B. 寒实内积　　C. 脾胃阳衰　　D. 中焦寒甚　　E. 肾阳亏虚

10. 大黄附子汤证的特征是（　　）

　　A. 胁腹疼痛　　B. 发热　　C. 大便不通　　D. 恶寒肢冷　　E. 脉紧弦

11. 大黄附子汤证的病机是（　　　）

    A. 邪实正虚　　B. 阳气不运　　C. 寒实积滞　　D. 水饮上逆　　E. 寒湿内停

12. 积病的临床特点是（　　　）

    A. 属于脏病　　B. 痛有定处　　C. 推之不移　　D. 病程较短　　E. 多属血分

13. 根据《金匮要略》原文，小半夏加茯苓汤证的主症有（　　　）

    A. 呕吐　　B. 心下痞　　C. 目眩　　D. 心悸　　E. 下利

14. 根据《金匮要略》原文，下列哪些方剂可治疗饮邪致咳者？（　　　）

    A. 十枣汤　　B. 苓甘五味姜辛汤　　C. 小青龙汤　　D. 小半夏汤

    E. 小半夏加茯苓汤

15. 栝蒌瞿麦丸的配伍特点有（　　　）

    A. 寒润辛温并用　　B. 渗泄补益兼施　　C. 寒凉滋润不伤阳

    D. 温肾助阳不伤津　　E. 酸收助阴不敛邪

16. 下列方剂中，麻黄、石膏同用的有（　　　）

    A. 越婢汤　　B. 大柴胡汤　　C. 厚朴麻黄汤　　D. 越婢加半夏汤

    E. 大青龙汤

17. 服枳术汤后，下列哪几项不是判断其临床疗效的主要指征？（　　　）

    A. 矢气频作　　B. 腹中软　　C. 小便利　　D. 大便痛　　E. 腹胀满

18. 具有因势利导治疗思想的有（　　　）

    A. 其在皮者，汗而发之　　B. 其在下者，引而竭之

    C. 腰以下肿，当利小便　　D. 腰以上肿，当发汗乃愈

    E. 病人欲吐者，不可下之

19. 越婢加术汤与甘草麻黄汤俱治皮水，二方证的主要区别是（　　　）

    A. 脉浮与否　　B. 肿势的轻重　　C. 有汗与否　　D. 有热与否

    E. 小便利否

20. 瘀血的典型脉症是（　　　）

    A. 胸痛　　B. 唇痿舌青　　C. 口燥，但欲漱水，不欲咽

    D. 口渴引饮，小便不利　　E. 脉涩滞迟缓

《温病学》篇

单选题

1. 在温病学发展过程中，"温病学的形成阶段"是指（　　）

　　A．宋到金元　　B．明清时期　　C．战国到晋唐　　D．新中国成立后

　　E．宋到明代

2. 医学史上第一部温病学专著是（　　）

　　A.《温热论》　　B.《肘后备急方》　　C.《温热经纬》　　D.《温病条辨》

　　E.《温疫论》

3. 《外感温热篇》的作者是（　　）

　　A．叶天士　　B．吴鞠通　　C．薛生白　　D．王孟英　　E．陈平伯

4. 从概念、发病机理和治疗原则上将温病与伤寒明确区分开来的医家是（　　）

　　A．王叔和　　B．孙思邈　　C．朱肱　　D．王安道　　E．刘河间

5. 温病的病名最早见于（　　）

　　A.《难经》　　B.《黄帝内经》　　C.《伤寒论》　　D.《备急千金要方》

　　E.《诸病源候论》

6. 《温热经纬》的作者是（　　）

　　A．叶天士　　B．吴鞠通　　C．薛生白　　D．王孟英　　E．吴又可

7. 提出疠气学说的医家是（　　）

　　A．叶天士　　B．戴天章　　C．喻嘉言　　D．吴又可　　E．郭雍

8. 最早认识到温病是伏邪温病的书是（　　）

　　A.《温疫论》　　B.《难经》　　C.《黄帝内经》　　D.《温热论》

　　E.《三时伏气外感篇》

9. 《湿热病篇》的作者是（　　）

　　A．叶天士　　B．吴又可　　C．薛生白　　D．吴鞠通　　E．王孟英

10. 在温病学发展过程中，"温病学的萌芽阶段"是指（　　）

　　A．战国至晋唐　　B．唐至金元　　C．战国至金元　　D．宋至金元

　　E．明至清

11. 温病学在因证脉治方面形成较为完整理论体系是在（　　）

　　A．唐代　　B．宋代　　C．明代　　D．清代　　E．新中国成立后

12. 提出"六气皆从火化"的医家是（　　　）

A．王叔和　　B．刘河间　　C．叶天士　　　　D．王安道　　E．朱肱

13. 首先提出"温病不得混称伤寒"的医家是（　　　）

A．王叔和　　B．刘河间　　C．叶天士　　　　D．王安道　　E．朱肱

14. 余师愚的著作为（　　　）

A．《伤寒瘟疫条辨》　　　B．《疫疹一得》　　　C．《临证指南医案》

D．《湿热病篇》　　E．《广温热论》

15. 戴天章的著作为（　　　）

A．《伤寒瘟疫条辨》　　　B．《疫疹一得》　　　C．《临证指南医案》

D．《湿热病篇》　　E．《广温热论》

16. "邪之所着，有天受，有传染"，语出（　　　）

A．《内经》　　B．《难经》　　C．《温疫论》　　　D．《温病条辨》

E．《温热论》

17. "五疫之至，皆相染易"语出（　　　）

A．《内经》　　B．《难经》　　C．《伤寒论》　　D．《千金方》　　E．《温疫论》

18. 下列病种中，哪种属伏气温病？（　　　）

A．风温　　B．春温　　C．暑温　　　D．湿温　　E．秋燥

19. 下列哪种不属于温热性质的温病？（　　　）

A．风温　　B．春温　　C．暑温　　D．伏温　　E．秋燥

20. 风温、暑温、湿温、秋燥的命名，主要根据的是（　　　）

A．四时主气　　B．初起证候类型　　C．临床病证的特点　　D．传变的快慢

E．证候的性质

21. "今夫热病者，皆伤寒之类也"出自（　　　）

A．《内经》　　　B．《难经》　　　C．《伤寒论》　　　D．《伤寒总病论》

E．《伤寒例》

22. 下列外感病中，哪一项不是《难经》所说"伤寒有五"的病种？（　　　）

A．中风　　B．伤寒　　C．湿温　　　D．暑温　　E．热病

23. 属伏气温病的病种是（　　　）

A．风温　　B．春温　　C．冬温　　D．湿温　　E．秋燥

24. 肯定属湿热类温病的病种是（　　　）

A．风温　　B．春温　　C．冬温　　D．湿温　　E．秋燥

25. 根据发病季节而命名的温病有（　　　）

A．风温　　B．春温　　C．秋燥　　D．烂喉痧　　E．温疫

26. 根据四时主气命名的温病有（　　）

　　A. 风温　　B. 春温　　C. 秋燥　　D. 烂喉痧　　E. 温疫

27. 根据流行情况而命名的温病有（　　）

　　A. 风温　　B. 春温　　C. 秋燥　　D. 烂喉痧　　E. 温疫

28. 秋燥的致病因素是（　　）

　　A. 温热病邪　　B. 燥热病邪　　C. 燥凉病邪　　D. 风热病邪　　E. 温毒病邪

29. 春温的致病因素是（　　）

　　A. 温邪　　B. 温毒病邪　　C. 疠气　　D. 湿热病邪　　E. 温热病邪

30. 下列温病中哪一种是伏气温病？（　　）

　　A. 冬温　　B. 暑温　　C. 湿温　　D. 伏暑　　E. 暑湿

31. "伏寒化温"的学说源于（　　）

　　A. 叶天士《温热论》　　B.《内经》　　C. 薛生白《湿热病篇》

　　D. 吴鞠通《温病条辨》　　E. 张仲景《伤寒论》

32. "夏暑发自阳明"语出（　　）

　　A. 吴又可　　B. 薛生白　　C. 叶天士　　D. 吴鞠通　　E. 陈平伯

33. 湿热病邪致病特点可见（　　）

　　A. 先犯阳明气分　　B. 易困阻清阳，阻滞气机　　C. 易致津液干燥

　　D. 易攻窜流走　　E. 传染性强

34. 燥热病邪致病特点可见（　　）

　　A. 先犯阳明气分　　B. 易困阻清阳，阻滞气机　　C. 易致津液干燥

　　D. 易攻窜流走　　E. 传染性强

35. 关于温病特点，下列哪项提法欠妥？（　　）

　　A. 可具有程度不同的传染性　　B. 病因是感受温邪

　　C. 发病有一定的地域性　　D. 发病有明显的季节性

　　E. 都能在人群中引起程度不等的流行

36. 关于温病的命名和分类，下列哪一项正确？（　　）

　　A. 根据四时主气命名的有春温、暑温、湿温、秋燥

　　B. 根据发病季节命名的有伏暑、秋燥、冬温

　　C. 根据临床特点命名的有大头温、烂喉痧

　　D. 根据病症性质分为新感温病与伏邪温病

　　E. 以上都不是

37. "非期时而有其气，是以一岁之中，长幼之病多相似者，此则时行之气也"一语出自（　　）

　　A.《伤寒医鉴》　　B.《伤寒例》　　C.《伤寒论》　　D.《温疫论》

　　E.《伤寒总病论》

38. 大头瘟命名的主要依据是（　　　）

    A. 一定的季节性　　B. 四时主气　　C. 发病初起的类型　　D. 临床特点

    E. 温病的性质

39. 在温病与温疫的关系中，下列哪种说法是正确的？（　　　）

    A. 温疫乃温病之别名　　B. 温疫传染，温病不传染

    C. 温病都是烈性传染病，温疫自属其中

    D. 温疫是温病中具有强烈传染性并能引起流行的一类疾病

    E. 以上都不是

40. 下列哪一项是温毒类疾病的特点？（　　　）

    A. 热象显著　　B. 传染性强　　C. 局部红肿热痛甚至溃烂

    D. 起病即见险恶证候　　E. 易发生危重传变

41. 风热病邪致病初起先犯（　　　）

    A. 气分　　B. 肺卫　　C. 脾胃　　D. 阳明　　E. 营分

42. 下列哪一项不是暑热病邪的致病特点？（　　　）

    A. 发自阳明　　B. 易陷厥阴　　C. 易夹湿邪　　D. 易耗气伤津

    E. 易伤阳气

43. 下列哪一项不是风热病邪的致病特点？（　　　）

    A. 具有升散疏泄特性　　B. 先犯上焦肺卫　　C. 易耗血动血

    D. 易伤肺胃之阴　　E. 易逆传心包

44. 暑热病邪的致病特点，下列哪种提法欠妥？（　　　）

    A. 致病有严格的季节性　　B. 先入阳明气分　　C. 必夹湿邪为病

    D. 易伤津耗气　　E. 有直中心包、肝经而猝然引起昏迷或痉厥之变

45. 下列哪一项属于暑热与风热之邪致病的共同特点？（　　　）

    A. 首犯肺卫　　B. 变化迅速　　C. 发自阳明　　D. 兼夹湿邪

    E. 易伤津气

46. 下列哪一项属于暑热病邪的致病特点？（　　　）

    A. 易犯上焦肺卫　　B. 易化燥伤阴　　C. 先入阳明气分

    D. 按卫气营血渐次深入　　E. 逆传心包，引起昏迷

47. 暑热病邪致病初起病变中心是（　　　）

    A. 在肺卫　　B. 在脾胃　　C. 在肺　　D. 在阳明胃　　E. 在阳明大肠

48. 对暑邪的认识，下列哪一项欠妥？（　　　）

    A. 暑即火热之气　　B. 暑多兼湿　　C. 暑可兼寒　　D. 暑必夹湿

    E. 暑邪可先犯阳明

49. 既能化火又能遏伤阳气的温邪是（　　　）

    A. 暑热病邪　　B. 温毒病邪　　C. 风热病邪　　D. 燥热病邪　　E. 湿热病邪

50. 关于燥热病邪的致病特点，下列哪一项提法欠妥？（　　　）

    A. 多从口鼻上受　　　B. 病位以肺为主

    C. 初起临床必有咳嗽少痰、鼻干咽燥见症

    D. 少数严重病例后期可损伤下焦肝肾之阴

    E. 病程中易耗气伤津

51. 病变中心在肺，易耗伤津液的温病是以下何邪所致？（　　　）

    A. 暑湿病邪　　　B. 暑热病邪　　　C. 湿热病邪　　　D. 温热病邪　　　E. 燥热病邪

52. 下列哪一项不属于伏邪温病的初起表现？（　　　）

    A. 灼热　　　B. 烦躁　　　C. 溲赤　　　D. 苔黄　　　E. 脉浮数

53. 前人提出新感、伏邪说，实际是根据（　　　）

    A. 初起的不同证候特点　　　B. 发病季节　　　C. 时令主气　　　D. 不同的病因

    E. 不同的感染途径

54. 下列哪种温病表现为新感引动伏邪？（　　　）

    A. 风温　　　B. 春温　　　C. 秋燥　　　D. 冬温　　　E. 湿温

55. 下列除哪一项外，都与温病的发病有密切关系？（　　　）

    A. 感受外邪　　　B. 正气强弱及邪正力量的对比

    C. 失治、误治　　　D. 外界环境中的自然因素　　　E. 社会因素

56. 下列哪一项不属于新感温病的初起表现？（　　　）

    A. 发热恶寒　　　B. 头身疼痛　　　C. 咳嗽鼻塞　　　D. 斑疹隐隐　　　E. 口微渴

57. 具有多从口鼻而入，首先犯肺，易损伤肺胃阴津，既变化迅速又易逆传内陷致病特点的温邪是（　　　）

    A. 风热病邪　　　B. 暑热病邪　　　C. 湿热病邪　　　D. 燥热病邪　　　E. 温毒病邪

58. 具有伤人急速，径犯阳明，耗气伤津，易犯心包，闭窍动风，易夹湿邪，郁阻气分等致病特点的温邪是（　　　）

    A. 风热病邪　　　B. 暑热病邪　　　C. 湿热病邪　　　D. 燥热病邪　　　E. 疫疠病邪

59. 具有病位以肺为主，易致津液干燥致病特点的温邪是（　　　）

    A. 温毒病邪　　　B. 暑热病邪　　　C. 燥热病邪　　　D. 湿热病邪　　　E. 暑湿病邪

60. 温邪初袭人体，多郁遏于卫气，既有身热不扬、恶寒、头身困重、神情呆钝等卫阳受困表现，又见郁滞气机的胸闷、脘满、腹胀等症，此种温邪是（　　　）

    A. 暑热病邪　　　B. 燥热病邪　　　C. 温毒病邪　　　D. 暑湿病邪　　　E. 湿热病邪

61. 易损伤肺胃阴津，致口鼻唇咽干燥，干咳不已，或痰少而黏，口渴，舌红少苔等症，又易逆传内陷的温邪是（　　　）

    A. 风热病邪　　　B. 暑热病邪　　　C. 湿热病邪　　　D. 燥热病邪　　　E. 风热时毒

62. 创立"卫气营血"作为温病辨证施治体系的医家是（　　　）

    A. 吴又可　　　B. 王孟英　　　C. 吴鞠通　　　D. 叶天士　　　E. 罗天益

63. "三焦" 的概念首见于（　　　）

　　A.《温病条辨》　　　B.《外感温热篇》　　　C.《临证指南医案》

　　D.《黄帝内经》　　　E.《卫生宝鉴》

64. 下列哪项不属于温病邪在气分的脏腑部位？（　　　）

　　A. 胃　　B. 大肠　　C. 肝　　D. 肺　　E. 脾

65. 区别血分证与营分证的基本要点是（　　　）

　　A. 身热躁扰　　B. 神志症状　　C. 斑疹隐隐　　D. 吐血衄血　　E. 舌绛

66. 三焦辨证中，温病极期阶段一般指的是（　　　）

　　A. 上焦邪热壅肺的病变　　　B. 上焦手厥阴心包络的病变

　　C. 下焦足厥阴肝的病变　　　D. 中焦足阳明胃的病变

　　E. 下焦足少阴肾的病变

67. 逆传心包是指（　　　）

　　A. 邪热由肺传入心包　　　B. 邪热由肺传入营分　　　C. 邪热由肺卫传入心包

　　D. 邪热由肺卫传入营分　　　E. 邪热由气分传入心包

68. 下列症状中哪一项不属于营分证的症状？（　　　）

　　A. 口干不甚渴饮　　B. 壮热　　C. 斑疹隐隐　　D. 心烦，时有谵语

　　E. 舌红绛

69. 下焦病变所涉及的脏腑是（　　　）

　　A. 心肾　　B. 脾胃　　C. 肝肾　　D. 胆胃　　E. 肺胃

70. 下列何症不属于气分发热？（　　　）

　　A. 壮热　　B. 身热夜甚　　C. 身热不扬　　D. 日晡潮热　　E. 寒热往来

71. 下列哪一项属于湿热困脾、气机郁阻的主要表现？（　　　）

　　A. 身热不扬，有汗不解　　　B. 痰涎壅盛，神识昏蒙

　　C. 胸脘痞闷，泛恶欲呕　　　D. 身重肢倦，便溏尿浊

　　E. 下利色黄，肛门灼热

72. 倡导三焦辨证理论的医家是（　　　）

　　A. 吴又可　　B. 薛生白　　C. 刘完素　　D. 叶天士　　E. 吴鞠通

73. 卫分证与气分证鉴别的主要依据是（　　　）

　　A. 发热　　B. 口渴　　C. 汗出　　D. 白苔　　E. 恶寒

74. 下列哪条是邪在气分的辨证要点？（　　　）

　　A. 身热口苦而渴，舌红苔黄　　　B. 壮热，心烦，口渴汗多

　　C. 但发热，不恶寒，口渴苔黄　　　D. 身热汗出，烦渴，咳喘，舌红苔黄

　　E. 身热，汗多，心烦，苔黄燥

75. 下列除哪一项外，卫气营血辨证对其均有临床意义？（　　　）

　　A. 归纳温病病变过程中的不同证候类型

B. 阐明各种温病病邪的不同感邪途径

C. 分析温病的病机变化　　D. 确立治法处方的依据

E. 识别病邪传变的规律

76. 血分证的病机是（　　　）

A. 热灼营阴，心神被扰　　B. 热陷心包，机窍阻闭

C. 热盛迫血，心神扰乱　　D. 邪热亢盛，真阴耗损

E. 动血耗血，瘀热内阻

77. 低热，神惫委顿，消瘦无力，口燥咽干，耳聋，手足心热甚于手足背，舌绛不鲜干枯而萎，脉虚，其病机为（　　　）

A. 肺胃阴伤　　B. 阴虚火炽　　C. 热灼营阴　　D. 热伤心肾

E. 肾阴耗损

78. 神倦肢厥，耳聋，五心烦热，心中憺憺大动，手指蠕动，甚或瘛疭，舌干绛而萎，脉虚弱等，其病机为（　　　）

A. 阴虚火炽　　B. 心肾两虚　　C. 肾阴耗损　　D. 热灼营阴　　E. 虚风内动

79. 症见发热，微恶风寒，咳嗽，胸闷，心烦，身发红疹，舌绛，苔薄白，脉浮细数，为（　　　）

A. 卫气同病　　B. 气营同病　　C. 卫营同病　　D. 营血同病　　E. 气血同病

80. 温病发热，微恶风寒，头痛少汗，口干不渴，心烦，舌赤少苔，脉浮细数，为邪在（　　　）

A. 卫分　　B. 气分　　C. 卫分兼气分　　D. 卫分兼营分　　E. 气分兼营分

81. 温病症见壮热烦渴，头痛如劈，烦躁不安，肌肤发斑，吐血衄血，舌绛苔黄，脉数，其病变所在阶段为（　　　）

A. 气分　　B. 气血同病　　C. 血分　　D. 营血同病　　E. 气营同病

82. 手足心热甚于手足背，口干咽燥，脉虚神倦，其病机为（　　　）

A. 邪入气分，热炽津伤　　B. 胃经热盛，熏蒸于外　　C. 余邪留伏阴分

D. 热邪壅肺，肺气闭郁　　E. 热邪久留，肾阴耗损

83. 下列哪一项不属温病热厥的表现？（　　　）

A. 胸腹灼热　　B. 四肢逆冷　　C. 脉沉细欲绝　　D. 苔黄燥或少苔

E. 渴饮尿黄

84. 下列哪一项热型不出现于单纯气分阶段？（　　　）

A. 日晡潮热　　B. 身热不扬　　C. 身热夜甚　　D. 寒热往来　　E. 身热肢厥

85. 发热，咳嗽，胸闷，心烦，口渴，肌肤外发红疹，舌赤，苔薄黄，脉数，其病变阶段是（　　　）

A. 气分　　B. 卫分　　C. 气营　　D. 营分　　E. 血分

《温病学》篇

86. 温病症见身体灼热，昏愦不语，舌謇，肢厥。其病变阶段是（　　　）

    A. 卫分兼气分　　B. 气分兼营分　　C. 营分　　D. 血分　　E. 气分兼血分

87. 发热恶寒，汗出，口渴，心烦，头痛如劈，舌红苔黄，脉滑数。其辨证为（　　　）

    A. 卫分证　　B. 卫气同病　　C. 气分证　　D. 卫营同病　　E. 气营两燔

88. 身热夜甚，昏愦不语，大便下血，舌深绛，其辨证为（　　　）

    A. 湿热酿痰蒙闭心包　　　B. 热入气分，邪闭心包

    C. 湿阻下焦，上蒙清窍　　　D. 热入营分，邪闭心包

    E. 热入血分，邪闭心包

89. 潮热便秘，苔黄黑而燥，脉沉有力，为（　　　）

    A. 手阳明病变　　B. 足太阴病变　　C. 手太阴病变　　D. 手厥阴病变

    E. 足阳明病变

90. 壮热，汗多，渴饮，脉洪大，苔黄燥，为（　　　）

    A. 手太阴病变　　B. 足阳明病变　　C. 手阳明病变　　D. 足厥阴病变

    E. 足太阴病变

91. 发热，微恶风寒，咳嗽，口微渴，舌边尖红，苔薄白，脉浮数，为（　　　）

    A. 邪热壅肺　　B. 湿热阻肺　　C. 邪袭肺卫　　D. 湿热中阻　　E. 湿蒙心包

92. 神倦肢厥，手指蠕动，舌干绛而萎，脉虚弱，为（　　　）

    A. 肾精耗损　　B. 虚风内动　　C. 热盛动风　　D. 邪陷心包

    E. 湿蒙心包

93. 温病初起邪袭卫分的苔象为（　　　）

    A. 苔薄白欠润　　B. 苔薄白而干　　C. 苔白腻　　D. 苔白厚干燥

    E. 苔薄白而润

94. 湿热相搏于气分，湿阻气分而湿浊偏盛的舌象是（　　　）

    A. 苔黄白相兼　　B. 苔白厚黏腻而舌质红绛　　C. 苔白厚干燥

    D. 苔白厚黏腻　　E. 苔白腻如积粉

95. 湿热郁蒸时，汗出异常表现为（　　　）

    A. 时有汗出　　B. 大汗淋漓　　C. 少汗　　D. 战汗　　E. 无汗

96. 温病热灼营阴的热型是（　　　）

    A. 夜热早凉　　B. 身热夜甚　　C. 低热　　D. 身热不扬　　E. 壮热

97. 战汗时，全身战栗而无汗出的原因是（　　　）

    A. 腠理郁闭　　B. 气机不畅　　C. 中气亏虚　　D. 津液不足

    E. 以上均不是

98. 镜面舌是（　　　）

    A. 热毒乘心的征象　　B. 心营热极的征象　　C. 胃阴衰亡的征象

    D. 肾阴耗竭的征象　　E. 热入心包的征象

99. 邪热入营，营阴耗损的舌象表现为（　　　）

　　A. 舌中生有红点　　　B. 绛舌光亮如镜　　　C. 舌绛而干燥　　　D. 纯绛鲜泽

　　E. 猪肝舌

100. 舌绛不鲜，干枯而痿的舌象可见于（　　　）

　　A. 气分热盛，津液耗竭　　　B. 邪热久留，肾阴欲竭　　　C. 热入心包

　　D. 胃阴衰亡　　　E. 邪热入营，营阴受伤

试题二

单选题

1. 舌苔薄白欠润，边尖略红，见于（　　　）

    A. 温邪未解，肺津已伤　　　B. 温热病邪初袭人体，客于卫分

    C. 湿热病邪初犯，郁遏卫气分　　　D. 脾湿未化，胃津已伤

    E. 邪热初入气分，热邪未盛，津伤不重

2. 湿热酿痰蒙蔽心包证的神志异常可见（　　　）

    A. 神志如狂　　　B. 昏愦不语　　　C. 神志昏蒙　　　D. 神昏谵语　　　E. 烦躁不安

3. 余邪留伏阴分的热型是（　　　）

    A. 身热夜甚　　　B. 日晡潮热　　　C. 低热　　　D. 夜热早凉　　　E. 身热不扬

4. 舌苔滑腻厚如积粉而舌质紫降的病机是（　　　）

    A. 湿浊相搏，浊邪上泛　　　B. 脾湿未化，胃津已伤　　　C. 湿遏热伏

    D. 湿热秽浊，郁伏膜原　　　E. 营热兼有气分湿浊

5. 苔黄干燥为（　　　）

    A. 邪热初入气分，津伤不着　　　B. 气分邪热炽盛，津液受伤

    C. 阳明腑实之征象　　　D. 气分湿热内蕴之象　　　E. 气分湿热开始化热所致

6. 黑苔薄而干燥或焦枯为（　　　）

    A. 阳明腑实，肾阴耗竭　　　B. 邪入下焦，肾阴耗竭　　　C. 湿热化燥，伤络失血

    D. 湿盛阳微　　　E. 气分火热炽盛

7. 心火上炎的舌象是（　　　）

    A. 舌尖红赤起刺　　　B. 舌质光红柔嫩　　　C. 湿热化燥，伤络失血

    D. 舌淡红而干　　　E. 舌红中有裂纹

8. 温病中时有汗出的原因是（　　　）

    A. 热盛阳明　　　B. 卫表不固　　　C. 津气外脱　　　D. 湿热郁蒸　　　E. 营卫不和

9. 齿缝流血，齿龈肿痛，血色红而量多，其临床意义是（　　　）

    A. 虚火上炎　　　B. 肝火上炎　　　C. 胃火冲激　　　D. 胆火上炎　　　E. 心火上炎

10. 温病中牙齿燥如枯骨，提示（　　　）

    A. 肺胃阴伤　　　B. 胃热津伤　　　C. 胃火上冲　　　D. 肝肾阴虚，虚火上炎

    E. 肾阴枯竭

11. 温病热入厥阴的舌态是（　　）

    A. 舌体短缩　　B. 舌体强硬　　C. 舌斜舌颤　　D. 舌体胀大　　E. 舌体卷曲

12. 病程中患者骤然大汗，烦躁不安，肢体尚温，口渴尿少，舌光红少苔，脉散大无力，证属（　　）

    A. 胃热阴伤　　B. 战汗　　C. 阴竭　　D. 阳脱　　E. 内闭外脱

13. 温病口苦而渴一般是因为（　　）

    A. 心营热毒炽盛　　B. 脾湿未化，胃津已伤　　C. 邪热入营，营阴受伤

    D. 心营之热初起　　E. 邪犯少阳，胆火内炽，津液受伤

14. 下列哪一项不是亡阴证的表现？（　　）

    A. 烦躁不安　　B. 脉微细欲绝　　C. 口咽干燥　　D. 尿量短少

    E. 面色潮红

15. 气分热邪炽盛，津液受伤的舌象是（　　）

    A. 舌质绛而不鲜　　B. 舌尖红赤起刺　　C. 舌红赤而苔黄燥

    D. 舌苔薄黑焦燥　　E. 舌光红柔嫩

16. 舌绛而兼黄白苔是因为（　　）

    A. 邪热初传营分，气分之邪未尽　　B. 心营之热初起

    C. 邪热出传气分，卫分证未罢　　D. 气分热盛津液已伤

    E. 脾湿未化，胃津已伤

17. 热在营血而兼有痰湿秽浊之舌象为（　　）

    A. 舌绛而兼黄白苔　　B. 舌绛上罩黏腻苔垢　　C. 舌淡红无津，色不荣润

    D. 舌紫而瘀暗，扪之潮湿　　E. 舌淡紫青滑

18. 温病热入厥阴肝经，动风发痉的舌态是（　　）

    A. 舌体肿胀　　B. 舌体强硬　　C. 舌卷囊缩　　D. 舌斜舌颤　　E. 舌体痿软

19. 湿中蕴热，热为湿遏的发热类型可能是（　　）

    A. 寒热往来　　B. 日晡潮热　　C. 身热不扬　　D. 身热夜甚　　E. 发热恶寒

20. 下列哪一项不属于温热类温病？（　　）

    A. 风温　　B. 春温　　C. 暑温　　D. 秋燥　　E. 伏暑

21. 叶天士认为，风温的发生是由于（　　）

    A. 外感风热时毒　　B. 温风过暖，感其气者　　C. 春月受风，其气已温

    D. 感受春季温热病邪　　E. 温病误汗

22. 风温之名，首见于（　　）

    A.《内经》　　B.《伤寒论》　　C.《温热论》　　D.《温病条辨》

    E.《湿热病篇》

23. 下列哪一项不属于风温常见症状？（　　）

    A. 咳嗽　　B. 喘息　　C. 胸痛　　D. 咯血　　E. 发热

24. 哪位医家提出"风温者，初春阳气始升，风夹温也"？（　　）

A. 叶天士　　B. 陈平伯　　C. 吴鞠通　　D. 吴坤安　　E. 薛生白

25. 下列哪本书属于风温专著？（　　）

A.《外感温热篇》　　　B.《温热条辨》　　　C.《外感温病篇》

D.《温热经纬》　　　E.《湿热病篇》

26. 痰热阻肺，腑有热结证选用方为（　　）

A. 调胃承气汤　　B. 导赤承气汤　　C. 桃仁承气汤　　D. 宣白承气汤

E. 增液承气汤

27. 白虎汤的功效是（　　）

A. 清泄阳明经热　　B. 清泄少阳里热　　C. 清热宣肺　　D. 泄热攻下

E. 清热止利

28. 风温病的病因是（　　）

A. 温热病邪　　B. 风寒病邪　　C. 风热病邪　　D. 燥热病邪　　E. 暑热病邪

29. 吴鞠通称为"辛凉轻剂"的方剂是（　　）

A. 银翘散　　B. 桑菊饮　　C. 麻黄汤　　D. 麻杏石甘汤　　E. 翘荷汤

30. 下列哪项不属于吴鞠通白虎汤四禁的内容？（　　）

A. 脉浮弦而细者　　B. 脉沉者　　C. 身热汗出者　　D. 不渴者

E. 汗不出者

31. 生脉散的功用是（　　）

A. 益气敛阴固脱　　B. 益气回阳固脱　　C. 清热益气生津　　D. 滋阴养液清热

E. 凉营泄热益气

32. 临床上见身热肢厥，神昏谵语，抽搐痉挛，舌质鲜绛，脉细数或弦数者，首选的中成药是（　　）

A. 安宫牛黄丸　　B. 至宝丹　　C. 紫雪丹　　D. 苏合香丸　　E. 神犀丹

33. 下列哪一项不属葛根黄芩黄连汤证的症状？（　　）

A. 身热咳嗽　　B. 下利色黄热臭　　C. 肛门灼热　　D. 苔黄焦燥，脉洪大

E. 腹不硬痛

34. 下列哪一项不是宣白承气汤中的药物？（　　）

A. 石膏　　B. 知母　　C. 生大黄　　D. 杏仁　　E. 瓜蒌皮

35. "风温为病，春月于冬季居多，或不恶风，必身热、咳嗽、烦渴"，语出（　　）

A.《温病条辨》　　　B.《外感温病篇》　　　C.《温热论》　　　D.《温热逢源》

E.《伤寒论》

36. 下列哪一项不属肺热移肠证？（　　）

A. 腹胀满硬痛　　B. 下利色黄热臭　　C. 肛门灼热　　D. 身热咳嗽

E. 苔黄脉数

37. 下列哪一项不属"阳明热盛证"的症状？（ ）

    A. 壮热　　B. 渴饮　　C. 汗出　　D. 苔黄白相兼　　E. 脉洪大

38. 叶天士认为，风温的发生是因（ ）

    A. 外感风温时毒　　B. 温风过暖，感其气者　　C. 春月受风，其气已温

    D. 感受春季温热病邪　　E. 以上均不是

39. 下列哪一项不是风温的诊断要点？（ ）

    A. 发生于春冬两季的外感热病

    B. 发病初起有发热、恶风寒、咳嗽、口渴、脉浮等肺卫见症

    C. 继则出现肺热壅盛等气分症状

    D. 在病变过程中易出现斑疹、痉厥、神昏及虚风内动症

    E. 后期多致肺胃阴伤

40. 下列有关风温的治疗原则，哪一项是不妥的？（ ）

    A. 初起邪在肺卫，宜辛凉宣解　　B. 邪传气分宜辛寒清热，或苦寒攻下

    C. 内陷心包，机窍阻闭，宜清心开窍

    D. 出现内闭外脱时，宜清心开窍，固脱救逆

    E. 本病后期宜以咸寒滋腻之品填补肝肾之阴

41. 患者为男性，22 岁，病发于 3 月，5 天前开始发热，咳嗽胸痛，气喘，痰多色黄，大便至今未行，腹部胀痛，舌苔黄腻，脉滑数。可选用的方药是（ ）

    A.《千金》苇茎汤　　B. 麻杏石甘汤　　C. 苏子降气汤　　D. 宣白承气汤

    E. 小陷胸汤加枳实汤

42. 患者为女性，1 岁半，因高热咳嗽而喘 6 天，现症见呈深昏迷状态，面色痿黄，痰壅咽间，高度气喘，下颌微微颤动，四肢冰凉，唇焦、舌干、齿燥，舌质深绛，苔老黄无津，脉细数无力。正确的治法是（ ）

    A. 清心开窍，固脱救逆　　B. 清心开窍　　C. 益气固脱

    D. 清心开窍，凉营泄热　　E. 清心开窍，益气生津

43. 患者为男性，3 岁，病发于 4 月，时值甲型流感流行，患者 1 天前突起高热，微恶寒，口微渴，咳声重浊，舌边尖红，脉浮数。血常规提示淋巴细胞比例升高（0.52），白细胞总数正常，胸部 X 线检查无异常。最适宜的治法是（ ）

    A. 清热宣肺　　B. 宣肺泄热　　C. 辛凉解表，佐以辛温

    D. 辛凉解表，宣肺止咳　　E. 清热宣肺，生津止渴

44. 患者为女性，4 岁，发热 1 天，病发于 4 月。现症见微发热，目赤，红疹密布全身，咳嗽阵作，舌苔薄白，质红，脉数。宜选用的方药是（ ）

    A. 银翘散　　B. 桑菊饮　　C. 清营汤　　D. 银翘散加生地、牡丹皮、大青叶

    E. 银翘散去豆豉加生地、牡丹皮、大青叶倍玄参方

45. 春温初起发于气分的常见证型是（　　　　）

A. 表热证　　B. 表寒证　　　C. 热郁少阳证　　　D. 热结肠腑证

E. 阴虚火郁证

46. 春温初起发于营分的常见证型是（　　　　）

A. 气营两燔　　B. 热扰胸膈　　　C. 热郁少阳　　　D. 热灼营阴　　　E. 热入心营

47. 加减玉女煎主治（　　　　）

A. 卫气同病　　B. 卫营同病　　　C. 气营同病　　　D. 气血同病　　　E. 营血同病

48. 新加黄龙汤主治（　　　　）

A. 气阴亏虚　　B. 阴液亏虚　　　C. 阴虚腑实　　　D. 正虚腑实　　　E. 肠腑燥热

49. 春温后期多损伤（　　　　）

A. 气血　　B. 津液　　　C. 肺胃津液　　　D. 胃肠阴液　　　E. 肝肾阴液

50. 银翘散去豆豉加细生地、丹皮、大青叶、倍玄参方，治疗（　　　　）

A. 卫气同病　　B. 卫营同病　　　C. 伏邪自发　　　D. 新感引发　　　E. 肺卫表证

51. 春温初起可病发于（　　　　）

A. 卫分或气分　　B. 卫分或营分　　　C. 营分或血分　　　D. 血分或气分

E. 气分或营分

52. 春温病的治疗原则是（　　　　）

A. 以清暑泄热为主　　B. 以清燥养阴为主　　　C. 以疏风清热为主

D. 以养阴生津为主　　E. 以清泄里热为主

53. 有关春温的论述，下列哪一项是错的？（　　　　）

A. 不会出现卫表证　　B. 初起可发于气分　　　C. 初起可发于营分

D. 初起即见里热表现　　E. 初起即见伤阴表现

54. 风温邪热壅肺之表现为（　　　　）

A. 身热，咳喘，舌红苔黄，脉数

B. 发热，微恶风寒，干咳不已，舌边尖红，舌苔薄白而干，右脉数大

C. 发热，微恶风寒，舌边尖红，舌苔薄白欠润，脉浮数

D. 身热，干咳无痰，气逆而喘，口鼻干燥，舌边尖红，舌苔薄白燥或薄黄燥，脉数

E. 身热，咳嗽痰涎壅盛，喘促不宁，便秘，苔黄腻，脉右寸实大

55. 症见发热，微恶风寒，无汗或少汗，头痛，咳嗽，口微渴，项肿咽痛，苔薄白，舌边尖红，脉浮数。选用下列哪一处方最适宜？（　　　　）

A. 普济消毒饮　　B. 清咽栀豉汤　　　C. 银翘散　　　D. 桑菊饮

E. 银翘散加马勃、玄参

56. 肺热发疹证以其证候分析属于（　　　　）

A. 病在气分　　B. 气营同病　　　C. 病在卫分　　　D. 病在营分　　　E. 卫气同病

57. "疹为太阴风热"语出（　　　　）

A. 叶天士　　B. 吴鞠通　　　C. 陆子贤　　　D. 吴又可　　　E. 王孟英

58. 风温邪袭肺卫而偏于表热较重者，可用（　　）

    A. 桑杏汤　　B. 桑菊饮　　C. 银翘散　　D. 麻杏石甘汤

    E. 银翘散去豆豉加细生地、丹皮、大青叶、玄参方

59. 宣白承气汤证属吴鞠通所说的哪种治法？（　　）

    A. 气血合治法　　　B. 二肠合治法　　　C. 邪正合治法　　　D. 脏腑合治法

    E. 两少阴合治法

60. "阳明腑实证"与"热入心包兼腑实证"的辨证关键在于后者有（　　）

    A. 谵语　　B. 腹满　　C. 肢厥　　D. 身热　　E. 舌謇

61. 温病身热已退，肺胃阴伤，干咳不已，口舌干燥而渴，舌红少苔，治宜（　　）

    A. 增液汤　　B. 生脉散　　C. 桑杏汤　　D. 沙参麦冬汤　　E. 竹叶石膏汤

62. 身热下利，肛门灼热，苔黄，脉数，治宜（　　）

    A. 黄芩汤　　B. 调胃承气汤　　C. 导赤散　　D. 葛根芩连汤

    E. 牛黄承气汤

63. 身热神昏，舌謇肢厥，大便秘结，腹部胀痛，舌绛苔黄燥，治宜（　　）

    A. 清宫汤　　B. 牛黄承气汤　　C. 导赤承气汤　　D. 清营汤

    E. 调胃承气汤

64. 温病日晡潮热，时有谵语，大便纯利稀水，腹部胀满硬痛，苔黄燥，脉沉实，治宜选用（　　）

    A. 宣白承气汤　　　B. 调胃承气汤　　　C. 牛黄承气汤　　　D. 葛根芩连汤

    E. 增液承气汤

65. 温病发热，微恶风寒，咳嗽，胸闷，身发红疹，舌绛，苔薄白，脉细数。其病变阶段是（　　）

    A. 卫气同病　　B. 气营同病　　C. 卫营同病　　D. 气血同病　　E. 气分热盛

66. 风温邪热由卫转气，顺传于胃，多见（　　）

    A. 邪热壅肺证　　B. 阳明热盛证　　C. 阳明热结证　　D. 痰热结胸证

    E. 肺热发疹证

67. 增液承气汤治疗（　　）

    A. 正气亏虚　　B. 阴液亏虚　　C. 气阴亏虚　　D. 热结液亏

    E. 热结气液亏

68. 凉膈散治疗（　　）

    A. 热郁上焦　　B. 热炽上焦　　C. 热郁胸膈　　D. 热灼胸膈　　E. 上焦气闭

69. 壮热，头痛，口渴，烦躁若狂，肌肤发斑，吐血，衄血，舌红绛苔焦黄，脉数，治宜（　　）

    A. 犀角地黄汤　　　B. 清温败毒饮　　　C. 犀地清络饮　　　D. 神犀丹

    E. 清营汤

70. 三甲复脉汤是在加减复脉汤中（　　）

　　A. 去麻仁加牡蛎　　B. 去麻仁加山甲　　C. 加山甲、牡蛎、龙骨

　　D. 加牡蛎、龟板、山甲　　E. 加牡蛎、龟板、鳖甲

71. 春温后期，虚风内动，时时欲脱，治宜（　　）

　　A. 羚角钩藤汤加人参　　B. 大定风珠　　C. 三甲复脉汤

　　D. 小定风珠加生脉散　　E. 黄连阿胶汤

72. 治疗春温后期，余邪留滞阴分证，选用何方？（　　）

　　A. 竹叶石膏汤　　B. 五叶芦根汤　　C. 清络饮　　D. 青蒿鳖甲汤

　　E. 沙参麦冬汤

73. 症见：身热、腹满、便秘、口干唇燥、舌苔焦燥、脉沉细，治宜（　　）

　　A. 清热保津　　B. 通腑泄热　　C. 滋阴攻下　　D. 滋阴润燥

　　E. 补益气阴

74. 症见：壮热、烦渴、汗多、舌红苔黄、脉洪数，治宜（　　）

　　A. 清热保津　　B. 通腑泄热　　C. 滋阴攻下　　D. 滋阴润燥

　　E. 补益气阴

75. 症见：身热夜甚、心烦躁扰、斑疹隐隐、舌红绛、脉细数，治宜（　　）

　　A. 清热保津　　B. 清营泄热　　C. 滋阴养液　　D. 泄卫透营

　　E. 清心凉营

76. 症见：身热、心烦不得卧、舌红苔黄、脉细数，治宜（　　）

　　A. 栀子豉汤　　B. 翘荷汤　　C. 黄连阿胶汤　　D. 青蒿鳖甲汤

　　E. 连梅汤

77. 治疗夜热早凉、热退无汗、食能形瘦、舌红少苔、脉沉细数，方选（　　）

　　A. 生脉散　　B. 益胃汤　　C. 竹叶石膏汤　　D. 五叶芦根汤

　　E. 青蒿鳖甲汤

78. 症见：低热，手足蠕动、形消神倦、齿黑唇焦、舌干绛、脉细数，治宜（　　）

　　A. 清热保津　　B. 平肝息风　　C. 滋阴息风　　D. 滋阴润燥

　　E. 补益气阴

79. 治疗身热骤降，四肢逆冷，面色苍白，汗出淋漓，脉细欲绝者，方选（　　）

　　A. 四物汤　　B. 生脉散　　C. 回阳救逆汤　　D. 人参汤　　E. 安宫牛黄丸

80. 患者腹胀近十天，腹部灼热胀满绷急而痛、拒按，大便干结数日一解，解时努责难下，舌苔老黄，脉粗沉洪。辨证属于（　　）

　　A. 热结旁流　　B. 热结肠腑　　C. 湿热胶结　　D. 气滞疼痛　　E. 腑气痹阻

81. 症见：身热，口苦而渴，干呕，心烦，小便短赤，胸胁不舒，舌红，苔黄，脉弦数，治宜（　　）

　　A. 黄芩汤加豆豉、玄参　　B. 小柴胡汤　　C. 蒿芩清胆汤　　D. 黄连温胆汤

　　E. 清营汤加豆豉

82. 症见：身热，便秘，烦躁，口渴，小便赤痛，舌苔黄燥，治宜（　　　）

    A. 牛黄承气汤　　B. 小承气汤　　C. 增液承气汤　　D. 导赤承气汤

    E. 调胃承气汤

83. 春温，热灼胸膈证，治宜（　　　）

    A. 凉膈散　　B. 栀子豉汤　　C. 翘荷汤　　D. 小陷胸汤加枳实

    E. 宣白承气汤

84. 症见：身热，尿黄，口渴，自汗，气短而促，肢倦神疲，苔黄干燥，脉虚无力，治宜（　　　）

    A. 白虎加人参汤　　B. 生脉散　　C. 王氏清暑益气汤　　D. 李氏清暑益气汤

    E. 连梅汤

85. 病人发热，口渴，耳鸣，目赤，齿肿，咽痛，苔黄而干，脉数，其诊断是（　　　）

    A. 湿温，湿热并重　　B. 暑温，暑伤津气　　C. 风温，热炽阳明

    D. 春温，真阴耗竭　　E. 秋燥，邪在气分，燥干清窍

86. 温病发热，耳鸣目赤，口渴咽痛，苔黄而干，脉数，其治疗宜用（　　　）

    A. 竹叶石膏汤　　B. 清燥救肺汤　　C. 王氏清暑益气汤　　D. 翘荷汤

    E. 桑杏汤

87. 病人发热，口渴，心烦，干咳气喘，咽干鼻燥，胸满胁痛，舌边尖红，脉数，其诊断是（　　　）

    A. 风温，邪热壅肺　　B. 风温，热炽阳明　　C. 春温，气分郁热

    D. 暑温，暑伤津气　　E. 秋燥，燥热伤肺

88. 暑温的好发季节是（　　　）

    A. 春季　　B. 夏季　　C. 秋季　　D. 冬季　　E. 长夏季节

89. 暑温常见的发病证型是（　　　）

    A. 表热证　　B. 表寒证　　C. 阳明热炽证　　D. 阳明热结证

    E. 太阴热郁证

90. 暑入阳明，治宜（　　　）

    A. 辛凉清热　　B. 苦寒清热　　C. 清泄暑热　　D. 清热泻火　　E. 清心凉营

91. 王氏清暑益气汤主治（　　　）

    A. 暑入阳明　　B. 暑湿伤气　　C. 暑伤津液　　D. 暑伤津气　　E. 津气欲脱

92. 治疗身热骤降，汗出不止，喘喝欲脱，脉散大者，方选（　　　）

    A. 四逆汤　　B. 生脉散　　C. 八珍汤　　D. 独参汤　　E. 清暑益气汤

93. 症见：猝然昏倒，不省人事，身热肢厥，气粗如喘，舌绛脉数，属于（　　　）

    A. 暑痫　　B. 暑风　　C. 暑厥　　D. 暑瘵　　E. 暑秽

94. 症见：骤然咯血，口鼻涌血，咳嗽气喘，烦躁不安，舌红苔黄，脉数，属于（　　　）

    A. 暑痫　　B. 暑风　　C. 暑厥　　D. 暑瘵　　E. 暑秽

95. 暑温后期常见的病机是（　　）

　　A. 肺胃阴虚　　B. 胃肠液亏　　C. 肝肾阴虚　　D. 心肾不济　　E. 肝火亢盛

96. 暑厥发生时，除服用清心开窍剂外，还可服用（　　）

　　A. 通关散　　B. 止痉散　　C. 行军散　　D. 锡类散　　E. 玉钥匙

97. 症见：壮热烦渴，汗多溺短，脘痞身重，舌红苔薄黄，脉洪大，治宜（　　）

　　A. 清热解毒　　B. 清热化湿　　C. 清热涤暑　　D. 清热化痰　　E. 清宣气热

98. 新加香薷饮治疗（　　）

　　A. 暑湿在卫　　B. 暑湿在气　　C. 暑湿困脾　　D. 暑湿弥漫三焦

　　E. 暑湿在肺

99. 治疗发热恶寒，头晕，汗出，咳嗽，舌苔薄微腻，方选（　　）

　　A. 新加香薷饮　　B. 银翘散　　C. 黄连香薷饮　　D. 香薷散

　　E. 雷氏清凉涤暑法

100. 提出"暑必兼湿"的医家是（　　）

　　A. 吴又可　　B. 叶天士　　C. 薛生白　　D. 吴鞠通　　E. 王孟英

试题三

单选题

1. 首次提出暑温病名的医家是（　　　）

  A. 吴又可 B. 叶天士 C. 薛生白 D. 吴鞠通 E. 王孟英

2. 暑温病的基本治则是（　　　）

  A. 清暑生津 B. 清暑益气生津 C. 清暑凉血 D. 清暑泄热

  E. 清暑化湿

3. 下列哪项不属于暑温病的诊断要点？（　　　）

  A. 多发生于夏暑当令之时

  B. 初起即见壮热、烦渴、汗多、脉洪等气分热盛证候

  C. 易于耗伤肺胃之阴 D. 病程中变化较快，病情较重

  E. 可有化火、生痰、生风等病理变化

4. 暑温初起的治法多为（　　　）

  A. 解表法 B. 清气法 C. 开窍法 D. 化湿法 E. 滋阴法

5. 下列哪项不是暑伤津气的表现？（　　　）

  A. 身热息高 B. 心烦溺黄 C. 口渴，自汗 D. 脘痞食少

  E. 肢倦神疲

6. 治疗温病气阴两伤、正气欲脱的方剂是（　　　）

  A. 生脉散 B. 参附龙牡汤 C. 四逆汤 D. 白虎加人参汤

  E. 王氏清暑益气汤

7. 暑伤肺络，其治疗首选方剂是（　　　）

  A. 犀角地黄汤合银翘散 B. 清营汤合桑菊饮 C. 宣白承气汤

  D. 加减玉女煎 E. 东垣清暑益气汤

8. 暑瘵颇似痨瘵，其区别在于前者（　　　）

  A. 有传染性 B. 只发生在暑季 C. 伴有阴虚内热见症

  D. 病情长而病情凶险 E. 舌红

9. "小儿暑温，身热，猝然痉厥，名曰暑痫"是哪位医家所述？（　　　）

  A. 吴鞠通 B. 叶天士 C. 薛生白 D. 王孟英 E. 吴又可

10. 暑入心营的治则是（　　　）

A. 清营泄热，凉肝息风　　　B. 清营泄热，透热转气

C. 清营泄热，清心开窍　　　D. 清营泄热，芳香辟秽

E. 清营泄热，益气生津

11. 下列哪项不是暑厥的临床表现？（　　　）

A. 猝然昏倒　　B. 身热肢厥　　C. 气粗如喘　　D. 口眼歪邪　　E. 不知人事

12. 暑秽的治疗方剂是（　　　）

A. 雷氏芳香化浊法　　　B. 藿香正气散、通关散、玉枢丹　　　C. 苏合香丸

D. 清宫汤、至宝丹　　　E. 新加香薷饮

13. 暑温后期阶段，因包络痰热未净，窍机不利而致的证候是（　　　　）

A. 神识昏蒙，似清似昧或时清时昧，时或谵语

B. 热退后之后，手足拘挛，肢体强直或抽搐

C. 神迷不清，沉昏不语，喉中痰鸣，牙关紧闭

D. 神情呆钝，甚或痴呆，失语，失明，耳聋

E. 心热烦躁，消渴不已，肢体麻痹

14. 患者病发于 8 月，发热 3 天，体温持续 40℃左右，昏迷不醒 1 天，四肢厥冷，气促痰鸣，舌红少苔，脉细数，辨证为（　　　）

A. 暑热动风　　B. 暑入厥阴　　C. 暑入营血　　D. 暑热闭窍　　E. 暑湿阻窍

15. 李某，男性，54 岁，症见壮热面赤，背微恶寒，头痛头晕，心烦气粗，汗多口渴，舌红，苔黄燥，脉大而芤，治宜（　　　）

A. 白虎加苍术汤　　　B. 王氏清暑益气汤　　　C. 白虎加人参汤

D. 白虎汤加金银花、石斛、芦根　　　E. 东垣清暑益气汤

16. 患者病发于 7 月，发热（39.5℃），面红唇赤，大汗出，舌红苔黄欠润，证属（　　　）

A. 暑入阳明　　B. 暑入少阳　　C. 暑入营血　　D. 暑入厥阴　　E. 暑入少阴

17. 患者为男性，44 岁，症见身热，烦渴，自汗，神疲，肢倦，尿黄，舌红，苔黄燥，脉虚无力，治宜（　　　）

A. 白虎加人参汤　　　B. 连梅汤　　　C. 王氏清暑益气汤　　　D. 生脉散

E. 东垣清暑益气汤

18. 许某，男性，38 岁，症见灼热烦躁，头目不清，骤然咯血、衄血，咳嗽气粗，舌红，苔黄，脉数，辨证为（　　　）

A. 燥热犯肺　　B. 风热袭肺　　C. 暑伤肺络　　D. 痰热阻肺　　E. 暑入心营

19. 患者为女性，23 岁，病发于夏季，症见心热烦躁，消渴不已，舌红绛，苔薄黄，其病机为（　　　）

A. 暑入心营　　B. 阴虚火炽　　C. 暑伤心肾　　D. 邪留阴分　　E. 暑入阳明

20. 王某，女性，36 岁，症见身热，面赤耳聋，胸闷脘痞，下利稀水，小便短赤，咳痰带血，不甚渴饮，舌红赤，苔黄滑，治宜（　　　）

  A. 清肺化饮，泻热止利　　　B. 清热涤暑，兼化湿邪　　　C. 清热化湿

  D. 清热利湿，宣通三焦　　　E. 透邪达表，涤暑化湿

21. 湿温病名首见于（　　　）

  A.《内经》　　　B.《难经》　　　C.《伤寒论》　　　D.《温热论》

  E.《温疫论》

22. 下列哪项不属于湿热病的特点？（　　　）

  A. 发病缓、传变慢　　　B. 病程较长　　　C. 以脾胃肠证候为主

  D. 病程中可见黄疸　　　E. 易于热闭心包

23. 下列有关湿温的病机，哪项是错误的？（　　　）

  A. 初起以邪遏卫气为主

  B. 气分湿热阻于脾胃，其初起阶段，湿中蕴热，多见湿轻热重证

  C. 气分以脾胃病变为主，"中气实则病在阳明"，"中气虚则病在太阴"

  D. 湿热化燥化火，可深逼血分

  E. 湿困日久，阳气受损

24. 关于湿温病的诊断要点，下列哪项提法欠妥？（　　　）

  A. 发生于夏秋季节　　　B. 发病较缓　　　C. 湿热留恋气分阶段的时间较长

  D. 易出现白痦　　　E. 病程中可见到大便下血

25. 决定湿温病湿热孰轻孰重的主要因素是（　　　）

  A. 邪气的盛衰　　　B. 元气的盛衰　　　C. 中气的盛衰　　　D. 肾气的盛衰

  E. 以上都不是

26. 下述哪项不是湿温初起三禁之法？（　　　）

  A. 辛温发汗　　　B. 芳香宣化　　　C. 苦寒攻下　　　D. 滋补阴液　　　E. 清热解毒

27. 湿温初起，一般的治疗原则为（　　　）

  A. 宣肺解表　　　B. 解表利湿　　　C. 透湿泄热　　　D. 芳香宣化

  E. 以上均不宜

28. "汗之则神昏耳聋，甚则目瞑不欲言，下之则洞泄，润之则病深不解"是吴鞠通针对哪一种温病初起的治疗禁忌而言？（　　　）

  A. 风温　　　B. 春温　　　C. 伏温　　　D. 暑温　　　E. 以上都不是

29. 下列哪个症状不属于湿温邪遏卫气证的表现？（　　　）

  A. 寒甚热微，身痛有汗　　　B. 身热不扬，午后较显　　　C. 胸脘痞闷

  D. 头重如裹　　　E. 苔白腻，脉濡缓

30. 湿温病，症见灼热烦躁，便下鲜血，舌质红绛，治宜（　　　）

  A. 犀地清络饮　　　B. 犀角地黄汤合银翘散　　　C. 神犀丹　　　D. 犀角地黄汤

  E. 黄土汤

31. 湿温神识如蒙，少腹硬满，大便不通，苔垢腻，病机为（　　　）
    A. 热陷心包兼阳明腑实　　B. 湿热积滞交结胃肠　　C. 热与血结，蓄于下焦
    D. 湿浊上蒙，泌别失职　　E. 湿阻肠道，传导失司

32. 论治湿温，下列哪项提法不当？（　　　）
    A. 初起卫气同病，宜解表清气
    B. 表解以后，宜宣化气分湿邪，佐以清热
    C. 湿热俱盛，宜苦辛通降，化湿清热
    D. 热重于湿时，当以清热为主，兼以化湿
    E. 病至后期，余湿未尽，胃气不舒，脾气未醒，治宜轻清芳化，涤除余邪

33. 湿温病身热不退，脘中微闷，知饥不食，苔薄腻，其病机为（　　　）
    A. 余邪未尽，肺胃阴伤　　B. 邪热留伏阴分　　C. 余邪未清，气阴未复
    D. 邪热羁留，肝肾阴伤　　E. 余湿未净，胃气不舒

34. 湿热交蒸，内阻中焦，首选方剂是（　　　）
    A. 三仁汤　　B. 王氏连朴饮　　C. 雷氏芳香化浊法　　D. 白虎加苍术汤
    E. 三石汤

35. 藿朴夏苓汤和三仁汤均能宣表化湿，但三仁汤较适用于（　　　）
    A. 表湿偏重者　　B. 湿邪偏重，湿中蕴热者　　C. 湿热并重者
    D. 外有表寒，内有湿滞者　　E. 以上均不是

36. 湿温身热不扬，脘痞腹胀，大便溏泄，小便混浊，苔白腻，脉濡缓，治宜（　　　）
    A. 清热化湿　　B. 疏利透达　　C. 燥湿化浊　　D. 芳香宣化　　E. 分利湿浊

37. 湿温湿热酿痰蒙蔽心包证，治宜（　　　）
    A. 清热利湿，芳香开窍　　B. 淡渗利湿，清心开窍
    C. 清心凉营，化痰开窍　　D. 清热化湿，豁痰开窍
    E. 芳香宣化，佐以开窍

38. 恶寒少汗，身热不扬，午后热象较显，头重如裹，身重肢倦，胸闷脘痞，苔白腻，脉缓，治宜（　　　）
    A. 化湿清热　　B. 芳香宣化　　C. 分消走泄　　D. 清气化湿　　E. 燥湿化浊

39. 湿温，寒甚热微，身痛有汗，手足沉重，呕逆胀满，舌苔白厚腻浊，脉缓等，其病机为（　　　）
    A. 湿浊偏甚，郁遏阳气　　B. 湿邪外侵，郁遏卫阳
    C. 湿邪留恋，损伤阳气　　D. 湿邪蕴阻中焦脾胃
    E. 湿热俱盛，相互交蒸

40. 恶寒少汗，身热不扬，午后热象较显，头重如裹，身重肢倦，胸闷脘痞，苔白腻，脉濡缓，治宜（　　　）
    A. 藿香正气散　　B. 藿朴夏苓汤　　C. 雷氏清凉涤暑法　　D. 雷氏宣透膜原法
    E. 新加香薷饮

41. 湿温病邪在膜原的见症是（　　　）

    A. 身痛无汗　　B. 呕逆腹痛　　C. 寒甚热微　　D. 大便溏泄　　E. 舌苔黄腻

42. 寒热往来，寒甚热微，身痛有汗，手足沉重，呕逆胀满，舌苔白厚腻浊，病机为（　　　）

    A. 邪遏卫气，湿重于热　　　B. 湿热秽浊郁伏膜原，阻遏阳气

    C. 湿浊困阻中焦　　D. 湿邪久恋，损伤阳气　　E. 以上都不是

43. 以下哪项不符合湿温病湿浊上蒙，泌别失职证必见的证候？（　　　）

    A. 热蒸头胀　　B. 呕逆神迷　　C. 小便不通　　D. 渴不多饮　　E. 舌苔黄腻

44. 温病热蒸头胀，呕逆神迷，小便不通，渴不多饮，舌苔白腻，治宜（　　　）

    A. 先予安宫牛黄丸，继服茯苓皮汤　　B. 菖蒲郁金汤送服苏合香丸

    C. 先予苏合香丸，继服茯苓皮汤　　D. 菖蒲郁金汤送服至宝丹

    E. 安宫牛黄丸

45. 湿阻肠道，传导失司证的治法是（　　　）

    A. 导滞通便　　B. 通腑泄热　　C. 宣清导浊　　D. 通瘀破结　　E. 分消走泄

46. 温病，症见发热口渴，胸痞腹胀，肢酸倦怠，咽肿溺赤，苔黄而腻，最适合的方剂是（　　　）

    A. 三仁汤　　B. 甘露消毒丹　　C. 王氏连朴饮　　D. 黄连解毒汤

    E. 银翘散加马勃、玄参

47. 身热心烦，渴不多饮，脘痞呕恶，便溏，尿短黄，其病机为（　　　）

    A. 湿热阻于下焦　　B. 湿热积滞交结胃肠　　C. 湿热郁阻中焦

    D. 肠热下利　　E. 以上均不是

48. 湿热俱盛，郁阻中焦，可见（　　　）

    A. 小便浑浊　　B. 小便短赤　　C. 小便不通　　D. 小便涓滴不畅

    E. 小便淡黄

49. 湿温病在中焦，湿热俱盛，相互交蒸，其首选方剂是（　　　）

    A. 雷氏芳香化浊法　　B. 王氏连朴饮　　C. 藿朴夏苓汤　　D. 白虎加苍术汤

    E. 菖蒲郁金汤

50. 湿痰蒙蔽心窍出现神志异常的特征是（　　　）

    A. 其人如狂　　B. 昏愦不语　　C. 呕逆神迷　　D. 时清时昧　　E. 神昏谵语

51. 身热不退，入暮尤甚，神识昏蒙，时或谵语，苔舌黄腻，脉濡滑而数，治应（　　　）

    A. 芳香开窍，淡渗利湿　　B. 芳香宣化，佐以开窍　　C. 清热利湿，疏利透达

    D. 清心凉营，化痰辟秽　　E. 清热化湿，豁痰开窍

52. 身热不退，朝轻暮重，神识昏蒙，似清似昧或时清时昧，时或谵语，苔舌黄腻，脉濡滑而数，其治疗处方是（　　　）

    A. 通关散、玉枢丹、藿香正气散　　B. 神犀丹、安宫牛黄丸

    C. 苏合香丸、菖蒲郁金汤　　D. 苏合香丸、茯苓皮汤

    E. 清营汤、安宫牛黄丸

53. 湿温病，湿邪化燥，症见灼热烦躁，便下鲜血，舌质红绛，治宜（　　）

　　A. 先服独参汤，继用黄土汤　　　B. 甘露消毒丹加地榆炭、侧柏炭

　　C. 犀地清络饮　　D. 犀角地黄汤　　E. 葛根黄芩黄连汤加地榆、侧柏炭

54. 温病热盛阳明，郁而化火，津伤未甚，兼太阴脾湿未化，治宜（　　）

　　A. 白虎加人参汤　　　B. 白虎加苍术汤　　　C. 白虎汤加金银花、鲜石斛、芦根

　　D. 白虎汤加苍术、黄连、黄芩　　　E. 三石汤

55. 便血不止，面色苍白，汗出肢冷，舌淡无华，脉微细，多见于（　　）

　　A. 暑温　　B. 风温　　C. 伏暑　　D. 湿温　　E. 春温

56. 湿温，便血过多，气随血脱，其治法应是（　　）

　　A. 养血止血　　B. 凉血止血　　C. 回阳救逆　　D. 收敛止血　　E. 益气固脱

57. 湿温变证，便血不止，面色苍白，汗出肢冷，舌淡无华，脉象微细。宜先用（　　）

　　A. 独参汤　　B. 黄土汤　　C. 真武汤　　D. 生脉散　　E. 四逆散

58. 湿温后期，身热已退，脘中微闷，知饥不食，苔薄腻，治宜（　　）

　　A. 竹叶石膏汤　　B. 薛氏五叶芦根汤　　C. 沙参麦冬汤　　D. 藿香正气散

　　E. 连梅汤

59. 患者为男性，42 岁。病发 7 天，于 8 月 8 日入院。初见寒热，身痛，胸闷，继而发热渐高，午后较甚，恶寒消失，入院时体温 39.6℃，汗出，心烦，渴不多饮，胸闷脘痞，恶心呕吐，食少便溏，小便黄短，舌红苔黄腻，脉滑数。其诊断和辨证为（　　）

　　A. 暑温夹湿（邪困中焦兼有食滞）　　　B. 暑温夹湿（暑湿弥漫三焦）

　　C. 伏暑病（暑湿困阻中焦兼有食滞）　　　D. 湿温病（湿热郁阻中焦）

　　E. 湿温病（湿热弥漫三焦）

60. 患者为女性，43 岁，发病于 8 月，已持续 9 日。现症见发热汗出不解，口渴不欲多饮，脘痞呕恶，心中烦闷，便溏色黄，小便短赤，苔黄腻，脉濡数。正确的治法为（　　）

　　A. 辛开苦降，清热燥湿　　B. 清热化湿，解毒利咽　　C. 宣通气机，清化湿浊

　　D. 芳香化浊，燥湿理气　　E. 芳香辛散，宣气化湿

61. 薛氏"五叶芦根汤"的适应证为（　　）

　　A. 风温病后期，余邪未尽，肺胃阴伤证　　　B. 春温病后期，邪留阴分证

　　C. 暑温病后期，余邪未清，气阴未复证　　　D. 湿温病后期，余邪未尽证

　　E. 烂喉痧后期，余毒伤阴证

62. 患者为男性，30 岁，病发于 8 月，发热 3 天。患者嗜食肥甘和饮酒，发热以午后、夜晚加重，热重时有寒热往来如疟之象，身重肢倦，头重痛，口不渴，面色淡黄，胸脘痞满，苔白厚腻，脉象濡缓。正确的治法是（　　）

　　A. 清泄少阳，和解化湿　　B. 和解少阳，清泄里热

　　C. 清暑化湿，辛凉解表　　D. 芳香辛散，宣气化湿

　　E. 疏利透达膜原湿浊

63. "长夏受暑，过夏而发者，名曰伏暑"是哪位医家所说？（　　　）

    A. 叶天士　　　B. 薛生白　　　C. 雷少逸　　　D. 吴鞠通　　　E. 章虚谷

64. 伏暑的致病原因为（　　　）

    A. 温热病邪　　　B. 湿热病邪　　　C. 燥热病邪　　　D. 暑湿病邪

    E. 以上都不是

65. 伏暑之名首见于（　　　）

    A.《三时伏气外感篇》　　　B.《时病论》　　　C.《太平惠民和剂局方》

    D.《黄帝内经》　　　E.《温病条辨》

66. 发病初起为表里同病，里热有在气在营之分，且有暑湿郁蒸的温病是（　　　）

    A. 春温　　　B. 暑温　　　C. 湿温　　　D. 风温　　　E. 以上都不是

67. 在伏暑的诊断依据中，下列哪项是错误的？（　　　）

    A. 伏暑多发于秋冬两季

    B. 本病起病急骤，一病即见暑湿或暑热内伏证候

    C. 若发于气分者，初类似感冒，继而可见阳明热盛证候

    D. 若见但热不寒，入夜尤甚，天明得汗稍减，而胸腹之热不除，便溏不爽者，多为暑湿夹滞，郁结肠道之候

    E. 病程中部分患者可迅速出现尿少、尿闭等危重证候

68. 伏暑头痛无汗，恶寒发热，全身酸痛，胸闷脘痞，心烦口渴，小便短赤，舌尖边红，苔白腻，脉濡数，治宜（　　　）

    A. 三仁汤　　　B. 藿朴夏苓汤

    C. 银翘散去豆豉加细生地、丹皮、大青叶倍玄参方

    D. 银翘散去牛蒡子、玄参加杏仁、滑石方　　　E. 以上都不宜

69. 暑湿夹滞，郁结肠道，在使用下法时，下列哪项提法是错误的？（　　　）

    A. 非一次攻下即能尽邪　　　B. 下之剂量宜重

    C. 下后不久，热势复作，大便复溏，仍宜再下

    D. 以暑湿夹滞之证消失为度　　　　　　E. 大便硬不可再下

70. 伏暑身热夜甚，烦躁不安，夜不能寐，渴不欲饮，尿赤涩痛，舌绛，脉细数，治宜（　　　）

    A. 黄连阿胶汤　　　B. 清营汤　　　C. 清宫汤　　　D. 导赤清心汤

    E. 以上均不宜

71. 身热夜甚，神昏谵语，漱水不欲咽，斑疹显露，舌紫晦，其病机为（　　　）

    A. 热入营分，营阴受灼　　　B. 热入营分，邪闭心包

    C. 热入血分，瘀热内阻　　　D. 热闭心包，血络瘀滞

    E. 以上均不是

72. 症见身热夜甚，神昏肢厥，口干漱水不欲咽，斑色瘀紫，舌深绛，其治疗处方最宜（　　　）

A．犀角地黄汤   B．清营汤合安宫牛黄丸   C．桃仁承气汤   D．神犀丹

E．犀地清络饮

73．身热稽留，胸腹灼热，呕恶，便溏不爽，色黄如酱，苔黄垢腻，脉濡数，治宜
（   ）

A．王氏连朴饮   B．枳实导滞汤   C．葛根黄芩黄连汤   D．黄芩汤

E．以上均不宜

74．"夏伤于暑，被湿所遏而蕴伏，至深秋霜降及立冬前后，为外寒搏动而触发"，语出
（   ）

A．《温热论》   B．《温病条辨》   C．《通俗伤寒论》   D．《时病论》

E．《温热暑疫全书》

75．导赤清心汤用于治疗温病（   ）

A．热闭心包，血络瘀滞证   B．热在心营，下移小肠证

C．阳明腑实，小肠热盛证   D．热灼营阴，血络瘀滞证

E．热入血分，瘀热互结证

76．患者为男性，30 岁，病发于 10 月，发热 3 天。患者嗜食肥甘和饮酒，发热以午后、
夜晚加重，天明稍减，热重时有恶寒如疟之象，伴有口渴心烦，胸脘痞满，舌苔黄
腻，脉象弦数。正确的治法是（   ）

A．清泄少阳，和解化湿   B．和解少阳，清泄里热

C．清暑化湿，辛凉解表   D．清营泄热，疏解表邪

E．养阴清热，和解少阳

77．患者为男性，55 岁，病发于 10 月，2 天前因饮食不节致发热，并有呕吐，脘腹不
适，泄下物如败酱，大便虽溏但不爽而黏滞，自觉胸腹灼热，舌苔黄腻，脉滑数。
此病证为（   ）

A．风温，肺热移肠证   B．湿温，湿热阻中证

C．伏暑，暑湿夹滞，阻结肠道证   D．暑温，热结肠腑证

E．秋燥，肺燥肠热，络伤咳血证

78．患者为女性，6 岁，病发于 10 月，3 天前因调摄不慎致发热，伴有恶寒，头痛，周
身酸痛，无汗，口干渴，小便短赤，时心烦，纳呆，胸脘痞满，舌苔腻，脉濡数。
正确的选方是（   ）

A．银翘散去牛蒡子、玄参加杏仁、滑石方   B．银翘散

C．银翘散加生地、丹皮、赤芍、麦冬方

D．银翘散去豆豉加细生地、丹皮、大青叶倍玄参方   E．三仁汤

79．患者为男性，25 岁，素体阴虚阳亢，初冬患病。症见发热微恶寒，头痛少汗，心烦
难寐，口干不欲饮，舌质红绛少苔，脉浮细数。治宜（   ）

A．银翘散加生地、牡丹皮、麦冬、赤芍

B．银翘散加生地、牡丹皮、玄参、大青叶

C. 银翘散加生地、牡丹皮、栀子、麦冬

D. 银翘散加杏仁、滑石、薏苡仁、通草

E. 银翘散加黄连、香薷、扁豆、厚朴

80. 伏暑症见寒热如疟，午后热甚，入暮尤剧，天明得汗诸症稍减，但胸腹灼热不除，心烦口渴，脘痞，苔黄白而腻，脉弦数。其治最宜（　　　）

A. 蒿芩清胆汤　　B. 黄芩汤　　C. 黄连温胆汤　　D. 枳实导滞汤

E. 王氏连朴饮

81. 症见身热夜甚，心烦不寐，口干但不甚饮渴，小便短赤热痛，舌绛，脉细数。其病机为（　　　）

A. 热在心营，下移小肠　　B. 热闭心包，血络瘀滞

C. 热灼营阴，心神被扰　　D. 热入血分，瘀热内阻

E. 热灼营阴，火炽阴虚

82. 症见身热夜甚，神昏肢厥，口干漱水不欲咽，舌深绛。其病机属（　　　）

A. 热入血分，瘀热内阻　　B. 热闭心包，血络瘀滞

C. 热入营分，营阴被灼　　D. 热入营分，邪闭心包

E. 热入心包，痰热闭窍

83. 首先把秋燥作为独立疾病的医家是（　　　）

A. 刘河间　　B. 吴鞠通　　C. 叶桂　　D. 喻嘉言　　E. 王安道

84. 下列哪项不是秋燥的诊断要点？（　　　）

A. 有明显的季节性　　B. 初起见有津液干燥征象　　C. 病变重心在肺

D. 病程较长　　E. 发病初起有发热恶寒、咳嗽等肺卫见症

85. 秋燥初、中、末三期的治疗大法为（　　　）

A. 上燥增液，中燥治气，下燥治血　　B. 上燥治气，中燥治血，下燥增液

C. 上燥治血，中燥增液，下燥治气　　D. 上燥治气，中燥增液，下燥治血

E. 以上都不是

86. 下列秋燥的治疗方法中，哪种提法是错误的？（　　　）

A. 邪袭肺卫，治以辛凉甘润　　B. 燥干清窍，治宜轻清宣透上焦气分燥热

C. 燥热化火，伤及肺阴，治宜清肺润燥养阴

D. 燥热化火，治以苦寒清热泻火为主

E. 后期，肺胃阴伤未复者，宜甘寒生津，滋养肺胃之阴

87. 秋燥肺燥肠闭证见（　　　）

A. 神志昏愦　　B. 痰多咳嗽不爽　　C. 大便溏而不爽　　D. 谵语　　E. 抽搐

88. 发热，干咳无痰，气逆而喘，咽干鼻燥，胸满胁痛，心烦，口渴，苔薄白而燥，治宜（　　　）

A. 麻杏石甘汤　　B. 凉膈散　　C.《千金》苇茎汤　　D. 清燥救肺汤

E. 小陷胸汤

89. 温病身热，干咳无痰，气逆而喘，胸满胁痛，咽干鼻燥，心烦口渴，舌边尖红，苔薄白而干，病机为（　　）

    A. 风热邪袭肺卫　　B. 燥热邪在肺卫　　C. 燥热化火，伤及肺阴

    D. 燥热灼伤肺胃津液　　E. 燥干清窍

90. 初起喉痒干咳，继则痰黏带血丝，胸胁牵痛，腹部灼热，大便水泄如注，肛门灼热，舌尖红，脉数，方宜（　　）

    A. 阿胶黄芩汤　　B. 清燥救肺汤　　C. 桑杏汤　　D. 葛根黄芩黄连汤

    E. 翘荷汤

91. 咳嗽不爽，痰黏难咯，胸腹胀满，便秘，治宜（　　）

    A. 宣白承气汤　　B. 桑杏汤　　C. 五仁橘皮汤　　D. 增液承气汤

    E. 清燥救肺汤

92. 大头瘟多发生于（　　）

    A. 春　　B. 冬　　C. 春夏　　D. 冬春　　E. 夏秋

93. 西医的哪种疾病与大头瘟相类似？（　　）

    A. 白喉　　B. 颜面丹毒　　C. 急性扁桃体炎　　D. 猩红热　　E. 单纯疱疹

94. 大头瘟初起，常见（　　）

    A. 卫分证　　B. 气分证　　C. 卫气同病　　D. 热炽阳明　　E. 气营同病

95. 大头瘟的病因是感受（　　）

    A. 温热时毒　　B. 风热时毒　　C. 风热病邪　　D. 温热病邪　　E. 戾气

96. 大头瘟毒盛肺胃，宜选用（　　）

    A. 清瘟败毒饮　　B. 甘露消毒丹　　C. 普济消毒饮　　D. 卫分宣湿饮

    E. 加减玉女煎

97. 关于大头瘟，下列提法不正确的是（　　）

    A. 由温热时毒引起　　B. 邪从口鼻而入，先犯卫分气分

    C. 初起即见头面焮赤肿大　　D. 多发于冬春季

    E. 有一定的传染性和流行性

98. 创制普济消毒饮的医家是（　　）

    A. 孙思邈　　B. 刘河间　　C. 李东垣　　D. 张景岳　　E. 朱丹溪

99. 大头瘟毒壅肺胃证除内服汤药，局部外敷宜选用（　　）

    A. 珠黄散　　B. 金黄散　　C. 碧玉散　　D. 玉钥匙　　E. 三黄二香散

100. 关于烂喉痧的病名记载，清代以前所述为（　　）

    A. 阳毒　　B. 阴毒　　C. 阳斑　　D. 阴斑　　E. 热毒

试题四

一、单选题

1. 烂喉痧的致病因素是（　　）
   A. 风热时毒　　B. 温热时毒　　C. 风热病邪　　D. 温热病邪　　E. 疠气

2. 西医学的哪种疾病与烂喉痧相同？（　　）
   A. 白喉　　B. 流行性腮腺炎　　C. 猩红热　　D. 急性扁桃体炎　　E. 百日咳

3. 烂喉痧的治疗原则以下列何法为重？（　　）
   A. 疏风透表　　B. 凉营透疹　　C. 凉血活血　　D. 清泄热毒　　E. 养阴攻下

4. 烂喉痧的病变脏腑主要在（　　）
   A. 心肝　　B. 脾胃　　C. 肝胆　　D. 肺胃　　E. 肝肾

5. 烂喉痧临床主要特征是（　　）
   A. 发热，头面红肿热痛　　B. 发热，咽喉肿痛糜烂，肌肤丹痧密布
   C. 高热，咽喉肿痛　　D. 发热，咽喉肿痛，全身黄疸
   E. 恶寒发热，咽喉肿痛，心烦溲赤

6. 烂喉痧发病的季节是（　　）
   A. 多发于冬春二季　　B. 多发于春夏二季　　C. 多发于夏秋二季
   D. 多发于长夏季节　　E. 多发于秋冬二季

7. 烂喉痧初起，咽喉疼痛时，可使用下列何方外敷？（　　）
   A. 碧玉散　　B. 金黄散　　C. 玉钥匙　　D. 锡类散　　E. 珠黄散

8. 认为"烂喉丹痧以畅汗为第一要义"的医家是（　　）
   A. 张仲景　　B. 巢元方　　C. 王孟英　　D. 薛生白　　E. 丁甘仁

9. 烂喉痧初起毒侵肺卫，若表郁较重者，使用清咽栀豉汤可酌情加入（　　）
   A. 荆芥、防风　　B. 麻黄、桂枝　　C. 金银花、连翘　　D. 栀子、淡豆豉
   E. 青果、土牛膝

10. 壮热，汗多，口渴，烦躁，咽喉红肿糜烂，气道阻塞，声哑气急，丹痧密布，赤紫成片，舌绛干燥，遍起芒刺，状如杨梅，脉细数，其治疗最适宜的处方是（　　）
    A. 普济消毒饮　　B. 清咽栀豉汤　　C. 黄连解毒汤　　D. 清瘟败毒饮
    E. 凉营清气汤

11. 下列哪项不是烂喉痧后期证的症状？（　　）
    A. 咽喉糜烂渐减　　B. 头面肿痛　　C. 皮肤干燥脱屑
    D. 午后低热，口干唇燥　　E. 舌红而干，脉细数

12. 烂喉痧毒燔气营（血），兼有热毒内陷心包，使用凉营清气汤可加入（   ）

    A. 苏合香丸   B. 安宫牛黄丸或紫雪丹   C. 参附龙牡汤   D. 独参汤

    E. 菖蒲郁金汤

13. 清咽养营汤适用于烂喉痧什么证型？（   ）

    A. 毒燔气营   B. 余毒伤阴   C. 毒壅气分   D. 毒侵肺卫   E. 内闭外脱

14. 烂喉痧初起邪在肺卫，治疗原则是（   ）

    A. 透表泄热，清胃解毒   B. 透表泄热，清咽解毒

    C. 透表泄热，凉血解毒   D. 清热消肿，清咽解毒

    E. 透表泄热，凉营透疹

15. 《疫喉浅论》出自哪位医家？（   ）

    A. 叶天士   B. 吴鞠通   C. 王孟英   D. 夏春农   E. 丁甘仁

16. 患者为男性，5 岁，初起憎寒发热，继而壮热烦渴，咽喉红肿疼痛，溃烂，肌肤丹痧隐隐，舌红绛起刺。诊断为（   ）

    A. 大头瘟   B. 风温   C. 春温   D. 暑温   E. 烂喉痧

17. 患者为男性，26 岁，壮热，口渴，烦躁，咽喉红肿疼痛，甚则腐烂，肌肤丹痧显露，舌红亦有珠，苔黄燥，脉洪数。诊断是（   ）

    A. 大头瘟，风热毒邪犯卫   B. 烂喉痧，毒燔气营（血）

    C. 大头瘟，毒盛肺胃   D. 烂喉痧，温热毒邪犯卫

    E. 烂喉痧，毒壅气分

18. 患者为女性，6 岁，初起憎寒发热，继而壮热烦渴，咽喉红肿疼痛溃烂，肌肤丹痧显露，经治疗后壮热已退，惟午后低热，口干唇燥，肌肤丹痧消退，而出现干燥皮屑，咽喉肿疼糜烂已渐减轻，舌红而干，脉细数。其最佳内服方宜选用（   ）

    A. 沙参麦冬汤   B. 增液汤   C. 增液承气汤   D. 清咽养营汤

    E. 七鲜育阴汤

19. 患者为男性，26 岁，壮热，口渴，烦躁，咽喉红肿疼痛，甚则腐烂，肌肤丹痧显露，舌红赤有珠，苔黄燥，脉洪数。其最佳内服方宜选用（   ）

    A. 白虎汤   B. 增液承气汤   C. 凉营清气汤   D. 余氏清心凉膈散

    E. 清营汤

20. 壮热烦躁，咽喉红肿腐烂，肌肤丹痧显露，可用何方吹喉？（   ）

    A. 余氏清咽凉膈散   B. 三黄二香散   C. 玉钥匙   D. 锡类散

    E. 珠黄散

21. 温病喉痒干咳，继而痰黏带血，胸痛，腹部灼热，大便泄泻，舌红，苔薄黄而干，脉数。诊断是（   ）

    A. 暑湿，暑伤肺络   B. 伏暑，暑湿挟滞，阻结肠道

    C. 湿温，热炽阳明，湿困太阴   D. 秋燥，肺燥肠热，络伤咳血

    E. 春温，气分郁热

22. 咳嗽不爽而多痰，胸满腹胀，大便泄泻，舌红苔薄黄而干，脉数。诊断是（　　）
    A. 风温，热结肠腑　　　B. 春温，伏热内闭　　　C. 暑温，热结肠腑
    D. 伏暑，热结阴伤　　　E. 秋燥，肺燥移肠

23. 温病身热已退，干咳或痰少，口、鼻、咽、唇干燥乏津，口渴，舌干红少苔，脉细数。诊断是（　　）
    A. 风温，胃热阴伤　　　B. 秋燥，燥热伤肺　　　C. 暑温，暑伤津气
    D. 秋燥，肺胃阴伤　　　E. 春温，热炽津伤

24. 治疗秋燥邪在肺卫的最佳方剂是（　　）
    A. 桑菊饮　　B. 桑杏汤　　C. 清燥救肺汤　　D. 银翘散　　E. 翘荷汤

25. 桑杏汤出自（　　）
    A. 《医门法律》　　B. 《温疫论》　　C. 《疫病篇》　　D. 《温病条辨》
    E. 《温热论》

26. 清燥救肺汤治疗秋燥病中哪个证型最合适？（　　）
    A. 燥干清窍　　B. 肺燥肠热，络伤咳血　　C. 肺胃伤阴
    D. 燥热伤肺　　E. 燥热犯卫

27. 下列何症不属于秋燥"肺胃阴伤"证？（　　）
    A. 咳嗽多痰　　B. 舌红苔少　　C. 身热不甚　　D. 口干渴　　E. 舌燥

28. 治疗秋燥"肺燥移肠，络伤咳血"证，最合适的方剂是（　　）
    A. 翘荷汤　　B. 清燥救肺汤　　C. 阿胶黄芩汤　　D. 宣白承气汤
    E. 五仁橘皮汤

29. 宣白承气汤中有（　　）
    A. 石膏、生大黄、杏仁　　B. 石膏、知母、甘草　　C. 石膏、麦冬、竹叶
    D. 石膏、知母、麦冬　　E. 石膏、生地、麦冬

30. 叶天士所述"泻南补北"一法是指（　　）
    A. 温补肾阳，祛寒救逆　　B. 滋肾救阴，清心泻火　　C. 通腑泄热，急下存阴
    D. 甘寒滋润，清养肺胃　　F. 清心凉营，生津养液

31. 叶天士《温热论》中"益胃"一法是指（　　）
    A. 和胃降逆　　B. 补益胃气　　C. 清气生津，舒展气机　　D. 辛寒清气
    E. 补中益气

32. 治疗温病"邪留三焦"，叶氏主张（　　）
    A. 和解表里之半　　B. 分消上下之势　　C. 淡渗以利州都
    D. 苦温以燥太阳　　E. 芳香以宣肺气

33. 《温热论》中指出：湿温病大便硬，其处理方法应（　　）
    A. 通腑泄热　　B. 滋阴攻下　　C. 增液润下　　D. 忌用攻下　　E. 苦寒润下

34. 叶天士认为"清窍壅塞"的原因是（　　）
    A. 风水相煽　　B. 两阳相助　　C. 水主之气不能上荣　　D. 浊邪害清
    E. 玄府不通

35. 《温热论》中指出温病与伤寒的主要区别在于（　　）

　　A. 发病季节不同　　B. 是否传染　　C. 辨营卫气血不同　　D. 治疗方法不同

　　E. 以上都不是

36. 叶天士说"在表初用辛凉轻剂"是指用（　　）

　　A. 桑菊饮　　B. 银翘散　　C. 麻杏石甘汤　　D. 白虎汤　　E. 清透之品

37. 《温热论》所云"在阳旺之躯，胃湿恒多"的病机为（　　）

　　A. 热重于湿　　B. 湿重于热　　C. 湿热并重　　D. 湿阻脾胃

　　E. 以上都不是

38. 叶天士云"两阳相劫"中的"两阳"指的是（　　）

　　A. 阳明与少阳　　B. 太阳与阳明　　C. 太阳与少阳　　D. 风邪与热邪

　　E. 风邪与暑邪

39. 若舌上苔如碱者，胃中宿滞夹秽浊郁伏，当急急开泄。这里的"开泄"指（　　）

　　A. 轻苦微辛之品益气化湿　　B. 芳香辛散以祛湿浊之邪　　C. 开秽浊，泄宿滞

　　D. 辛开苦降，以除湿热　　E. 以上都不是

40. 叶天士指出：再有神情清爽，舌胀大不能出口者，此为（　　）

　　A. 胃中宿滞夹秽浊郁伏　　B. 脾湿胃热郁极化风　　C. 胃热心营受灼

　　D. 湿热气聚与谷气相搏　　E. 湿遏热伏

41. 《温热论》指出舌色绛而中心干者，乃为（　　）

　　A. 上焦气热灼津　　B. 心胃火燔，劫铄津液　　C. 胃火炽盛

　　D. 心营热盛　　E. 以上都不是

42. 下列除哪一项外，均是"妇人病温"在治疗上应注意的？（　　）

　　A. 禁用血腻之药　　B. 无犯虚虚实实之禁　　C. 步步顾护胎元

　　D. 注意经水变化　　E. 从整个病情着眼，以祛邪为原则

43. 叶天士《温热论》认为斑疹"宜见而不宜见多"，斑疹"宜见"的原因为（　　）

　　A. 病情轻微的特征　　B. 病情好转的迹象　　C. 营血热毒外达的标志

　　D. 机体津液未伤的佳象　　E. 脏腑正气充足的佳象

44. 斑黑光亮表示（　　）

　　A. 热胜毒盛，气血尚充　　B. 火郁内伏，气血尚活　　C. 热毒锢结，气血衰亡

　　D. 热毒深重，肝肾之色外泛　　E. 以上都不是

45. 叶天士认为温邪在表初用辛凉轻剂，夹风加入（　　）

　　A. 芦根、滑石　　B. 薄荷、牛蒡　　C. 金银花、连翘

　　D. 桑叶、菊花　　E. 藿香、豆豉

46. 叶天士认为湿热病而面色苍者，应注意（　　）

　　A. 利小便　　B. 顾其阳气　　C. 顾其津液　　D. 滋阴养血　　E. 防止过汗

47. 叶天士认为开泄不宜用（　　）

　　A. 黄连　　B. 蔻仁　　C. 杏仁　　D. 陈皮　　E. 桔梗

48. 叶天士认温邪上受之后易逆传（　　）

    A. 胃　　B. 脾　　C. 肺　　　D. 心包　　E. 肝肾

49. 湿热病证的病机变化不包括（　　）

    A. 阳旺之躯胃湿恒多　　B. 阴盛之体脾湿不少

    C. 酒客里湿素盛，外邪入里，里湿为合　　D. 吴地湿邪害人最广

    E. 胃湿脾湿化热则一

50. 战汗透邪的表现不应见（　　）

    A. 脉虚软和缓　　B. 倦卧不语　　C. 肤冷一昼夜　　D. 躁扰不卧

    E. 一二日后再次战汗

51. 《温热论》中的"浊邪害清"之浊邪是指（　　）

    A. 痰饮　　B. 湿热　　C. 湿浊　　D. 瘀血　　E. 水饮

52. 叶天士认为用苦泄法治疗胃脘痞闷的舌象应是（　　）

    A. 白而不燥　　B. 灰白不燥　　C. 或黄或浊　　D. 黄白相兼　　E. 黄厚燥裂

53. 叶天士提出若斑出热不解者，治宜（　　）

    A. 苦寒清热泄火　　B. 辛寒清气泄热　　C. 甘寒清热生津

    D. 咸寒凉血养阴　　E. 辛温解表发汗

54. 叶天士认为，温病战汗后，若出现气脱，临床表现是（　　）

    A. 汗出肤冷，倦卧不语，脉虚而和缓　　B. 肤冷汗出，躁扰不卧，脉弦而数

    C. 肤冷汗出，躁扰不卧，脉象急数　　D. 肤冷汗出，躁扰不卧，脉虚而缓

    E. 汗出肤冷，静卧倦怠，脉数而细

55. 叶天士所说"逆传心包"是指（　　）

    A. 邪由卫分内陷营分　　B. 邪由上焦传入下焦　　C. 邪由肺卫内陷心包

    D. 邪由气分内传心包　　E. 邪出阳明传入心包

56. 《温热论》中所论"通阳"法是指（　　）

    A. 温补肾阳　　B. 温补脾阳　　C. 通阳补气　　D. 化气利湿，通利小便

    E. 温通心阳

57. 叶天士所述"入营犹可透热转气"是指（　　）

    A. 凉营药中伍以滋阴凉血之品　　B. 凉营药中伍以清热解毒之品

    C. 凉营药中伍以辛寒清气之品　　D. 凉营药中伍以轻清透泄之品

    E. 凉营药中伍以辛温发散之品

58. 脾瘅病的治疗根据《温热论》应选择（　　）

    A. 苍术　　B. 佩兰　　C. 藿香　　D. 白术　　E. 茯苓

59. 叶天士所谓浊邪害清的临床表现是（　　）

    A. 胸闷脘痞　　B. 耳聋目瞑鼻塞　　C. 昏谵舌謇　　D. 溲短尿浊

    E. 恶心呕吐

60. 《温热论》中"战汗"的机理是（　　）

   A. 热邪逗留气分，正气奋起鼓邪外出　　　B. 气分热炽，迫津外泄

   C. 湿热郁蒸　　D. 阳气受伤，卫虚不固　　E. 阳气欲脱

61. 最易流连气分的病邪是（　　）

   A. 暑热病邪　　B. 湿热病邪　　C. 燥热病邪　　D. 温热病邪　　E. 风热病邪

62. 叶天士认为，齿龈结瓣若属阴血者可见（　　）

   A. 黄如柏汁　　B. 紫如干漆　　C. 黄如酱瓣　　D. 紫如鸡冠　　E. 其色苍白

63. 叶天士认为不可用开泄法治疗的临床表现是（　　）

   A. 舌苔不燥　　B. 苔黄白相兼　　C. 苔灰白不渴　　D. 脘中痞闷

   E. 脘腹按之痛

64. 下列除哪项外，均属叶天士所论胃脘痞闷宜用开泄法的适用范围？（　　）

   A. 外邪未解，里先结者　　B. 痰湿内阻，尚未化热

   C. 邪郁未伸，气机不利　　D. 湿热痰浊，阻于胸膈

   E. 感受湿邪，素属中冷

65. 叶天士说，若斑出热不解者，胃津亡也，主以甘寒，重则用（　　）

   A. 白虎汤　　B. 五汁饮　　C. 益胃汤　　D. 玉女煎　　E. 沙参麦冬汤

66. 叶天士认为湿热病证患者若其人"面色白者"，治疗须顾其（　　）

   A. 阴液　　B. 元气　　C. 津液　　D. 阳气　　E. 血液

67. 叶天士认为温病见痞证，若舌苔黄浊，刮之不去，则应（　　）

   A. 苦辛通降　　B. 芳香化湿　　C. 开泄气机佐以透表

   D. 开泄气机佐以燥湿化痰　　E. 开泄气机佐以温通

68. 三仁汤、藿朴夏苓汤均可用于治疗湿温初起之证。其不同点在于后者较适用于
（　　）

   A. 邪遏卫气，湿邪偏重者　　B. 湿邪偏于卫表而化热尚不明显者

   C. 邪遏卫气，湿渐化热者　　D. 卫气同病，湿热并重者

   E. 邪在上焦，湿重热轻，肺气失宣者

69. 温病症见：恶寒少汗，身热不扬，午后热显，头重如裹，身重肢倦，胸闷脘痞，苔
白腻，脉濡缓，最宜选用（　　）

   A. 藿香正气散　　B. 藿朴夏苓汤　　C. 新加香薷饮　　D. 雷氏宣透膜原法

   E. 羌活胜湿汤

70. 温病症见：寒热往来，寒甚热微，身痛有汗，手足沉重，呕逆胀满，苔白厚腻如积
粉，脉缓。病机为（　　）

   A. 湿浊偏盛，邪阻膜原，阳气受郁　　B. 湿热郁阻少阳，枢机不利，郁热偏重

   C. 湿热久留，阳气受伤，气机受郁　　D. 湿热郁伏，阳气受伤，湿盛阳微

   E. 寒湿郁表，卫阳受遏，邪正交争

71. 温病症见：发热，汗出不解，口渴不欲多饮，脘痞呕恶，心中烦闷，便溏色黄，小便短赤，苔黄腻，脉濡数。治宜选用（　　　）

　　A. 三仁汤　　B. 三石汤　　C. 白虎加苍术汤　　D. 王氏连朴饮

　　E. 蒿芩清胆汤

72. 温病症见：发热，汗出不解，口渴，不欲多饮，脘痞呕恶，心中烦闷，便溏色黄，小便短赤，苔黄腻，脉濡数，治宜（　　　）

　　A. 芳香宣化，宣通表湿　　　　B. 清泄阳明，兼化脾湿

　　C. 辛开以苦降，清化湿热　　　D. 辛淡开泄，渗利湿热

　　E. 芳化为主，佐以清热

73. 温病症见：发热口渴，胸闷腹胀，肢酸倦怠，咽喉肿痛，小便黄赤，或身目发黄，苔黄而腻，脉滑数。治宜（　　　）

　　A. 芳香宣化，利咽解毒　　　　B. 辛开苦降，清化湿热

　　C. 清热化湿，豁痰开蔽　　　　D. 清热化湿解毒

　　E. 清泄阳明，兼化脾湿

74. 在甘露消毒丹中，用何药以利湿泄热？（　　　）

　　A. 车前子、泽泻、金钱草　　　　B. 猪苓、茯苓、白通草

　　C. 茯苓、泽泻、绵茵陈　　　　　D. 山栀子、大黄、绵茵陈

　　E. 木通、滑石、绵茵陈

75. 温病症见：发热，汗出不解，口渴，不欲多饮，脘痞呕恶，心中烦闷，便溏色黄，小便短赤，苔黄腻，脉濡数。其病机为（　　　）

　　A. 湿热并重，郁阻上焦　　　　B. 湿热并重，郁阻下焦

　　C. 湿热俱盛，困阻中焦　　　　D. 热重湿轻，弥漫三焦

　　E. 湿重热轻，郁阻中焦

76. 温病症见：身热不退，朝轻暮重，神识昏蒙，似清似昧，时或谵语，舌苔黄腻，脉濡滑而数。其病机为（　　　）

　　A. 湿热郁阻卫气，上焦清窍被蒙　　　B. 热入营分，营阴受灼，干扰神明

　　C. 热入心包，清窍闭阻，神明失常　　　D. 邪入心包，痰热闭窍，神明失常

　　E. 湿热酿痰，蒙蔽心包，心神受扰

77. 在湿温病的治方中，下列哪个方属"辛开苦降"？（　　　）

　　A. 枳实导滞汤　　B. 雷氏宣透膜原法　　C. 加减正气散　　D. 王氏连朴饮

　　E. 甘露消毒丹

78. 对"轻法频下"，下列哪个说法是错误的？（　　　）

　　A. 不宜峻剂猛攻　　B. 大便转烂为度　　C. 要连续攻下

　　D. 用药量宜轻　　E. 用于暑湿积滞，郁结肠道

二、多选题

1. 风温"热入心包兼阳明腑实"的治法是（　　　）

　　A. 宣肺化痰　　B. 清心开窍　　C. 清心凉营　　D. 攻下腑实　　E. 益气固脱

2. 风温"肺热发疹"的治法是（　　）

　　A. 辛凉解表　　B. 宣肺泄热　　C. 清热解毒　　D. 清热凉血　　E. 凉营透疹

3. 风温肺热腑实的主要临床特点有（　　　）

　　A. 潮热便秘　　B. 舌苔焦燥　　C. 腹部硬痛　　D. 时有谵语

　　E. 痰涎壅盛，喘促不宁

4. 风温肺热移肠证的主要临床特点有（　　　）

　　A. 身热咳嗽　　B. 胸闷痛　　C. 里急后重　　D. 下利色黄热臭

　　E. 腹部硬痛

5. 牛黄承气汤由下列哪几组药物组成？（　　　）

　　A. 安宫牛黄丸　　B. 厚朴　　C. 生大黄　　D. 枳实　　E. 芒硝

6. 风温邪热逆传心包，则必见证候是（　　　）

　　A. 神昏　　B. 咳嗽　　C. 斑疹　　D. 谵语　　E. 烦渴

7. 增液承气汤与导赤承气汤证的共有症状是（　　　）

　　A. 身热　　B. 溺涩痛　　C. 便秘　　D. 口干唇裂　　E. 脉弦细

8. 下列各汤证中均有身热、腹痛、便秘的是（　　　）

　　A. 桃仁承气汤证　　B. 牛黄承气汤证　　C. 新加黄龙汤证

　　D. 宣白承气汤证　　E. 增液汤证

9. 风温"肺热发疹"的临床表现有（　　　）

　　A. 身热　　B. 胸痛　　C. 胸闷　　D. 咳嗽　　E. 衄血　　F. 斑疹显露

　　G. 肌肤发疹

10. 清宫汤由下列哪几组药物组成？（　　　）

　　A. 犀角尖、连翘心　　B. 石菖蒲、郁金　　C. 竹叶卷心、连心麦冬

　　D. 生地、丹参　　E. 羚羊角尖　　F. 两头尖　　G. 玄参心、莲子心

11. 宣白承气汤由下列哪几组药物组成？（　　　）

　　A. 生石膏　　B. 芒硝　　C. 生大黄　　D. 杏仁　　E. 白芍　　F. 瓜蒌皮

　　G. 白茅根

12. 风温热陷心包证有以下哪几组症状？（　　　）

　　A. 潮热，谵语　　B. 神昏谵语，舌謇　　C. 时有谵语　　D. 舌鲜绛，脉细数

　　E. 苔黄燥，脉数沉实　　F. 身灼热，肢厥　　G. 时清时昧

13. 热入心包兼腑实证有下列哪几组症状？（　　）

  A. 夜热早凉，神呆　　　B. 日晡潮热，时有谵语　　　C. 舌謇，肢厥

  D. 腹部胀痛，便秘　　　E. 舌绛，苔黄燥，脉数沉实有力

  F. 身热神昏　　　G. 舌红苔焦燥起刺，脉数沉实有力

14. 吴鞠通提出用白虎汤有四禁，是指（　　）

  A. 脉浮弦而细者　　　B. 脉沉者　　　C. 脉洪大者　　　D. 汗不出者　　　E. 不渴者

  F. 便溏者　　　G. 脉浮者

15. 风温阳明热盛证的辨证关键是（　　）

  A. 壮热　　　B. 渴饮　　　C. 恶热　　　D. 汗出　　　E. 脉洪大　　　F. 脉沉实有力

  G. 舌红苔黄

16. 桑菊饮除桑叶、菊花外，还有下列哪几组药物？（　　）

  A. 桔梗、甘草　　　B. 竹叶、甘草　　　C. 连翘、芦根　　　D. 黄芩、荆芥

  E. 牛蒡子、花粉　　　F. 薄荷、杏仁　　　G. 桔梗、荆芥

17. 银翘散除银花、连翘外，还有下列哪几组药物？（　　）

  A. 桔梗、甘草　　　B. 荆芥穗、淡豆豉　　　C. 杏仁、菊花　　　D. 花粉、甘草

  E. 牛蒡子、芦根　　　F. 牛蒡子、葛根　　　G. 薄荷、竹叶

18. 导赤承气汤证可见（　　）

  A. 夜热早凉　　　B. 小便赤痛　　　C. 便溏不爽　　　D. 大便不通　　　E. 咳嗽痰壅

  F. 心烦　　　G. 身热

19. 秋燥的病变脏腑主要在（　　）

  A. 肾　　　B. 肝　　　C. 肺　　　D. 胃　　　E. 大肠　　　F. 心　　　G. 胆

  H. 小肠

20. 秋燥燥干清窍证的症状有（　　）

  A. 目赤　　　B. 耳鸣　　　C. 龈肿　　　D. 苔黄而腻　　　E. 咽痛　　　F. 咳嗽痰鸣

  G. 气急鼻煽

21. 秋燥伤肺的症状有（　　）

  A. 咳嗽痰多　　　B. 气逆而喘　　　C. 咽喉干燥　　　D. 胸满胁痛　　　E. 心烦口渴

  F. 少气乏力　　　G. 痰中带血

22. 腑实阴伤证可见（　　）

  A. 身热　　　B. 腹满　　　C. 口干咽燥　　　D. 昏狂谵妄　　　E. 舌苔焦燥

  F. 便秘　　　G. 倦怠少气

试题五

单选题

1. 吴鞠通的代表著作是（　　）
   A. 《时病论》　　　B. 《温热经纬》　　　C. 《温病条辨》　　　D. 《疫疹一得》
   E. 《温热逢源》

2. 在温病学的发展过程中，"温病学成长阶段"是指（　　）
   A. 战国至晋唐　　B. 宋至金元　　C. 元至明代　　D. 明代至清代
   E. 新中国成立后

3. 提出疠气学说的医家是（　　）
   A. 叶天士　　B. 戴天章　　C. 喻嘉言　　D. 吴又可　　E. 郭雍

4. "温病……又名疫者，以其延门阖户，如徭役之役，众人均等之谓也"，出自（　　）
   A. 王叔和《伤寒例》　　　B. 张仲景《伤寒论》　　　C. 吴又可《温疫论》
   D. 杨栗山《伤寒温疫条辨》　　　E. 叶天士《温热论》

5. "天行之病，大则流毒天下，次则一方，次则一乡"，语出（　　）
   A. 《内经》　　　B. 《难经》　　　C. 《伤寒论》　　　D. 《伤寒总病论》
   E. 《类证活人书》

6. "春月伤寒谓之温病，冬伤于寒轻者，夏至以前发为温病"，语出（　　）
   A. 《内经》　　　B. 《难经》　　　C. 《伤寒论》　　　D. 《伤寒总病论》
   E. 《类证活人书》

7. 感受温热病邪引起的温病是（　　）
   A. 风温　　B. 春温　　C. 暑温　　D. 伏暑　　E. 秋燥

8. 我国医学发展史上可称为温病学奠基之作的专著是（　　）
   A. 《温病合编》　　B. 《温病条辨》　　　C. 《温热经纬》　　　D. 《温疫论》
   E. 《温热论》

9. 下列哪一项不是吴又可的贡献？（　　）
   A. 编著了我国医学史上第一部温疫学专著《温疫论》
   B. 提出温疫致病的原因是时行之气　　C. 指出温疫有强烈的传染性
   D. 指出温疫的感邪途径是邪从口鼻而入　　E. 提出了邪伏膜原的见解

10. 下列哪一项不是湿热病邪的致病特点？（　　）
    A. 初起多热象不显　　B. 缠绵难解　　C. 易伤肺胃之阴　　D. 易困阻清阳
    E. 易阻遏气机

11. 提出"暑是火邪，心为火脏，邪易入之"的医家是（　　）

    A. 叶天士　　　B. 吴鞠通　　　C. 王孟英　　　D. 吴又可　　　E. 薛生白

12. 下列哪一项不符合辨别新感温病与伏邪温病的实际意义？（　　）

    A. 阐明温病初起不同发病类型　　　B. 区别病变的浅深轻重

    C. 归纳病证的不同性质　　　D. 指示病机的传变趋向

    E. 确立不同的治疗方法

13. 关于伏邪温病的特点，下列哪一项是错误的？（　　）

    A. 初起病发于里　　　B. 病情较新感温病为重　　　C. 病程较短

    D. 传变趋向可由里达表　　　E. 传变趋向可内郁深陷

14. 具有传变较慢，病势缠绵，病位以脾胃为主，易困阻清阳，闭郁气机等致病特点的温邪是（　　）

    A. 温毒病邪　　　B. 温热病邪　　　C. 燥热病邪　　　D. 湿热病邪　　　E. 暑热病邪

15. 具有邪自里发，病初即见里热证，易闭窍、动风、动血，易耗伤阴液，后期多伤肝肾阴液等致病特点的温邪是（　　）

    A. 湿热病邪　　　B. 燥热病邪　　　C. 温热病邪　　　D. 温毒病邪　　　E. 暑热病邪

16. 具有攻窜流走、蕴结壅滞致病特点的温邪是（　　）

    A. 湿热病邪　　　B. 温毒病邪　　　C. 暑热病邪　　　D. 风热病邪　　　E. 燥热病邪

17. 具有易困阻脾胃、弥漫三焦，易伤络动血、耗损元气致病特点的温邪是（　　）

    A. 暑热病邪　　　B. 暑湿病邪　　　C. 湿热病邪　　　D. 疫疠病邪　　　E. 温毒病邪

18. "夫温热究三焦者，非谓病必上焦始，而渐及于中、下也"是哪位医家所言？（　　）

    A. 吴鞠通　　　B. 叶天士　　　C. 王孟英　　　D. 薛生白　　　E. 陈平伯

19. 身热不退，朝轻暮重，神识昏蒙，似清似昧，舌苔黄腻，脉濡滑数，辨证应为（　　）

    A. 病在气分　　　B. 病在气营　　　C. 病在气血　　　D. 病在血分　　　E. 病在营分

20. 温病灼热，躁扰，唇裂，斑疹透露，衄血，舌绛少苔，辨证应为（　　）

    A. 气分病证　　　B. 营分病证　　　C. 血分病证　　　D. 气营两燔证

    E. 气血两燔证

21. 身热，烦躁，胸脘痞满，腹痛，大便溏垢如败酱，便下不爽，舌赤，苔黄腻或黄浊，脉滑数，其病机应为（　　）

    A. 湿热中阻　　　B. 湿热蕴结下焦　　　C. 湿热积滞搏结肠腑

    D. 阳明腑实　　　E. 热结旁流

22. 夜热早凉见于（　　）

    A. 温病后期邪热未净，留伏阴分

    B. 热入营分，邪热炽盛，营阴受损，实中有虚

C. 气分腑实内结，邪热闭郁

D. 湿温初起，邪在卫气，湿中蕴热，热为湿遏征象

E. 温病后期，邪少虚多，肝肾阴虚，内生虚热的表现

23. 血分热毒极盛最可能见到的舌象是（　　）

A. 舌紫起刺（杨梅舌）　　　B. 紫暗而干（猪肝舌）

C. 绛舌光亮如镜（镜面舌）　　　D. 绛而干燥　　E. 舌苔老黄，焦燥起刺

24. 身灼热，神昏，肢厥，舌謇，舌绛，为（　　）

A. 湿蒙心包　　B. 邪陷心包　　C. 邪入营分　　D. 邪入血分　　E. 热盛动风

25. 温病后期，热邪深入下焦，耗竭肾阴的舌象是（　　）

A. 黑苔焦燥起刺，质地干涩苍老　　　B. 遍舌黑润

C. 舌苔干黑，舌质淡白无华　　　D. 黑苔干燥甚或焦枯

E. 舌紫起刺，状如杨梅

26. 苔薄白而干，舌边尖红，见于（　　）

A. 温热病邪初袭人体，客于卫分　　　B. 表邪未解，肺津已伤

C. 是脾湿未化而胃津已伤的征象　　　D. 为湿遏热伏之象

E. 气分热盛，津液已伤

27. 湿遏热伏的舌象一般为（　　）

A. 舌苔白厚而干燥　　　B. 舌苔白厚而腻

C. 舌质紫绛，苔白厚如积粉　　　D. 舌苔白腻而舌质红绛

E. 舌苔白厚如碱状（白碱苔）

28. 舌质紫绛，苔白厚如积粉见于（　　）

A. 温疫病湿热秽浊郁闭膜原　　　B. 温病兼有胃中宿滞，夹秽浊郁伏

C. 湿遏热伏　　D. 湿阻气分，浊邪上泛

E. 秽浊之气上泛，胃气衰败

29. 心营热毒炽盛的舌象为（　　）

A. 舌绛而干燥　　B. 舌纯绛鲜泽　　C. 舌尖红赤起刺

D. 舌红中有裂纹如人字形，或舌红中生有红点　　　E. 舌绛不鲜，干枯而痿

30. 下列哪种热型不属于气分证？（　　）

A. 身热不扬　　B. 身热夜甚　　C. 日晡潮热　　D. 往来寒热　　E. 壮热

31. 斑疹"红轻，紫重，黑危"见于哪一位医家的著作？（　　）

A. 吴又可　　B. 余师愚　　C. 雷丰　　D. 叶天士　　E. 杨栗山

32. 斑疹色艳红如胭脂，其临床意义是（　　）

A. 毒火内闭　　B. 邪热外透　　C. 血热炽盛　　D. 营血热毒深重

E. 火郁内伏，气血尚活

33. 温病病程中辨白疒（疒）的诊断意义是（　　）

A. 了解病势浅深　　B. 分析病理变化　　C. 辨别病证性质及津气盛衰

D. 掌握病情预后　　E. 判断病位所在

34. 温病后期肝肾阴竭，不能濡养筋脉的舌态是（　　）

A. 舌体短缩　B. 舌体痿软　　C. 舌体强硬　　D. 舌卷囊缩　　E. 舌体肿胀

35. "太阳病，发热而渴，不恶寒者，为温病，若发汗已，身灼热者，名曰风温"是哪位医家所说？（　　）

A. 叶天士　B. 陈平伯　C. 吴鞠通　　D. 张仲景　　E. 庞安常

36. "治上焦如羽，非轻不举"，语出（　　）

A. 叶天士　B. 薛生白　C. 陈平伯　　D. 吴鞠通　　E. 王孟英

37. 温病阳明热结的首选方是（　　）

A. 小承气汤　B. 大承气汤　　C. 增液承气汤　　D. 调胃承气汤

E. 枳实导滞散

38. 运用增液承气汤与调胃承气汤的主要鉴别点是（　　）

A. 有无潮热便秘　　B. 有无腹胀满痛拒按　　C. 有无时有谵语

D. 有无口干唇燥　　E. 有无苔黄而燥

39. 称"凡天时晴燥，温风过暖，感其气者，即是风温之邪"的医家是下列哪一位？（　　）

A. 朱肱　B. 叶天士　C. 陈平伯　　D. 吴鞠通　　E. 吴贞

40. 患者为女性，19 岁，病发于 5 月。4 天来发热，痰为黄色，右侧胸痛，于咳嗽及呼吸时加重。胸部 X 线检查示"右肺液平存在"。舌红苔黄，脉数。治宜用《千金》苇茎汤，胸痛较著，可加用（　　）

A. 紫苏子　B. 仙鹤草　C. 郁金、桃仁、瓜蒌　　D. 延胡索　　E. 黄芩

41. 加减复脉汤加生牡蛎、生鳖甲，名为（　　）

A. 一甲复脉汤　B. 二甲复脉汤　　C. 三甲复脉汤　　D. 大定风珠

E. 小定风珠

42. 下列哪一项不属于春温初起的临床表现（　　）

A. 身热微恶寒　B. 痉厥　C. 斑疹　　D. 脉濡　　E. 神昏

43. 身热面赤，烦渴欲饮，饮不解渴，得水则吐，胸脘痞满，按之疼痛，便秘，苔黄滑，其病机为（　　）

A. 热灼胸膈　B. 阳明热结　C. 热郁胸膈　　D. 痰热结胸　　E. 邪热壅肺

44. 《温病条辨》救逆汤的适应证是（　　）

A. 误汗耗伤心气　　B. 误下耗伤脾阳　　C. 误吐耗伤胃阴

D. 误补滋腻恋邪　　E. 误温助热

45. 治疗身热不甚、心烦不得卧、口干咽燥、舌红苔黄、脉细数，方选（　　）

A. 栀子豉汤　B. 凉膈散　C. 连梅汤　　D. 黄连阿胶汤　　E. 复脉汤

46. 治疗低热，手指蠕动，甚或瘛疭，神疲齿黑，舌干绛，脉细促者，方选（　　）

A. 加减复脉汤　B. 一甲复脉汤　　C. 二甲复脉汤　　D. 三甲复脉汤

E. 炙甘草汤

47. 患者高热，头痛呕吐，四肢抽搐，颈项强直，角弓反张，昏不知人，经脑脊液检查，诊断为"流行性脑脊髓膜炎"，西医治疗两日未见好转，情势危急，口噤，未见舌苔，六脉细数。中医辨证属于（　　）

　　A. 气营（血）两燔证　　B. 热闭心包证　　C. 热极动风证　　D. 心火亢盛证

　　E. 阴虚火炽证

48. 患者发热（38.9℃），头痛耳痛，两眼红肿疼痛，右胁肋痛，心烦，口干口苦，小便短赤，舌苔干黄，脉弦数。辨证属于（　　）

　　A. 热扰清窍　　B. 热郁胸膈　　C. 热灼胸膈　　D. 热郁少阳　　E. 热郁三焦

49. 患者春月患温，得病之始，寒战高热，头疼身痛，医投荆防败毒散加减，药后得汗，寒战已罢而高热持续，以为邪热伤阴，给予滋阴退热之剂，服后口渴已止，神情由燥转静，继之昏沉不语，身灼热而四肢逆冷，神识昏迷，舌绛无苔，脉细数。治宜（　　）

　　A. 清泄里热　　B. 通腑泄热　　C. 清热解毒　　D. 回阳固脱　　E. 清心开窍

50. 身热，腹痛便秘，口干咽燥，倦怠少气，舌苔黄燥，脉沉弱，治宜（　　）

　　A. 新加黄龙汤　　B. 调胃承气汤　　C. 小承气汤　　D. 增液承气汤

　　E. 增液汤

51. 身热心烦，小便色黄，口渴自汗，气短而促，肢倦神疲，苔黄干燥，脉虚无力，证属（　　）

　　A. 暑入阳明，津气受伤　　B. 暑湿伤气　　C. 暑伤津气　　D. 津气欲脱

　　E. 暑伤心肾

52. 连梅汤主治（　　）

　　A. 气阴亏虚　　B. 气血亏虚　　C. 暑伤肺胃　　D. 暑伤肝肾　　E. 暑伤心肾

53. 三甲散主治（　　）

　　A. 余邪留滞阴分　　B. 阴虚火炽　　C. 阴虚机体失养

　　D. 余热夹痰瘀留滞脉络　　E. 阴虚筋脉失养

54. 症见身灼热，四肢抽搐，甚则角弓反张，神志不清，辨证为（　　）

　　A. 暑入心营　　B. 暑入心包　　C. 暑伤气阴　　D. 暑热闭窍　　E. 暑热动风

55. 治疗身热自汗，心烦口渴，胸闷气短，四肢困倦，神疲乏力，小便短赤，大便溏薄，舌苔腻，脉大无力，方选（　　）

　　A. 白虎加人参汤　　B. 三仁汤　　C. 杏仁滑石汤　　D. 王氏清暑益气汤

　　E. 东垣清暑益气汤

56. 下列哪一症状是暑湿郁蒸上焦、蒙蔽清窍所致？（　　）

　　A. 胸脘痞闷　　B. 恶心呕吐　　C. 身重肢倦　　D. 面赤耳聋　　E. 神疲乏力

57. 暑风发生时，抽搐难以控制者，可加服（　　）

　　A. 通关散　　B. 止痉散　　C. 行军散　　D. 锡类散　　E. 玉钥匙

58. 提出"治暑之发，清心利小便最好"的医家是（　　）

　　A. 张凤逵　　B. 张仲景　　C. 张元素　　D. 王孟英　　E. 王纶

59. "夏暑发自阳明"是指（　　）

　　A. 暑为火热之气，传变迅速　　B. 暑温病易见阳明经证和阳明腑证

　　C. 暑温病易挟湿为患　　D. 暑温病初起即见阳明气分热盛证候

　　E. 暑性酷烈，易于耗气伤津

60. 暑温症见身热息高，心烦溺赤，口渴自汗，肢倦神疲，脉虚无力，其药应选（　　）

　　A. 人参、麦冬、五味子

　　B. 西洋参、石斛、麦冬、黄连、竹叶、荷梗、知母、甘草

　　C. 人参、麦冬、石斛、木瓜、生甘草、生谷牙、鲜莲子

　　D. 人参、生石膏、知母、粳米、甘草

　　E. 黄连、乌梅、麦冬、生地、阿胶

61. 患者入夜潮热，延今两月，纳少形瘦，神疲乏力，舌质光绛，脉濡数，证属（　　）

　　A. 阴虚内热　　B. 邪留阴分　　C. 暑湿留滞　　D. 暑热未清　　E. 湿热交蒸

62. 患者为女性，72岁，症见身热，面赤耳聋，胸闷脘痞，下利稀水，小便短赤，咳痰带血，不甚渴阴，舌红赤，苔黄滑，治宜（　　）

　　A. 麻杏石甘汤加蒲黄、侧柏叶　　B. 白虎加苍术汤

　　C. 麻杏石甘汤合葛根芩连汤　　D. 三石汤　　E. 新加香薷饮

63. 病发于夏季，症见身体灼热，躁扰不安，口噤不开，颈项强直，面赤气粗，舌红苔黄燥，脉弦数，治宜（　　）

　　A. 清宫汤送服至宝丹　　B. 清营汤送服至宝丹

　　C. 白虎汤合清宫汤送服至宝丹

　　D. 先服紫雪丹，继服羚角钩藤汤加生石膏、知母

　　E. 玉女煎去牛膝、熟地加细生地、玄参

64. 患者发热有汗，口渴不欲多饮，胸闷气粗，入夜忧甚，梦语如谵，恶心呕吐，小溲短赤，舌苔黄腻，脉濡数，辨证属于（　　）

　　A. 暑湿交蒸　　B. 暑湿闭窍　　C. 暑湿中阻　　D. 暑湿下蕴

　　E. 暑湿弥漫三焦

65. 男性患者，32岁，症见灼热躁扰，谵妄，斑疹，吐血，衄血，角弓反张，舌深绛而干，其病机为（　　）

　　A. 肝经热盛，肝风内动　　B. 气分热盛，肝风内动　　C. 心营热盛，肝风内动

　　D. 血分热盛，肝风内动　　E. 暑热未净，痰瘀阻络

66. 患者为男性，26岁，夏季炎暑中午忙于割谷，猝然昏倒在田间，不省人事，气粗如喘，救治宜用（　　）

　　A. 神犀丹　　B. 清营汤送服安宫牛黄丸　　C. 犀角地黄汤

　　D. 玉女煎去牛膝、熟地加细生地、玄参　　E. 白虎汤

67. 对湿温病病机变化的描述，下列哪一项提法欠妥？（　　）

    A. 初起湿中蕴热，湿重于热　　　　B. 病变以中焦脾胃为重心

    C. 湿热郁蒸肌腠，外发白㾦　　　　D. 湿热郁蒸，蒙蔽清窍，则引起神昏谵语

    E. 湿困日久，可致阳气受损

68. 鉴别暑温兼湿与湿温的主要依据是（　　）

    A. 发病季节　　B. 初起证候　　C. 病变部位　　D. 是否出现白㾦

    E. 是否有后遗症

69. 用其轻开肺气，使气化湿亦化的处方是（　　）

    A. 雷氏芳香化浊法　　B. 三仁汤　　C. 王氏连朴饮　　D. 菖蒲郁金汤

    E. 薛氏五叶芦根汤

70. 决定湿温病湿热转化的主要因素是（　　）

    A. 邪气盛衰　　B. 中气盛衰　　C. 肾气盛衰　　D. 元气盛衰

    E. 以上均不是

71. 湿温发热口渴，胸痞腹胀，肢酸倦怠，咽肿溺赤，苔黄腻，其病机为（　　）

    A. 湿热交蒸脾胃　　B. 湿浊困阻中焦　　C. 温热间湿困阻中焦

    D. 湿邪阻遏卫气　　E. 湿热交蒸，酿毒上泛

72. 湿温，症见寒热往来，寒甚热微，身痛有汗，手足沉重，呕逆胀满，舌苔白厚腻浊脉缓，其治疗处方为（　　）

    A. 藿朴夏苓汤　　B. 三仁汤　　C. 蒿芩温胆汤　　D. 雷氏宣透膜原法

    E. 雷氏芳香化浊法

73. 治疗湿浊上蒙、泌别失职证，开窍方药应选用（　　）

    A. 至宝丹　　B. 安宫牛黄丸　　C. 玉枢丹　　D. 苏合香丸　　E. 行军散

74. 湿温，症见神识如蒙，少腹硬满，大便不通，苔垢腻，其治疗处方是（　　）

    A. 枳实导滞汤　　B. 桃仁承气汤　　C. 宣清导浊汤　　D. 调胃承气汤

    E. 小承气汤

75. 湿温病湿热蕴毒证的治疗处方是（　　）

    A. 普济消毒饮　　B. 清温败毒饮　　C. 甘露消毒丹　　D. 神犀丹

    E. 以上都不是

76. 下列哪一项不属于湿热困脾、气机郁阻的临床表现？（　　）

    A. 身热不扬，有汗不解　　B. 痰涎壅盛，神识昏蒙

    C. 胸脘痞闷，泛恶欲吐　　D. 身重肢倦，便溏尿浊

    E. 苔白腻，脉濡缓

77. 王氏连朴饮中淡豆豉的作用是（　　）

    A. 辛散表邪　　B. 宣透湿中蕴热　　C. 宣透胸膈郁热　　D. 疏表化湿

    E. 透达伏邪，领邪外出

78. 发热，汗出不解，口渴不欲多饮，脘痞呕恶，心中烦闷，便溏色黄，小溲短赤，苔黄滑腻，脉象濡数，其病机是（　　　）

    A. 湿困中焦，脾胃升降失司　　　B. 阳明热炽，兼太阴脾湿　　　C. 湿热弥漫三焦

    D. 湿热交蒸，酿成热毒，充斥气分　　　E. 湿热俱盛，交蒸脾胃

79. 湿热郁蒸酿痰蒙蔽心包，其病变在（　　　）

    A. 气分　　B. 营分　　C. 血分　　D. 气营　　E. 营血

80. 称"伏暑，暑温，湿温，证本一源，前后互参，不可偏执"的医家是（　　　）

    A. 叶天士　　B. 吴鞠通　　C. 俞根初　　D. 薛生白　　E. 王孟英

81. 伏暑，暑湿夹滞，阻结肠道，其大便性状是（　　　）

    A. 便溏不爽，色黄如酱　　　B. 纯利稀水，肛门灼热　　　C. 初硬后溏

    D. 下利色黄热臭，肛门灼热　　　E. 大便色黑而易解

82. 伏暑初起卫气同病，卫营同病最有鉴别意义的症状为（　　　）

    A. 发热恶寒　　B. 头身疼痛　　C. 心烦口渴　　D. 脘痞苔腻

    E. 以上都不是

83. 下列哪一项不是蒿芩清胆汤的组成？（　　　）

    A. 枳壳、陈皮　　B. 茯苓、青黛　　C. 半夏、竹茹　　D. 柴胡、白芍

    E. 青蒿、黄芩

84. 有关伏暑的病机演变，下列哪一项是错误的？（　　　）

    A. 伏暑因感邪性质与体质的差异，暑邪内伏有在气、在营之不同

    B. 伏暑初起无论是发于气分还是发于营分，均兼有秋冬时令之邪在表

    C. 伏暑病情轻重与发病时间的迟早有关

    D. 伏暑发于气分者，初起类似感冒，继则表现为阳明热盛证

    E. 伏暑病程中可见气阴两伤，出现尿少、尿闭之气阴欲脱证

85. 症见身热而赤，皮肤、黏膜斑疹透发，心烦躁扰，四肢厥冷，大汗淋漓，舌绛而黯，脉虚数。治宜（　　　）

    A. 犀角地黄汤合生脉散加味　　　B. 犀角地黄汤合参附汤加味

    C. 犀角地黄汤合桃仁承气汤加味　　　D. 犀角地黄汤合四逆汤加味

    E. 犀角地黄汤合独参汤加味

86. 著有论述燥邪为患的专篇"秋燥论"的医家是（　　　）

    A. 刘完素　　B. 俞根初　　C. 沈目南　　D. 喻嘉言　　E. 叶天士

87. 以下哪一项不属于秋燥的特点？（　　　）

    A. 发生于秋季　　B. 初起即有津液干燥之象　　C. 易传入营血分

    D. 初犯于肺卫　　E. 以肺为病变中心

88. 患者为女性，17岁，初秋久晴无雨，症见咳嗽不爽而多痰，胸腹胀满，便秘，舌红苔黄，治宜（　　　）

    A. 清肺润燥养阴　　B. 宣肺化痰，泄热攻下　　C. 滋养阴液，攻下腑实

    D. 肃肺化痰，润肠通便　　E. 滋阴润燥，疏肝理气

89. 秋燥，身热，口干唇燥，便秘，苔黑干燥，脉沉细，治宜首选（   ）

　　A. 牛黄承气汤加鲜生地、鲜石斛、麦冬

　　B. 增液承气汤加鲜石斛、鲜首乌、阿胶

　　C. 调胃承气汤加火麻仁、阿胶、郁李仁

　　D. 调胃承气汤加鲜首乌、鲜生地、鲜石斛

　　E. 宣白承气汤加火麻仁、阿胶、郁李仁

90. 大头瘟临床基本特征是（   ）

　　A. 但热不恶寒　　　B. 发热恶寒　　　C. 头面焮赤肿痛　　　D. 咽喉肿痛

　　E. 壮热烦躁

91. 壮热口渴，烦躁不安，头面焮肿疼痛，咽喉疼痛加剧，舌红苔黄，脉数实。治疗宜
　　选方（   ）

　　A. 黄芩汤　　　B. 黄连解毒汤　　　C. 清咽栀豉汤　　　D. 普济消毒饮

　　E. 银翘白虎汤

92. 首次较可靠地记录了治疗以咽痛、痧疹为主症的病案见于下列哪部医著？（   ）

　　A.《金匮要略》　　　B.《诸病源候论》　　　C.《千金翼方》

　　D.《临证指南医案》　　　E.《疫喉浅论》

93. 烂喉痧邪在气分的治疗禁忌为（   ）

　　A. 禁辛温升散　　　B. 禁清泄热毒　　　C. 禁清热利咽　　　D. 禁清气解毒

　　E. 禁早用苦寒

94. 壮热，口渴烦躁，咽喉红肿糜烂，肌肤丹痧显露，舌红赤有珠状物突起，苔黄燥，
　　脉洪数。辨证是（   ）

　　A. 卫营同病　　　B. 邪在卫分，波及营分　　　C. 气分热毒波及营分

　　D. 气血两燔　　　E. 气营血证候俱全

95.《疫痧草》的作者是（   ）

　　A. 叶天士　　　B. 夏春农　　　C. 何廉臣　　　D. 金保三　　　E. 陈耕道

96. 患者为男性，3岁，咽喉红肿糜烂，气道阻塞，声哑气急，丹痧密布，红晕如斑，
　　赤紫成片，壮热，汗多，口渴，烦躁，舌绛干燥，遍起芒刺，形如杨梅，脉细数。
　　诊断是（   ）

　　A. 春温，气营（血）两燔　　　B. 风温，气血两燔

　　C. 烂喉痧，毒燔气营（血）　　　D. 烂喉痧，毒壅上焦

　　E. 大头瘟，毒盛肺胃

97. 患者为女性，6岁，初起憎寒发热，继而壮热烦渴，咽喉红肿疼痛溃烂，肌肤丹痧
　　显露，经治疗后壮热已退，唯午后低热，口干唇燥，肌肤丹痧消退，而出现干燥皮
　　屑，咽喉肿痛糜烂已渐减轻，舌红而干，脉细数。诊断是（   ）

　　A. 春温，邪留阴分　　　B. 风温，肺胃阴伤　　　C. 大头瘟，胃阴耗伤

D. 春温，肝肾阴虚　　　E. 烂喉痧，余毒伤阴

98. 患者为男性，5 岁，初起憎寒发热，继而壮热烦渴，咽喉红肿疼痛溃烂，肌肤丹痧隐隐，舌红绛起刺。最佳内服方宜选用（　　　）

A. 普济消毒饮　　B. 清咽栀豉汤　　C. 增液承气汤　　D. 银翘散

E. 桑菊饮

99. 患者为男性，3 岁，咽喉红肿疼痛糜烂，气道阻塞，声哑气急，丹痧密布，红晕如斑，赤紫成片，壮热，汗多，口渴，烦躁，舌绛干燥，遍起芒刺，形如杨梅，脉细数。最佳内服方宜选用（　　　）

A. 犀角地黄汤　　B. 增液汤　　C. 凉营清气汤　　D. 清咽养咽汤

E. 黄连解毒汤

100. 身灼热，丹痧突然陷没，沉昏如迷，肢体厥冷，全身冷汗，气息微弱，脉沉伏。证属（　　　）

A. 热陷心包　　B. 卫营同病　　C. 气营两燔　　D. 内闭外脱　　E. 阳气虚脱

试题六

填空题

上焦篇

风温 温热 温疫 温毒 冬温

1. 太阴风温、温热、温疫、冬温，初起恶风寒者，桂枝汤主之。但＿＿＿＿＿＿＿＿＿＿＿＿＿＿者，辛凉平剂银翘散主之。温毒、暑温、湿温、温疟，不在此例。

辛凉平剂银翘散方：连翘一两，银花一两，苦桔梗六钱，薄荷六钱，＿＿＿＿＿＿四钱，生甘草五钱，芥穗四钱，淡豆豉五钱，＿＿＿＿＿＿＿六钱。

上杵为散，每服六钱，＿＿＿＿＿＿＿汤煎。＿＿＿＿＿＿＿出，即取服，勿过煮。肺药取轻清，过煮则味厚而入中焦矣。病重者，约二时一服，日三服，夜一服。轻者，三时一服，日二服，夜一服。病不解者，作再服。

2. 太阴温病，＿＿＿＿＿＿＿＿，＿＿＿＿＿，＿＿＿＿＿，＿＿＿＿＿，＿＿＿＿＿，＿＿＿＿＿＿，辛凉重剂，白虎汤主之。

辛凉重剂白虎汤方：生石膏一两，研知母五钱，生甘草三钱，白粳米一合。

水八杯，煮取三杯，分温三服。＿＿＿＿＿＿，减后服，＿＿＿＿＿＿，再作服。

3. 太阴温病，＿＿＿＿＿＿＿＿＿＿＿＿者，玉女煎去牛膝加玄参主之。

玉女煎去牛膝熟地加细生地玄参方（辛凉合甘寒法）：＿＿＿＿＿＿＿一两，知母四钱，玄参四钱，细生地六钱，＿＿＿＿＿＿六钱。

水八杯，煮取三杯，分二次服。渣再煮一钟服。

4. 太阴温病，不可发汗，发汗而汗不出者，必＿＿＿＿＿＿＿＿；汗出过多者，必＿＿＿＿＿＿＿＿＿＿＿＿＿。＿＿＿＿＿＿＿＿＿＿，化斑汤主之；＿＿＿＿＿＿＿，银翘散去豆豉，加细生地、丹皮、大青叶，倍玄参主之。禁＿＿＿＿＿、柴胡、当归、防风、羌活、白芷、葛根、三春柳。神昏谵语者，＿＿＿＿＿＿＿主之，牛黄丸、紫雪丹、局方至宝丹亦主之。

化斑汤方：＿＿＿＿＿＿一两，知母四钱，生甘草三钱，＿＿＿＿＿＿三钱，＿＿＿＿＿＿二钱，白粳米一合。

水八杯，煮取三杯，日三服，渣再煮一钟，夜一服。

清宫汤方：玄参心三钱，＿＿＿＿＿＿＿五分，＿＿＿＿＿＿＿＿＿二钱，连翘心二钱，犀角尖

227

（磨冲）二钱，＿＿＿＿＿＿三钱

暑　温

5. 手太阴暑温，或已发汗，或未发汗，而＿＿＿＿＿＿，＿＿＿＿＿＿，＿＿＿＿＿＿＿＿＿者，白虎汤主之；＿＿＿＿＿＿＿者，白虎加人参汤主之；＿＿＿＿＿，湿也，白虎加苍术汤主之；汗多，脉散大，＿＿＿＿＿＿者，生脉散主之。

6. 脉虚，＿＿＿＿＿＿，烦渴，舌赤，＿＿＿＿＿＿，目常开不闭，或喜闭不开，＿＿＿＿＿手厥阴也。手厥阴＿＿＿＿＿，清营汤主之；舌白滑者，不可与也。

清营汤方（咸寒苦甘法）：＿＿＿＿三钱，生地五钱，元参三钱，竹叶心一钱，麦冬三钱，＿＿＿＿二钱，＿＿＿＿一钱五分，银花三钱，连翘（连心用）二钱。

水八杯、煮取三杯，日三服。

湿温　寒湿

7. 太阴湿温＿＿＿＿＿者，《千金》苇茎汤加杏仁、滑石主之。

《千金》苇茎汤加滑石杏仁汤（辛淡法）：苇茎五钱，＿＿＿＿＿＿五钱，桃仁二钱，＿＿＿＿＿＿二钱，滑石三钱，杏仁三钱。

水八杯，煮取三杯，分三次服。

温　疟

8. ＿＿＿＿＿＿，时呕，其脉如平，＿＿＿＿＿＿，名曰温疟，白虎加桂枝汤主之。

白虎加桂枝汤方（辛凉苦甘复辛温法）：知母六钱，生石膏一两六钱，粳米一合，桂枝木三钱，炙甘草二钱。

水八碗，煮取三碗。先服一碗，＿＿＿＿＿为度，不知再服，知后仍服一剂，中病即已。

秋　燥

9. 秋感燥气，＿＿＿＿＿＿，＿＿＿＿＿＿＿＿＿＿，桑杏汤主之。

桑杏汤方（辛凉法）：桑叶一钱，杏仁一钱五分，＿＿＿＿二钱，＿＿＿＿一钱，＿＿＿＿一钱，栀皮一钱，梨皮一钱。

水二杯，煮取一杯，顿服之，重者再作服。

中焦篇

风温 温热 温疫 温毒 冬温

10. 面目俱赤，_____，_____，大便闭，小便涩，_____，甚则黑有芒刺，但恶热，不恶寒，_____者，_____，阳明温病也。脉_____者，白虎汤主之；脉_____，甚则脉体_____者，大承气汤主之。暑温、湿温、温疟，不在此例。

大承气汤方：大黄六钱，芒硝三钱，厚朴三钱，枳实三钱。

水八杯，先煮枳、朴，后纳大黄、芒硝，煮取三杯。先服一杯，约二时许，_____止后服，不知，再服一杯，再不知，再服。

11. 温病三焦俱急，_____，舌燥，脉_____甚，舌色金黄，_____，不可单行承气者，承气合小陷胸汤主之。

承气合小陷胸汤方（苦辛寒法）：生大黄五钱，厚朴二钱，枳实二钱，半夏三钱，_____三钱，_____二钱。

水八杯，煮取三杯，先服一杯，不下，再服一杯，得快利，止后服，不便再服。

12. 阳明温病，下之不通，其证有五：应下失下，_____，不运药者死，_____主之。_____，痰涎壅滞，右寸实大，_____者，宣白承气汤主之。_____，小便赤痛，时烦渴甚，导赤承气汤主之。邪闭心包，_____，内窍不通，饮不解渴者，牛黄承气汤主之。津液不足，_____者，间服增液，再不下者，增液承气汤主之。

宣白承气汤方（苦辛淡法）：_____五钱，生大黄三钱，_____二钱，栝蒌皮一钱五分。

水五杯，煮取二杯，先服一杯，不知再服。

13. 阳明温病，无汗，或_____，身无汗，渴欲饮水，_____，舌燥黄，_____者，必发黄，茵陈蒿汤主之。

茵陈蒿汤：茵陈蒿六钱，_____三钱，_____三钱。

水八杯，先煮茵陈，减水之半，再入二味，煮成三杯，分三次服，以小便利为度。

暑温 伏暑

14. 脉洪滑，_____，_____，不恶寒，但恶热，舌上黄滑苔，渴欲凉饮，饮不解渴，_____，按之_____，小便短，大便闭者，阳明暑温，_____也，小陷胸汤加枳实主之。

寒　湿

15. 足太阴寒湿，_____，_____，_____，若欲滞下者，四

试题六

苓加厚朴秦皮汤主之，＿＿＿＿＿＿＿亦主之。

四苓加厚朴秦皮汤方（苦温淡法）：茅术三钱，厚朴三钱，茯苓块五钱，猪苓四钱，秦皮二钱，＿＿＿＿＿四钱。

湿　温

16. 湿聚热蒸，蕴于经络，＿＿＿＿＿＿＿＿＿，＿＿＿＿＿＿＿＿＿，舌色灰滞，＿＿＿＿＿＿＿＿＿＿＿，病名湿痹，宣痹汤主之。

宣痹汤方（苦辛通法）：＿＿＿＿＿五钱，＿＿＿＿＿五钱，滑石五钱，连翘三钱，山栀三钱，薏苡五钱，半夏（醋炒）三钱，晚蚕沙三钱，赤小豆皮三钱。

水八杯，煮取三杯，分温三服。

下焦篇

风温　温热　温疫　温毒　冬温

17. 风温、温热、温疫、温毒、冬温，邪在阳明＿＿＿＿＿＿，或已下，或未下，＿＿＿＿＿＿＿＿＿＿，＿＿＿＿＿＿＿＿＿，其则齿黑唇裂，脉＿＿＿＿＿者，仍可下之；脉虚大，＿＿＿＿＿＿＿＿＿＿＿＿＿＿＿＿＿＿者，加减复脉汤主之。

试题七

填空题

上焦篇

风温　温热　温疫　温毒　冬温

1. 太阴风温，_____，身不甚热，微渴者，辛凉轻剂_____主之。

辛凉轻剂桑菊饮方：_____二钱，_____一钱五分，薄荷八分，桑叶二钱五分，菊花一钱，苦梗二钱，甘草八分，苇根二钱。

水二杯，煮取一杯，_____。

2. 太阴温病，_____，_____，_____，_____，_____主之。脉若_____者，_____，倍人参。

白虎加人参汤方：即于前方内加人参_____。

3. 太阴病得之二三日，舌微黄，寸脉盛，_____，_____，_____，无中焦证，栀子豉汤主之。

栀子豉汤方（酸苦法）：栀子五枚，捣碎香豆豉六钱。

水四杯，先煮栀子，数沸后，纳香豉，煮取二杯。先温服一杯，得吐止后服。

4. 温毒_____，_____，_____，或喉不痛，但_____，_____，俗名_____、虾蟆温者，_____去柴胡、升麻主之，初起一二日，再去芩连，三四日加之佳。

普济消毒饮去升麻柴胡黄芩黄连方：_____一两，薄荷三钱，_____四钱，牛蒡子六钱，芥穗三钱，_____五钱，元参一两，银花一两，_____五钱，苦梗一两，甘草五钱。

上共为粗末，每服六钱，重者八钱。_____汤煎，去渣服，约二时一服，重者一时许一服。

暑　　温

5. 手太阳暑温，发汗后，暑证悉减，但_____，_____，_____者，清络饮主之。邪不解而入中下焦者，以中下法治之。

清络饮方（辛凉芳香法）：＿＿＿＿＿＿＿＿二钱，鲜银花二钱，西瓜翠衣二钱，鲜扁豆花一枝，＿＿＿＿＿＿二钱，鲜竹叶心二钱。

水二杯，煮取一杯，日二服。凡暑伤肺经气分之轻证皆可用之。

湿温　寒湿

6. 头痛恶寒，＿＿＿＿＿＿＿＿，＿＿＿＿＿＿＿＿，脉弦细而濡，面色淡黄，＿＿＿＿＿＿＿＿＿＿＿，＿＿＿＿＿＿＿＿，状若阴虚，病难速已，名若湿温。汗之则神昏耳聋，甚则目瞑不欲言，下之则洞泄，润之则＿＿＿＿＿＿＿＿。长夏深秋冬日同法，三仁汤主之。

三仁汤方：杏仁五钱，飞滑石六钱，＿＿＿＿＿＿二钱，白蔻仁二钱，竹叶二钱，厚朴二钱，生薏仁六钱，＿＿＿＿＿五钱。

甘澜水八碗，煮取三碗，每服一碗，日三服。

7. 寒湿伤阳，＿＿＿＿＿＿＿＿，舌淡，或白滑，不渴，＿＿＿＿＿＿＿＿，桂枝姜附汤主之。

桂枝姜附汤（苦辛热法）：桂枝六钱，干姜三钱，＿＿＿＿＿（生）三钱，熟附子三钱。

水五杯，煮取二杯，渣再煮，取一杯服。

8. 舌白渴饮，咳嗽频仍，＿＿＿＿＿＿＿＿，＿＿＿＿＿＿＿＿，名曰肺疟，杏仁汤主之。

杏仁汤方（苦辛寒法）：杏仁三钱，黄芩一钱五分，连翘一钱五分，＿＿＿＿＿＿三钱，桑叶一钱五分，茯苓块三钱，白蔻皮八分，梨皮二钱。

水三杯，煮取二杯，日再服。

秋　燥

9. 燥伤肺胃阴分，＿＿＿＿＿＿＿＿者，沙参麦冬汤主之。

沙参麦冬汤（甘寒法）：沙参三钱，＿＿＿＿＿＿二钱，生甘草一钱，＿＿＿＿＿＿＿一钱五分，麦冬三钱，＿＿＿＿＿＿一钱五分，＿＿＿＿＿一钱五分。

水五杯，煮取二杯，日再服。

中焦篇

风温　温热　温疫　温毒　冬温

10. 阳明温病，脉＿＿＿＿＿＿＿者，减味竹叶石膏汤主之。

减味竹叶石膏汤方（辛凉合甘寒法）：竹叶五钱，石膏八钱，＿＿＿＿＿＿六钱，甘草三钱。

水八杯，煮取三杯，＿＿＿＿＿＿＿＿服一杯，约三时令尽。

11. 阳明温病，诸证＿＿＿＿＿＿＿＿，脉＿＿＿＿＿＿者，小承气汤微和之。

12. 阳明温病，纯利＿＿＿＿＿＿＿＿＿者，谓＿＿＿＿＿＿＿＿＿之，调胃承气汤主之。

《温病学》篇

13. 阳明温病，_____，数日不大便，当下之。若其人阴素虚，_____
____者，增液汤主之。服增液汤已，_____观之，若大便不下者，合_____
____微和之。

增液汤方（咸寒苦甘法）：_____一两，_____（连心）八钱，_____八钱。

水八杯，煮取三杯，口干则与饮，令尽，不便，再作服。

14. 阳明温病，下之不通，其证有五：应下失下，_____，不运药者
死，_____主之。_____，痰涎壅滞，_____，肺气不降者，宣
白承气汤主之。左尺牢坚，小便赤痛，_____，导赤承气汤主之。邪闭心包，神
昏舌短，_____，饮不解渴者，牛黄承气汤主之。_____，无水舟停者，
间服增液，再不下者，增液承气汤主之。

导赤承气汤方：_____三钱，细生地五钱，生大黄三钱，_____二钱，黄柏二钱，
芒硝一钱。

水五杯，煮取二杯，先服一杯，不下再服。

15. 阳明温病，无汗，_____，不可下，_____者，甘苦合化，冬地
三黄汤主之。

冬地三黄汤方（甘苦合化阴气法）：麦冬八钱，_____一钱，苇根汁半酒杯（冲），
_____四钱，_____一钱，银花露半酒杯（冲），细生地四钱，黄芩一钱，生甘草三钱。

水八杯，煮取三杯，分三次服，以小便得利为度。

暑温　伏暑

16. 阳明暑温，脉_____、_____，_____不便，浊痰凝聚，_____者，
半夏泻心汤去人参、干姜、大枣、甘草加_____、_____主之。

寒　湿

17. 足太阴寒湿，舌_____，_____，草果茵陈汤主之；面目俱黄，_____
____者，_____主之。

草果茵陈汤方（苦辛温法）：草果一钱，茵陈三钱，茯苓皮三钱，厚朴二钱，广皮
一钱五分，猪苓二钱，_____二钱，泽泻一钱五分。

水五杯，煮取二杯，分二次服。

湿　温

18. 湿郁经脉，_____，_____，胸腹白疹，内外合邪，纯辛走表，
纯苦清热，_____，辛凉淡法，薏苡竹叶散主之。

薏苡竹叶散方（辛凉淡法，亦轻以去实法）：薏苡五钱，竹叶三钱，飞滑石五钱，
_____一钱五分，_____三钱，茯苓块五钱，白通草一钱五分。

共为细末，每服五钱，日三服。

下焦篇

风温 温热 温疫 温毒 冬温

19. _____，_____，_____者，青蒿鳖甲汤主之。

青蒿鳖甲汤方（辛凉合甘寒法）：青蒿二钱，鳖甲五钱，_____四钱，知母二钱，_____三钱。

水五杯，煮取二杯，日再服。

《神农本草经》篇

试题一

填空题

1. 上药一百二十种为君，主＿＿＿＿＿＿＿＿＿，＿＿＿＿＿，＿＿＿＿＿，＿＿＿＿＿＿＿＿＿，
＿＿＿＿＿＿＿＿＿，不老延年者，本上经。

2. 有单行者；有＿＿＿＿＿者；有＿＿＿＿＿者；有＿＿＿＿＿者；有＿＿＿＿＿者；有＿＿＿＿＿者；
有＿＿＿＿＿者。凡此七情，合和视之，当用＿＿＿＿＿，＿＿＿＿＿者良，勿用＿＿＿＿＿＿＿＿＿者。
若有毒宜制，可用＿＿＿＿＿＿＿＿＿者，不尔勿合用也。

3. 滑石，味＿＿＿＿＿，寒。主＿＿＿＿＿＿＿＿＿；女子＿＿＿＿＿；癃闭；利小便；荡＿＿＿＿＿
＿＿＿＿＿＿＿＿＿；＿＿＿＿＿＿＿。久服轻身，耐饥长年。生山谷。

4. 人参，味甘，＿＿＿＿＿。主补五脏，安精神、定＿＿＿＿＿、止＿＿＿＿＿；除＿＿＿＿＿；＿
＿＿＿，开心益智。久服轻身延年。一名人衔，一名鬼盖。生山谷。

5. 苍术，味＿＿＿＿＿，温。主＿＿＿＿＿＿＿＿＿＿＿，痉；疸；＿＿＿＿＿，＿＿＿＿＿；
＿＿＿＿＿＿＿，作煎饵。久服轻身延年，不饥。一名山蓟。生山谷。

6. 女萎，味甘，＿＿＿＿＿。主＿＿＿＿＿；＿＿＿＿＿＿＿＿＿＿＿＿＿，＿＿＿＿＿＿＿，诸不
足。久服去＿＿＿＿＿＿＿，好颜色，润泽，轻身，不老。一名左眄。生川谷。

7. 薯蓣，味甘，温。主＿＿＿＿＿，补＿＿＿＿＿，除＿＿＿＿＿＿＿＿＿。补中，＿＿＿＿＿＿＿，
＿＿＿＿＿＿＿。久服耳目聪明，轻身，不饥，延年。一名山芋。生山谷。

8. 龙胆，味苦，寒。主＿＿＿＿＿＿＿＿＿；＿＿＿＿＿＿＿＿＿；续＿＿＿＿＿，定＿＿＿＿＿；＿
＿＿＿＿。久服益智不忘。轻身耐老，一名陵游。生川谷。

9. 巴戟天，味辛，微温。主＿＿＿＿＿＿＿＿＿；＿＿＿＿＿＿＿＿＿；＿＿＿＿＿。安五脏，补
中；＿＿＿＿＿，＿＿＿＿＿。生山谷。

10. 赤箭，味＿＿＿＿＿，温。主＿＿＿＿＿＿＿＿＿，＿＿＿＿＿＿＿＿＿。久服益气力，＿＿＿＿＿，
＿＿＿＿＿，轻身增年。一名离母，一名鬼督邮。生川谷。

11. 黄连，味苦，寒。主＿＿＿＿＿＿＿＿＿，＿＿＿＿＿＿＿＿＿；＿＿＿＿＿，腹痛下
利；妇人＿＿＿＿＿＿＿＿＿。久服令人不忘。一名王连。生川谷。

12. 黄芪（黄耆），味甘，微温。主＿＿＿＿＿＿＿＿＿，排脓止痛，＿＿＿＿＿＿＿＿＿，
＿＿＿＿＿＿＿＿＿，＿＿＿＿＿，＿＿＿＿＿＿＿＿＿。一名戴糁。生山谷。

13. 蒲黄，味＿＿＿＿＿，平。主心、腹、膀胱＿＿＿＿＿，＿＿＿＿＿，＿＿＿＿＿；＿＿＿＿＿＿＿。
久服轻身，益气力，延年神仙。生池泽。

14. 决明子，味＿＿＿＿＿，平。主＿＿＿＿＿；＿＿＿＿＿＿＿＿＿＿＿，＿＿＿＿＿，＿＿＿＿＿。

《神农本草经》篇

久服益精光；轻身。生川泽。

15. 兰草，味_____，_____。主_____；杀_____，_____。久服益气，轻身，不老，通神明。一名水香。生池泽。

16. 景天，味苦，_____。主_____，_____，身_____；邪_____。花，主女人漏下赤白；轻身，明目。一名戒火，一名慎火。生川谷。

17. 徐长卿，味_____，_____。主_____；_____气；_____。久服强悍，轻身。一名鬼督邮。生山谷。

18. 枸杞，味_____，_____。主_____，_____；_____，久服坚筋骨，轻身不老。一名杞根，一名地骨，一名枸忌，一名地辅。生平泽。

19. 葛根，味甘，平。主_____；身_____，_____；_____；起阴气；解_____。葛谷，主下利十己上。一名鸡齐根。生川谷。

试题二

填空题

1. 中药一百二十种为_____，主_____，_____，_____，欲_____者，本中经。

2. 药性有宜丸者；宜_____者；宜_____者；宜_____者；宜_____者；亦有一物_____者；亦有不可_____者；并随药性，_____。

3. 菖蒲，味_____，温。主_____；_____；开_____，补_____；通九窍，_____，_____。久服轻身，不忘，不迷惑，延年。一名昌阳。生池泽。

4. 甘草，味甘，平。主_____；_____，_____，_____；_____；解毒。久服轻身延年。生川谷。

5. 牛膝，味苦，_____，平。主_____，_____，膝痛不可屈；_____；_____；堕胎。久服轻身耐老。一名百倍。生川谷。

6. 独活，味苦，平。主_____；_____；_____；_____；女子_____。久服轻身耐老。一名羌活，一名羌青，一名护羌使者。生川谷。

7. 薏苡仁，味甘，微寒。主_____，_____，_____；_____；久服轻身益气。其根，_____。一名解蠡。生平泽及田野。

8. 细辛，味辛，温。主_____；_____；_____；_____。久服明目，_____，轻身长年。一名小辛。生川谷。

9. 白英，味甘，_____。主_____；_____；_____；_____。久服轻身延年。一名谷菜。生山谷。

10. 卷柏，味_____，温。主_____；女子_____；_____；_____。久服轻身，和颜色。一名万岁。生山谷。

11. 络石，味苦，_____。主_____；_____，_____，痈肿不消；_____，_____。久服轻身明目，润泽好颜色，不老延年。一名石鲮。生川谷。

12. 肉苁蓉，味甘，微温。主_____，补中，除_____；养五脏，_____，益精气，_____；_____；久服轻身。生山谷。

13. 续断，味_____，微温。主伤寒；补_____；_____；伤折跌，_____；妇人_____。久服益气力。一名龙豆，一名属折。生山谷。

14. 丹参，味苦、微寒。主_____，_____如走水，寒热积聚；_____；_____；_____。一名郄蝉草。生山谷。

15. 蛇床子，味苦，平。主妇人_____；_____；_____；除_____，利_____；癫痫；恶疮。久服轻身。一名蛇米。生川谷及田野。

16. 茵陈蒿，味_____，_____。主_____、_____；_____。久服轻身益气，耐老。生邱陵阪岸上。

17. 王不留行，味苦，_____。主_____，_____；除_____；_____。久服轻身耐老增寿。生山谷。

18. 柏实，味甘，_____。主_____；安_____，_____；除_____。久服令人润泽美色；耳聪目明，不饥不老，轻身延年。生山谷。

19. 芍药，味苦，平。主_____；除_____，破_____，_____；_____；止痛；利小便；益气。生山谷及丘陵。

试题三

填空题

1. 药有_____五味，又有_____四气及_____，_____，采造_____，土地所出，真伪陈新，并各有法。

2. 欲疗病，先察_____，先候_____，五脏_____，六腑_____，血脉_____，精神_____，服药_____，若病_____，可得_____，病势_____，命将难全。

3. 菊花，味_____，平。主_____，头眩，肿痛，_____，泪出；_____，恶风_____。久服利血气，轻身耐老，延年。一名节华。

4. 干地黄，味甘，寒。主_____；_____。逐_____，填骨髓，_____，作汤除_____，除痹；生者尤良。久服轻身不老。一名地髓。生川泽。

5. 茺蔚子，味_____，微温。主_____，_____；除_____。久服轻身。茎，主_____，可作浴汤。一名益母，一名益明，一名大札。生池泽。

6. 车前子，味_____，寒。主_____，_____，_____；除_____。久服轻身耐老。一名当道。生平泽。

7. 泽泻，味甘，寒。主_____；_____；_____，_____，_____，肥健，久服耳目聪明，不饥，延年，轻身，面生光，能行水上。一名水泻，一名芒芋，一名鹄泻。生池泽。

8. 石斛，味甘，平。主_____；除_____，_____；补_____，_____。久服厚肠胃；轻身延年。一名林兰。生山谷。

9. 白蒿，味甘，_____。主_____；_____；补中益气；长_____；疗_____，少食常肌。久服轻身，耳目聪明不老。生川泽。

10. 蓝实，味苦，寒。主解_____，_____、_____、_____、_____。久服头不白，轻身。生平泽。

11. 蒺藜子，味苦，_____。主_____，破_____；_____；_____。久服长肌肉；明目；轻松。一名旁通，一名屈人，一名止行，一名……。生平泽，或道旁。

12. 防风，味甘，温。主_____，_____；风邪_____；风行_____，_____。久服轻身。一名铜芸。生川泽。

13. 漏芦，味苦，寒。主_____；_____、疽、_____；_____；_____。久服轻身益气，耳目聪明，不老延年。一名野兰。生山谷。

14. 五味子，味酸，温。主_____；_____；_____，_____；强

阴，益_____。一名会及。生川谷。

15. 地肤子，味_____，寒。主_____，_____；补_____。久服_____，轻身耐老。一名地葵。生平泽及田野。

16. 沙参，味_____，微寒。主_____；除_____；_____，益_____。久服利人。一名知母。生川谷。

17. 牡桂，味辛，温。主_____；_____；_____；_____；_____。久服通神，轻身不老。生山谷。

18. 茯苓，味甘，平。主_____，_____；_____，_____，_____，口焦舌干，利小便；久服安魂养神，不饥延年。一名伏菟。生山谷。

19. 麻黄，味苦，温。主_____、_____；_____，发表出汗，去_____；止咳逆上气。除寒热；破_____。一名龙砂。生山谷。

《医学三字经》篇

试题一

填空题

1. 《医学三字经·眩晕第十五》："眩晕证，_____。肝风木，_____。风火动，_____。"

2. 《医学三字经·医学源流第一》："《伤寒》著，_____，_____，_____，李唐后，_____，_____，_____……"

3. 《医学三字经·气喘第九》："……实喘者，_____。_____，_____。"

4. 《医学三字经·气喘第九》：青龙辈，_____。虚喘者，_____。桂苓类，_____。"

5. 《医学三字经·中风第二》："开邪闭，_____。固气脱_____，_____，_____。"

6. 《医学三字经·虚劳第三》："虚劳病，从何起，_____，_____，_____，_____，_____，_____……"

7. 《医学三字经·心腹痛胸痹第七》："三气痛，_____。四血痛，_____。五悸痛，_____。"

8. 《医学三字经·心腹痛胸痹第七》："六食痛，_____。七饮痛，_____。八冷痛，_____……"

9. 《医学三字经·气喘第九》："喘促证，_____。鲁莽辈，_____。阴霾盛，_____。"

10. 《医学三字经·疟疾第五》："疟为病，_____。寒与热，_____。日一发，_____。三日作，_____。治之法，_____……"

11. 《医学三字经·心腹痛胸痹第七》："心胃痛，有九种。辨虚实，_____。痛不通，_____。通不痛，_____。一虫痛，_____。二注痛，_____……"

12. 《医学三字经·隔食反胃第八》："推至理，_____。大半夏，_____。《金匮要略》秘，_____。若反胃，_____。朝暮吐，_____。乏火化，_____。吴茱饮，_____。六君类，_____。"

13. 《医学三字经·水肿第十一》："水肿病，_____。便清利，_____。便短缩，_____。五皮饮，_____。阳水盛，_____。阴水盛，_____。知实肿，_____。知虚肿，_____。兼喘促，_____。从俗好，别低昂。五水辨，_____。"

14.《医学三字经·泄泻第十四》："湿气盛，_____。胃苓散，_____。湿而热，_____。湿而冷，_____。湿挟积，_____。虚兼湿，_____。脾肾泻，_____。四神服，_____。恒法外，_____。肠脏说，_____。"

15.《医学三字经·癫狂痫第十七》："重阳狂，_____。静阴象，_____。狂多实，_____。癫虚发，_____。忽搐搦，_____。五畜状，_____。有生病，_____。"

16.《医学三字经·妇人经产杂病第二十三》："安胎法，_____。难产者，_____。开交骨，_____。血大下，_____。脚小指，_____。胎衣阻，_____。产后病，_____。合诸说，_____。资顾问，_____。精而密，_____。"

试题二

填空题

1.《医学三字经·痢证第六》："调行箴，_____。芍药汤，_____。平胃散，_____。"

2.《医学三字经·医学源流第一》"后作者，_____。_____，_____。迨东垣，_____。_____，_____……"

3.《医学三字经·虚劳第三》："甘药调，_____。_____，_____。"

4.《医学三字经·虚劳第三》："薯蓣丸，_____。䗪虫丸，_____。二神方，_____。"

5.《医学三字经·中风第二》"人百病，_____。骤然得，_____。_____，_____。"

6.《医学三字经·虚劳第三》："甘药调，_____。_____，_____。_____，_____。䗪虫丸，_____。"

7.《医学三字经·痰饮第二十》："痰饮源，_____。燥湿分，_____。四饮名，_____。"

8.《医学三字经·痰饮第二十》："阴霾除，_____。滋润流，_____。真武汤，_____。"

9.《医学三字经·医学源流第一》："后作者，_____。_____，_____。"

10.《医学三字经·痢证第六》："湿热伤，_____。热胜湿，_____。湿胜热，_____。调行箴，_____。芍药汤，_____。"

11.《医学三字经·心腹痛胸痹第七》："三气痛，_____。四血痛，_____。五悸痛，_____。六食痛，_____。七饮痛，_____。"

12.《医学三字经·气喘第九》："喘促证，_____。鲁莽辈，_____。阴霾盛，_____。实喘者，_____。_____，_____。青龙辈，_____。虚喘者，_____。"

13.《医学三字经·胀满蛊胀第十二》："胀为病，_____。气骤滞，_____。满拒按，_____。胀闭痛，_____。若虚胀，_____。中央建，_____。参竺典，_____。单腹胀，_____。山风卦，_____。易中旨，_____。"

14.《医学三字经·眩晕第十五》："眩晕证，_____。肝风木，_____。风火动，_____。头旋转，_____。虚痰火，_____。究其旨，_____。痰

245

火亢，_____。上虚甚，_____。欲取下，_____。左归饮，_____。"

15.《医学三字经·五淋癃闭赤白浊遗精第十八》："五淋病，_____。膏石劳，_____。五淋汤，_____。败精淋，_____。外冷淋，_____。点滴无，_____。气道调，_____。"

16.《医学三字经·伤寒温疫第二十二》："伤寒病，_____。六经法，_____。头项病，_____。胃家实，_____。眩苦呕，_____。吐利痛，_____。但欲寐，_____。吐蛔渴，_____。长沙论，_____。存津液，_____。"

试题三

填空题

1.《医学三字经·疝气第十九》："寒筋水，_____。狐出入，_____。专治气，_____。"

2.《医学三字经·医学源流第一》："难经出，_____。_____，_____。_____，_____……"

3.《医学三字经·呕吐哕第十六》："《玉函经》，_____。小柴胡，_____。吴茱萸，_____。"

4.《医学三字经·呕吐哕第十六》："食不入，_____。黄连汤，_____。若呃逆，_____。"

5.《医学三字经·医学源流第一》："杂病法，_____。若子和，_____。_____，_____。"

6.《医学三字经·咳嗽第四》"气上呛，_____。_____，_____。肺如钟，_____，_____……"

7.《医学三字经·血证第十》："血之道，_____。本冲任，_____。温肌腠，_____……"

8.《医学三字经·血证第十》："宜表散，_____。七情病，_____。引导法，_____。"

9.《医学三字经·隔食反胃第八》："隔食病，_____。胃脘闭，_____。时贤法，_____。胃阴展，_____。启膈饮，_____。"

10.《医学三字经·血证第十》："血之道，_____。本冲任，_____。_____，_____。六淫逼，_____。宜表散，_____。七情病，_____。引导法，_____。"

11.《医学三字经·暑证第十三》："伤暑病，_____。动而得，_____。六一散，_____。静而得，_____。恶寒象，_____。心烦辨，_____。香薷饮，_____。大顺散，_____。生脉散，_____。东垣法，_____。"

12.《医学三字经·呕吐哕第十六》："呕吐哕，_____。二陈加，_____。《玉函经》，_____。小柴胡，_____。吴茱萸，_____。食已吐，_____。黄草汤，_____。食不入，_____。黄连汤，_____。若呃逆，_____。"

13.《医学三字经·疝气第十九》："疝任病，_____。寒筋水，_____。狐出入，_____。专治气，_____。五苓散，_____。茴香料，_____。痛不已，_____。"

14.《医学三字经·痰饮第二十》："痰饮源，_____。燥湿分，_____。四饮名，_____。参五脏，_____。补和攻，_____。十六方，_____。温药和，_____。阴霾除，_____。滋润流，_____。真武汤，_____。"

试题四

填空题

1. 《医学三字经·医学源流第一》："……若河间，_____。"

2. 《医学三字经·暑证第十三》："伤暑病，_____。动而得，_____。六一散，_____。"

3. 《医学三字经·医学源流第一》："丹溪出，罕与俦。_____，_____。"

4. 《医学三字经·中风第二》："火气痰，_____。不为中，_____。"

5. 《医学三字经·虚劳第三》："伤元阳，亏肾水。肾水亏，_____。元阳伤，_____。"

6. 《医学三字经·消渴第二十一》："消渴证，_____。七味饮，_____。"

7. 《医学三字经·咳嗽第四》："……谁治外，_____。谁治内，_____。"

8. 《医学三字经·疟疾第五》："热偏盛，_____。寒偏重，_____。"

9. 《医学三字经·疟疾第五》："常山入，_____。大虚者，_____。"

10. 《医学三字经·痢证第六》："平胃加，_____。热不休，_____。"

11. 《医学三字经·痢证第六》："嘉言书，_____。《寓意》存，_____。"

12. 《医学三字经·心腹痛胸痹第七》："三气痛，_____。四血痛，_____。"

13. 《医学三字经·心腹痛胸痹第七》："腹中痛，_____。《金匮要略》法，_____。"

14. 《医学三字经·心腹痛胸痹第七》："薤白酒，_____。虚寒者，_____。"

15. 《医学三字经·气喘第九》："桂苓类，_____。平冲逆，_____。"

16. 《医学三字经·气喘第九》："真武剂，_____。金水母，_____。"

17. 《医学三字经·血证第十》："温摄法，_____。凉泻法，_____。"

18. 《医学三字经·血证第十》："赤豆散，_____。黄土汤，_____。"

19. 《医学三字经·水肿第十一》："知虚肿，_____。兼喘促，_____。"

20. 《医学三字经·暑证第十三》："杂说起，_____。若精蕴，_____。"

21. 《医学三字经·暑证第十三》："太阳病，_____。经脉辨，_____。"

22. 《医学三字经·暑证第十三》："临证辨，_____。方两出，_____。"

23. 《医学三字经·癫狂痫第十七》："火气亢，_____。痰积痼，_____。"

24. 《医学三字经·癫狂痫第十七》："伏所主，_____。收散互，_____。"

25. 《医学三字经·五淋癃闭赤白浊遗精第十八》："上窍通，_____。外窍开，_____。"

26. 《医学三字经·五淋癃闭赤白浊遗精第十八》："前饮投，_____，肾套谈，_____。"

27. 《医学三字经·五淋癃闭赤白浊遗精第十八》："分清饮，_____，心肾方，_____。"

28. 《医学三字经·消渴第二十一》："消渴证，_____。七味饮，_____。"

29. 《医学三字经·消渴第二十一》："《金匮要略》法，_____。二阳病，_____。"

30. 《医学三字经·伤寒瘟疫第二十二》："汗吐下，_____。补贵当，_____。"

31. 《医学三字经·伤寒瘟疫第二十二》："若瘟疫，_____。通圣散，_____。"

32. 《医学三字经·妇人经产杂病第二十三》："妊娠篇，_____。桂枝汤，_____。"

33. 《医学三字经·妇人经产杂病第二十三》："附半姜，_____。内十方，_____。"

34. 《医学三字经·妇人经产杂病第二十三》："产后篇，_____。小柴胡，_____。"

35. 《医学三字经·妇人经产杂病第二十三》："竹叶汤，_____。阳旦汤，_____。"

36. 《医学三字经·妇人经产杂病第二十三》："杂病门，还熟读……唯温经，_____。甘麦汤，_____。"

37. 《医学三字经·卷三·虚劳方》："《金匮要略》薯蓣丸，治虚劳_____，_____。"

38. 《医学三字经·卷三·痢证方》："芍药汤行血，则_____；调气，则_____。"

39. 《医学三字经·卷三·血证方》："柏叶汤（《金匮要略》），治_____。"

40. 《医学三字经·卷三·暑证方》："清暑益气汤（东垣），炙芪、人参、白术、苍术、_____、陈皮、_____、猪苓、_____、干葛、泽泻、神曲、五味、炙草、升麻。"

41. 《医学三字经·卷三·泄泻方》："四神丸，治_____，_____。"

42. 《医学三字经·泄泻第十四》："恒法外，_____。肠脏说，_____。泻心类，_____。"

43. 《医学三字经·五淋癃闭赤白浊遗精第十八》："上窍通，_____。外窍开，_____。"

44.《医学三字经·消渴第二十一》:“消渴证，________。七味淫，一服安，《金匮要略》法，________。”

45.《医学三字经·小儿第二十四》:“小儿病，________。稚阳体，________。”

46.《医学三字经·小儿第二十四》:“热未已，________。太阳外，________。”

47.《医学三字经·小儿第二十四》:“遵法治，________。若吐泻，________。”

48.《医学三字经·小儿第二十四》:“吐泻甚，________。慢脾说，________。”

49.《医学三字经·小儿第二十四》:“阴阳证，________。千古秘，________。”

50.《医学三字经·卷三·中风方》:“二陈汤痰饮通剂组成是：__________________。

《黄帝内经》篇

试题一

一、填空题

1. 素问　灵枢　81　162　2. 上　缓　消　下　收　泄　乱　耗　结　3. 百岁　半百
4. 肾气　齿更发长　筋骨劲强　真牙生　5. 根本　阳　阴　根　终始　灾害生　苛疾不起
6. 母　父　失神　得神　7. 天地之道也　变化之父母　神明之府也　必求于本　8. 积阴为地　阳躁　阳杀阴藏　阴成形　飧泄　䐜胀　9. 气衰　气壮　食气　少火　散气　生气
10. 承乃制　害则败乱　11. 君主　神明　受盛　化物　12. 生　神　面　血脉　13. 封藏　精　发　骨　14. 精气而不泻也　满而不能实　化物而不藏　实而不能满也　15. 古气象学知识

二、单选题

1. B　2. C　3. D　4. E　5. E　6. C　7. A　8. B　9. E　10. E　11. D　12. B
13. C　14. A　15. E　16. B　17. B　18. B　19. E　20. A　21. C　22. A　23. C
24. C　25. B

三、多选题

1. ACEF　2. CDFH　3. ABCD　4. ABCDE　5. ABC　6. BCD　7. ABCD　8. ABCE
9. ABDE　10. ABCDEF

试题二

填空题

1. 阴阳之道路　阴阳之征兆　阳之守也　阴之使也　2. 阳气出上窍　薄为阴之阳　薄为阳之阴　则发泄　厚则发热　之气衰　少火之气壮　气食少火　少火生气　辛甘发散为阳　酸苦涌泄为阴　3. 天有八纪　地有五里　神明为之纲纪　生长收藏　上配天以养头　下象地以养足　中傍人事以养五脏　4. 其所生而　其所不胜而甚　于所生而　自得其位而　五藏之脉　言间甚之时　5. 则害　承乃制　则败乱　6. 臣使之官　喜乐　津液藏焉　7. 藏精气而不泻也　传化物而不藏　8. 仓廪之本　营之居也　在唇四白　其充在肌　9. 喘出于肾　喘出于肝　著而为病也　观人勇怯　骨肉皮肤　惊而夺精　汗出于心　生病起于过用　10. 德也　气也　而生者也　生之来　两精相搏　随神往来者　并精而出入者　心有所忆　意之所存　因思而远慕　因虑而处物　顺四时而适寒暑　喜怒而安居处　11. 而不得至经　不能为胃

行其津液　气日以衰　无气以生　12.出上焦之后　泌糟粕　蒸津液　肺脉乃化而为血　行于经隧　血者无汗　汗者无血　13.两神相搏　合而成形　常先身生　上焦开发　宣五谷味　熏肤充身泽毛　若雾露之溉　淖泽注于骨　补益脑髓　皮肤润泽　中焦受气取汁　变化而赤　壅遏营气　令无所避　14.人气生　而阳气隆　而阳气已虚　气门乃闭　暮而收拒　无扰筋骨　无见雾露　形乃困薄　15.藏精而起亟也　卫外而为固也　则脉流薄疾　并乃狂　则五脏气争　九窍不通　筋脉和同　气血皆从　邪不能害　气立如故　16.则气缓　则气消　则气收　则气泄　则气乱　甚则呕血及飧泄　故气缓矣　则心系急　肺布叶举　气消矣　气不行　故气收矣　汗大泄　故气泄　神无所归　故气乱矣　17.诸寒收引　诸气膹郁　诸热瞀瘈　诸痛痒疮　诸痿喘呕　如丧神守　诸痉项强　诸胀腹大　诸暴强直　鼓之如鼓　疼酸惊骇　水液浑浊　诸呕吐酸　暴注下迫　18.风雨寒暑　清湿喜怒　则伤脏　则伤上　则伤下　19.头项痛　腰脊强　身热目痛而鼻干　不得卧也　胸胁痛而耳聋　腹满而嗌干　口燥舌干而渴　烦满而囊缩　荣卫不行　五脏不通　20.水谷之精气也　和调于五脏　洒陈于六腑　水谷之悍气也　慓疾滑利　皮肤之中　分肉之间　熏于肓膜　散于胸腹　不与风寒湿气合　21.阴气未动　阳气未散　经脉未盛　络脉调匀　气血未乱　22.发长齿更　天癸至　精气溢泻　肾气平均　筋骨劲强　筋骨隆盛　肌肉满壮　发堕齿槁　阳气衰竭于上　肝气衰　23.天气以急　地气以明　早卧早起　使志安宁　收敛神气　无外其志　使肺气清

试题三

单选题

1．C　2．A　3．D　4．C　5．C　6．A　7．B　8．D　9．A　10．C　11．C　12．A　13．C　14．B　15．A　16．E　17．B　18．C　19．C　20．A　21．C　22．E　23．C　24．D　25．B　26．D　27．A　28．A　29．A　30．D　31．A　32．B　33．C　34．D　35．E　36．B　37．C　38．B　39．C　40．D　41．C　42．E　43．C　44．C　45．B　46．D　47．C　48．A　49．B　50．C　51．B　52．A　53．E　54．A　55．B　56．C　57．B　58．C　59．B　60．A　61．C　62．E　63．C　64．D　65．C　66．B　67．D　68．B　69．B　70．B　71．A　72．A　73．A　74．D　75．A　76．C　77．C　78．B　79．C　80．D　81．A　82．A　83．C　84．C　85．C　86．C　87．C　88．C　89．E　90．E　91．C　92．E　93．A　94．D　95．D　96．D　97．B　98．D　99．D　100．E

试题四

一、单选题

1．C　2．A　3．D　4．E　5．B　6．A　7．C　8．D　9．C　10．B　11．B　12．B　13．A　14．A　15．B　16．B　17．C　18．E　19．D　20．A　21．C　22．D　23．A　24．D　25．C　26．A　27．B　28．B　29．B　30．D　31．B　32．D　33．A　34．C　35．B　36．E　37．C　38．A　39．B　40．D　41．B　42．D　43．E　44．E　45．C　46．B　47．C　48．C　49．B　50．C　51．B　52．A　53．D　54．A　55．B　56．A　57．A　58．D　59．B　60．A　61．C　62．B　63．D　64．A　65．D　66．A　67．C

68．C　69．A　70．A

二、多选题

1．BDE　2．ABCDE　3．ABCDE　4．ABCDE　5．ABE　6．BD　7．CE　8．ADE
9．AD　10．BE　11．ABCD　12．BC　13．BE　14．DE　15．ACE　16．BC　17．ABCDE
18．ABCDE　19．AD　20．BCDE　21．ABCDE　22．AD　23．CD　24．BC　25．ABCE
26．CD　27．CD　28．AD　29．ABCDE　30．ABC

试题五

一、单选题

1．B　2．B　3．D　4．B　5．B　6．B　7．E　8．C　9．A　10．B　11．B　12．C
13．B　14．C　15．B　16．B　17．A　18．A　19．D　20．B　21．B　22．B　23．A
24．B　25．C　26．A　27．A　28．E　29．D　30．B　31．C　32．C　33．C　34．A
35．D　36．D　37．C　38．B　39．E　40．D　41．D　42．D　43．D　44．B　45．A
46．D　47．C　48．C　49．B　50．B　51．A　52．A　53．B　54．C　55．A　56．A
57．D　58．B　59．A　60．C　61．B　62．C　63．C　64．E　65．D　66．C　67．D
68．B　69．A　70．D　71．C　72．B　73．C　74．C　75．C　76．B　77．C　78．A
79．A

二、多选题

1．ABCDE　2．ABCE　3．BC　4．ABCDE　5．ABC　6．ACD　7．CE　8．ABCD
9．AB　10．AB　11．ACD　12．BD　13．CE　14．ABC　15．ABCD　16．AC　17．ADE
18．ABD　19．AD　20．BCDE　21．ABD

试题六

一、单选题

1．C　2．D　3．D　4．C　5．D　6．C　7．B　8．D　9．C　10．D　11．B　12．D
13．C　14．D　15．E　16．B　17．E　18．A　19．C　20．B　21．A　22．B　23．C
24．D　25．C　26．C　27．D　28．C　29．C　30．E　31．E　32．A　33．A　34．A
35．B　36．E　37．E　38．C　39．D　40．B　41．D　42．B　43．A　44．B　45．A
46．B　47．C　48．E　49．D　50．D　51．A　52．C　53．C　54．C　55．B　56．C
57．B　58．B　59．D　60．B　61．C　62．B　63．C　64．E　65．A　66．E　67．A
68．C　69．A　70．C　71．C　72．B　73．C　74．B　75．A　76．D　77．A　78．E
79．B　80．A

二、多选题

1．ABCDE　2．ABCDE　3．BC　4．ACDE　5．BE　6．ABCDE　7．CD　8．BCDE
9．ABCE　10．DE　11．BCD　12．ABCD　13．CE　14．ABDE　15．ABCE　16．ABCE
17．ABCD　18．BCD　19．ADE　20．ACD

试题七

一、单选题

1．B　2．A　3．A　4．D　5．B　6．E　7．B　8．B　9．C　10．A　11．B　12．C

13．B　14．B　15．D　16．B　17．C　18．B　19．C　20．E　21．D　22．A　23．A

24．C　25．B　26．C　27．E　28．C　29．C　30．D　31．E　32．B　33．D　34．E

35．C　36．D　37．C　38．D　39．D　40．A　41．E　42．E　43．A　44．A　45．A

46．E　47．E　48．B　49．D　50．A　51．C　52．A　53．C　54．C　55．B　56．D

57．B　58．B　59．B　60．A　61．C　62．D　63．C　64．A　65．B　66．E　67．D

68．A　69．D　70．E　71．D　72．C　73．B　74．C　75．A　76．E　77．形　78．D

79．A　80．C

二、多选题

1．BE　2．DE　3．ABCDE　4．ABCDE　5．BE　6．BC　7．ABCDE　8．CD　9．BCDE

10．ABCE　11．ABCD　12．ABCE　13．ABCD　14．CE　15．CD　16．ABCDE　17．CD

18．AD　19．ADE　20．ABCD

试题八

填空题

1．起居如惊　神气乃浮　烦则喘喝　静则多言　湿热不攘　大筋緛短　緛短为拘　弛长为痿　四维相代　阳气乃竭　烦劳则张　目盲不可以视　耳闭不可以听　大怒则形气绝而血菀于上　2．阳密乃固　若春无秋　若冬无夏　阴平阳秘　精神乃治　精气乃绝　3．寒气生浊　热气生清　则生飧泄　则生䐜胀　4．生长收藏　生寒暑燥湿风　生喜怒悲忧恐　寒暑伤形　喜怒不节　寒暑过度　5．阳中之阳也　阳中之阴也　合液至鸡鸣　阴中之阴也　天之阴　阴中之阳也　6．在阴　在阳　在阴　在阳　阳中之阳　心也　阳中之阴　肺也　阴中之阴　肾也　阴中之阳　肝也　阴中之至阴　脾也　7．五气　五味　心肺　五色修明　肠胃　五气　神乃自生　8．可十　可百　可千　可万　万　要一也　阴处　阴中之阴　则　阴中之阳　阴为之主　生　长　收　藏　四塞　数之可数　9．府也　气治　气病　烦心　病进　气高　气胀　气衰　气少　心痛　10．虚里　络肺　脉　病在中　有积矣　宗气泄　11．其所生　其所胜　其所生　所不胜　先传行　所不胜　12．散　收　缓　坚　软　攻邪　为养　为助　为益　为充　合而服之　补精益气　各有所利　散　收　缓　急　坚　软　五味所宜

13．辄复热　为汗衰　不能食　阴阳交　交　14．脉尚躁盛　脉不与汗　不胜其病　失志　失志　15．肇基　资始　终天　摁统坤元　寒暑弛张　品物咸章　16．蒸之　坚　燥热　湿气　火游行　令虚而化生　17．生化　有形　蓄育　象变　其致　18．更用　谓天　谓地　天气　气流于　地气　气腾于　升降相因　变作　19．方制　主病之谓　佐君之谓　应臣之谓　上下三品之　明善恶之殊贯　20．假　天信　气宜　其胜　其复　21．天文　地理　人事　先天　后天　22．风气　脾土　飧泄食减　体重烦冤　肠鸣腹支满　忽忽善怒　眩冒巅疾　23．上下升降　上下各有　失易位　四时失序　万化不安

试题九

一、单选题

1. B 2. D 3. B 4. E 5. B 6. D 7. B 8. B 9. B 10. B 11. A 12. E
13. C 14. E 15. C 16. C 17. A 18. B 19. A 20. B 21. D 22. B 23. B
24. B 25. C 26. B 27. E 28. D 29. C 30. A

二、多选题

1. ADE 2. ABCDE 3. ABCE 4. ABCE 5. CE 6. CD 7. BC 8. ABCDE 9. BDE
10. DE

三、填空题

1. 出入废 升降息 2. 地气 雷气 雨气 3. 肺 嗌 肝 心 脾 肾 4. 相火 土气 金气 5. 水气 土气 风气 6. 制己 侮 7. 达 发 夺 泄 折 8. 化 变 神 圣 9. 玄 道 化 五味 神 10. 热 湿 相火 燥 寒水 11. 象之谓也 12. 正治 反治 13. 取之阴 取之阳 14. 天信 气宜 15. 其胜 其复 16. 散而寒之 收而温之 17. 寒凉 行水渍之 18. 温热 强其内守 19. 远近 中外 轻重 20. 谓君 谓臣 谓使 21. 气之常也 22. 急 甘以缓之 23. 气上逆 苦以泄之 24. 燥 辛以润之 25. 司岁备物 26. 之本 之位 之气交 27. 以风 以热 以湿 28. 以火 以燥 以寒 29. 司左右者

四、简答题

1. 答：六气亢盛太过，则易害其所胜，然其所不胜，因而奋起制之，以维持六气六步协调正常。 2. 答：天时。 3. 答：本，谓天六气（寒暑燥湿风火）。 4. 答：六气所主之位即初之气、二之气、三之气、四之气、五之气、终之气。 5. 答：火气被郁，心之气血结聚，治宜发散宣通。 6. 答：帮助、协助。 7. 答：指有病的脉象（过，过失、异常）。

8. 答：归属之义，在此引申为滋养、化生、仰求。 9. 答：前：消蚀的意思，后：音义同"饲"（引申为"被……所供养"）。 10. 答：指太过。 11. 答：指东方卯正之位，因卯正为日出之所。 12. 答：浮肿、水肿。 13. 答：色泽清浊（清，指明润光泽；浊，指晦暗滞浊）。 14. 答：指四时常脉（《素问·脉要精微论》："春应中规，夏应中矩，秋应中衡，冬应中权。"） 15. 答：协调阴阳。 16. 答：指大小肌肉与骨节连接（溪谷，肌肉间隙，这里泛指肌肉。《素问·气穴论》："肉之大会为谷，肉之小会为溪。"属，连接）。 17. 答：用通利法，治疗通泄不禁的病证。 18. 答：服药的一般规则。 19. 答：指三品在于药性善恶的不同（贯，事也，亦通"惯"；习性，此处引申为药性）。 20. 答：邪伏于肌表，以汤液浸渍取汗以祛其邪（张志聪："渍，浸也。古者用汤液浸渍取汗，以去其邪，此言邪之在表也。"） 21. 答：风、寒、暑、湿、燥。 22. 答：探求疾病的本质属性。 23. 答：土气被郁，脾胃壅阻，治宜或吐或下，夺其郁积。（张介宾） 24. 答：金气被郁，肺失宣降，治宜宣泄。 25. 答：令药至病所为其准则（至，到；所，病所）。 26. 答：用偶方而病邪不除者，应探求疾病性质的真假，用反佐法治之。 27. 答：土能胜水，甘从土化，热能胜寒，故治以甘热，苦能泄热，辛能散热，故佐以苦辛，以防甘热太过。 28. 答：辛味能行能散，化气行津，故肾燥可以辛药润之（张介宾："肾者水藏，藏精者也。阴病者苦燥，故宜食辛以润之。盖辛从金化，水之母也。其能开腠理、致津液者，以辛能通气也。水中有真气，惟辛能达之，气至水亦至，故可以润肾之燥。"） 29．答：此指非司岁的药物，其气散而不专，物生之质虽同，而性用之厚薄则异（非专精则散气，散气则物不纯也）。

30．答：A．阴、阳指肝和心（张介宾："气为阳，血为阴，肝藏血，心藏神。暴怒则肝气逆而血乱，故伤阴。暴喜则心气缓而神逸，故伤阳。"）B．二句为互文，暴喜、暴怒泛指五志过极损伤人体阴阳之气。可参。

试题十

填空题

1．天有八纪　地有五里　神明为之纲纪　生长收藏　上配天以养头　下象地以养足　中傍人事以养五脏　2．从阴引阳　从阳引阴　以右治左　以左治右　以表知里　过与不及之理　见微得过　用之不殆　3．察色按脉　先别阴阳　而知部分　听音声　而知所苦　权衡规矩　而知病所主　观浮沉滑涩　而知病所生　4．天之阳　阳中之阳也　天之阳　阳中之阴也　天之阴　阴中之阴也　天之阴　阴中之阳也　5．青　于肝　于目　于肝　惊骇　酸　草木　鸡麦　岁星　在头　角　筋膜　6．广明　太冲　太冲　少阴　少阴　太阳　至阴　阴中之阳　7．知阴　知阳　五五二十五　见则为败　败必死也　胃脘之阳　8．长养　盛处　雾露　致理而赤色　挛痹　微针　九针　9．避寒　避暑　眷慕　伸宦　恬淡　不能深入　移精祝由　10．气盛乃内针　针与气　其门　如利其户　针与气　不伤　乃下　不闭　其疾　其道　大泻　11．各有所出　睹其应　五脏之害　肺　太渊　太渊二　心　大陵　大陵二　肝　太冲　太冲二　脾　太白　太白二　肾　太溪　太溪二　12．络脉诸荥　深取之　浅取之　诸俞孙络　诸合　诸井诸俞　气之　病之　脏之　13．易言　难著于人　守刺法　守人之血气有余不足　正邪共会　正气　邪气　14．弦　钩　代　毛　石　其相胜之脉　相生之脉　15．阴阳　16．生阳　死阴

试题十一

填空题

1．实之　泄之　除之　虚之　则实　则虚　若无　2．从阴引阳　从阳引阴　以右治左　以左治右　以表知里　过与不及之理　见微得过　用之不殆　3．察色按脉　先别阴阳　而知部分　听声音　而知所苦　权衡规矩　而知病所主　观浮沉滑涩　而知病所生　4．天之阳　阳中之阳也　天之阳　阳中之阴也　天之阴　阴中之阴也　天之阴　阴中之阳也　5．青　于肝　于目　于肝　惊骇　酸　草木　鸡麦　岁星　在头　角　筋膜　6．广明　太冲　太冲　少阴　少阴　太阳　至阴　阴中之阳　7．知阴　知阳　五五二十五　见则为败　败必死也　胃脘之阳　8．长养　盛处　雾露　致理而赤色　挛痹　微针　九针　9．避寒　避暑　眷慕　伸宦　恬淡　不能深入　移精祝由　10．气盛乃内针　针与气　其门　如利其户　针与气　不伤　乃下　不闭　其疾　其道　大泻　11．各有所出　睹其应　五脏之害　肺　太渊　太渊二　心　大陵　大陵二　肝　太冲　太冲二　脾　太白　太白二　肾　太溪　太溪二

12. 络脉诸荥　深取之　浅取之　诸俞孙络　诸合　诸井诸俞　气之　病之　针之　13. 易言　难著于人　守刺法　守人之血气有余不足　正邪共会　正气　邪气　14. 弦　钩　代毛　石　其相胜之脉　相生之脉　15. 阴　阳　16. 生阳　死阴

《伤寒论》篇

试题一

一、判断题

1. √　2. ×　3. ×　4. ×　5. ×　6. √　7. ×　8. ×　9. √　10. ×　11. ×
12. √　13. √　14. ×　15. ×　16. ×　17. √

二、单选题

1. A　2. B　3. A　4. E　5. A　6. A　7. D　8. B　9. E　10. B　11. D　12. A
13. C　14. D　15. E　16. C　17. A　18. E　19. C　20. C　21. D　22. D　23. E
24. D　25. D　26. C　27. E　28. D　29. D　30. D　31. D　32. E　33. E　34. E
35. D　36. A　37. B　38. E　39. A　40. B　41. E　42. E　43. D　44. E　45. C
46. D　47. E　48. E　49. E　50. C　51. D　52. C　53. B　54. B　55. A　56. E
57. A　58. B　59. C　60. A　61. C

三、多选题

1. ACE　2. ABCDE　3. ABCD　4. ACDE　5. BD　6. CD　7. BDE　8. ABC　9. BDE
10. ABCDE　11. ABCE　12. ABC　13. CD　14. ACD　15. ABD　16. ABCD
17. ABCDE　18. ABCDE　19. ABCDE　20. ACD　21. CD　22. ABCDE

试题二

一、判断题

1. ×　2. √　3. √　4. √　5. √　6. √　7. ×　8. ×　9. √　10. ×　11. ×
12. ×　13. √　14. ×

二、单选题

1. C　2. C　3. D　4. A　5. C　6. A　7. A　8. E　9. D　10. A　11. C　12. D
13. E　14. B　15. D　16. D　17. D　18. A　19. B　20. C　21. E　22. C　23. C
24. D　25. D　26. E　27. D　28. D　29. D　30. A　31. A　32. B　33. E　34. E
35. A　36. E　37. B　38. E　39. D　40. A　41. A　42. E　43. C　44. D　45. C
46. D　47. A　48. D　49. E　50. E　51. B　52. D　53. A　54. D　55. D　56. E
57. B　58. B　59. C　60. A　61. D

三、多选题

1. ACD　2. BD　3. ABCDE　4. ABCE　5. AB　6. BCDE　7. BD　8. ACD　9. ABCE
10. BCDE　11. AC　12. ABD　13. ABC　14. ACD　15. BD　16. ABCD　17. BD
18. ABC　19. BCDE　20. ACDE　21. ABCD　22. ACD　23. ABDE　24. ABCD
25. ACE

试 题 三

一、判断题

1. √ 2. × 3. × 4. × 5. × 6. √ 7. √ 8. × 9. × 10. √ 11. ×
12. × 13. × 14. √

二、单选题

1. E 2. D 3. D 4. E 5. E 6. E 7. A 8. D 9. C 10. E 11. E 12. B
13. C 14. E 15. C 16. A 17. E 18. C 19. C 20. C 21. E 22. E 23. D
24. E 25. C 26. B 27. C 28. A 29. E 30. E 31. C 32. C 33. B 34. D
35. B 36. C 37. C 38. D 39. A 40. E 41. D 42. A 43. C 44. C 45. C
46. A 47. B 48. B 49. B 50. E 51. E 52. E 53. E 54. A 55. A 56. D
57. A 58. A 59. A 60. B 61. A 62. D

三、多选题

1. AD 2. ABCDE 3. ABCD 4. ACD 5. BD 6. BD 7. BCE 8. ABCE 9. ABCDE
10. ABCD 11. AC 12. AE 13. ABDE 14. ABCDE 15. ABCD 16. ABCDE 17. CD
18. ABC 19. BCD 20. ABCE 21. ABE 22. ABE 23. ABC 24. BDE

试 题 四

一、判断题

1. × 2. √ 3. × 4. × 5. × 6. × 7. √ 8. × 9. √ 10. × 11. ×
12. × 13. √ 14. √ 15. ×

二、单选题

1. C 2. E 3. D 4. A 5. E 6. A 7. E 8. B 9. C 10. E 11. A 12. B
13. C 14. A 15. D 16. C 17. D 18. B 19. A 20. D 21. D 22. A 23. E
24. A 25. C 26. D 27. B 28. B 29. A 30. C 31. A 32. D 33. C 34. D
35. A 36. D 37. D 38. A 39. A 40. C 41. C 42. A 43. C 44. C 45. D
46. D 47. A 48. A 49. D 50. E 51. A 52. A 53. B 54. A 55. C 56. B
57. E 58. A 59. A 60. C 61. A 62. C

三、多选题

1. ED 2. ABCD 3. ABCD 4. BD 5. CD 6. AC 7. BCDE 8. ABCE 9. BD
10. ABC 11. ABCD 12. BC 13. ABC 14. ABDE 15. ACD 16. ABCDE 17. ACDE
18. ACD 19. ABE 20. BCE 21. ABCD 22. ABCD

试 题 五

一、判断题

1. × 2. √ 3. × 4. × 5. × 6. × 7. × 8. × 9. √ 10. × 11. ×
12. × 13. √ 14. × 15. ×

二、单选题

1. D　2. B　3. E　4. C　5. A　6. C　7. D　8. C　9. C　10. C　11. B　12. C
13. C　14. D　15. E　16. D　17. C　18. E　19. E　20. E　21. E　22. D　23. D
24. C　25. D　26. B　27. A　28. B　29. C　30. D　31. B　32. B　33. C　34. D
35. E　36. C　37. D　38. C　39. E　40. D　41. E　42. B　43. D　44. A　45. C
46. C　47. C　48. B　49. E　50. E　51. B　52. C　53. C　54. C　55. E　56. E
57. D　58. E　59. B　60. A　61. C　62. E

三、多选题

1. ABCD　2. BD　3. ADE　4. ACD　5. AE　6. CE　7. BE　8. BCDE　9. ABE
10. BD　11. BD　12. BD　13. ABE　14. ACDE　15. AB　16. ABDE　17. BD
18. ABCE　19. ACE　20. BCD　21. ABC　22. ABCDE　23. ABCE

试题六

一、判断题

1. ×　2. ×　3. √　4. ×　5. √　6. ×　7. √　8. ×　9. ×　10. ×　11. ×
12. √　13. ×　14. ×　15. ×　16. √　17. ×

二、单选题

1. D　2. B　3. A　4. A　5. C　6. D　7. E　8. D　9. D　10. D　11. B　12. D
13. C　14. B　15. C　16. B　17. D　18. B　19. D　20. A　21. D　22. E　23. C
24. C　25. A　26. D　27. B　28. C　29. A　30. C　31. E　32. C　33. C　34. E
35. E　36. B　37. C　38. C　39. C　40. D　41. E　42. B　43. E　44. C　45. C
46. A　47. C　48. B　49. D　50. C　51. C　52. A　53. A　54. C　55. C　56. C
57. D　58. A　59. D　60. C

三、多选题

1. ABCD　2. ABCDE　3. BCDE　4. BCE　5. CE　6. ACD　7. ACE　8. ABCDE
9. ABCE　10. ABCD　11. ABCE　12. AB　13. CD　14. ABCE　15. ACD　16. BCE
17. ABCD　18. BD　19. ABCDE　20. ABCDE　21. BC　22. ABCDE　23. ABCDE

试题七

填空题

1. 热自发　阴弱者　汗自出　啬啬恶寒　淅淅恶风　翕翕发热　鼻鸣干呕者　桂枝三两，去皮；芍药三两，甘草二两，炙；生姜三两，切；大枣十二枚，擘　2. 大烦渴不解　脉洪大者　知母六两；石膏一斤，碎，绵裹；甘草二两，炙；粳米六合；人参三两　3. 不下利但呕者
4. 头痛发热　身疼腰痛　骨节疼痛　恶风无汗而喘者　5. 利遂不止　脉促者　表未解也　喘而汗出者　葛根半斤；甘草二两，炙；黄芩三两；黄连三两　6. 表未解也　桂枝三两，去皮；甘草二两，炙；生姜三两，切；芍药三两；大枣十二枚，擘；厚朴二两，炙，去皮；杏仁五十，去皮尖　7. 头痛有热者　知不在里　仍在表也　当须发汗　若头痛者　8. 汗出

而喘　无大热者　麻黄四两，去节；杏仁五十个，去皮尖；甘草二两，炙；石膏半斤，碎，绵裹　9. 其人又手自冒心　心下悸　欲得按者　桂枝四两，去皮；甘草二两，炙　上二味，以水三升，煮取一升，去滓，顿服　10. 腹胀满者　厚朴半斤，炙，去皮；生姜半斤，切；半夏半升，洗；甘草二两；人参一两　11. 心下逆满　气上冲胸　起则头眩　脉沉紧　发汗则动经　身为振振摇者　茯苓四两；桂枝三两，去皮；白术、甘草各二两，炙　12. 汗出而渴　不渴者　茯苓二两；桂枝二两，去皮；甘草一两，炙；生姜三两，切　13. 身热不去　微烦者　栀子十四个，擘；干姜二两　14. 身热恶风　颈项强　胁下满　手足温而渴者　柴胡半斤；黄芩三两；人参三两；半夏半升，洗；甘草三两，炙；生姜三两，切；大枣十二枚，擘　15. 后四五日　柴胡证仍在者　呕不止　心下急　郁郁微烦者　为未解也　下之则愈　柴胡半斤；黄芩三两；大黄二两；芍药三两；半夏半升，洗；生姜五两，切；枳实四枚，炙；大枣十二枚，擘　16. 亡阳必惊狂　卧起不安者　桂枝三两，去皮；甘草二两，炙；生姜三两，切；大枣十二枚，擘；牡蛎五两，熬；蜀漆三两，洗去腥；龙骨四两　17. 核起而赤者　必发奔豚　气从少腹上冲心者　灸其核上各一壮　更加桂二两也　桂枝五两，去皮；芍药三两；生姜三两，切；甘草二两，炙；大枣十二枚，擘　18. 少腹满　应小便不利　今反利者　为有血也　当下之　水蛭二十个，熬；虻虫二十个，去翅足，熬；桃仁二十五个，去皮尖；大黄三两　19. 不大便五六日　舌上燥而渴　日晡所小有潮热　从心下至少腹鞕满　而痛不可近者　大黄六两，去皮；芒硝一升；甘遂一钱匕　上三味，以水六升，先煮大黄，取二升，去滓，内芒硝，煮一两沸，内甘遂末，温服一升，得快利，止后服　20. 呕而发热者　柴胡汤证具　柴胡证仍在者　若心下满而鞕痛者　此为结胸也　但满而不痛者　此为痞　柴胡不中与之　半夏半升，洗；黄芩、干姜、人参、甘草（炙）各三两；黄连一两；大枣十二枚，擘　21. 自下利者　若呕者　黄芩三两；芍药二两；甘草二两，炙；大枣十二枚，擘　黄芩三两；芍药二两；甘草二两，炙；大枣十二枚，擘；半夏半升，洗；生姜一两半（一方三两）切　22. 大便溏　小便自可　胸胁满不去者　23. 浮则胃气强　涩则小便数　浮涩相搏　大便则鞕　其脾为约　麻子仁二升；芍药半斤；枳实半斤，炙；大黄一斤，去皮；厚朴一尺，炙，去皮；杏仁一升，去皮尖，熬，别作脂　24. 胁下鞕满　干呕不能食　往来寒热　尚未吐下　脉沉紧者　25. 始得之　反发热脉沉者　麻黄二两，去节；细辛二两；附子一枚，炮，去皮，破八片　26. 热不去　内拘急　四肢疼　又下利　厥逆而恶寒者　27. 医复吐下之　寒格更逆吐下　若食入口即吐　干姜、黄芩、黄连、人参各三两　28. 得之二三日　口燥咽干者　急下之　29. 下利六七日　咳而呕渴　心烦不得眠者

试题八

填空题

1. 其人恶风　小便难　四肢微急　难以屈伸者　桂枝三两，去皮；芍药三两；甘草三两，炙；生姜三两，切；大枣十二枚，擘；附子一枚，炮，去皮，破八片　2. 头项强痛　翕翕发热　无汗　心下满　微痛　小便不利　芍药三两；甘草二两，炙；生姜（切）、茯苓、白术各三两；大枣十二枚，擘　3. 必自下利　葛根四两；麻黄三两，去节；桂枝二两，去皮；生姜三两，切；甘草二两，炙；芍药二两；大枣十二枚，擘　4. 脉浮紧　发热恶寒　身疼痛

不出汗而烦躁者　脉微弱　汗出恶风者　麻黄六两，去节；桂枝二两，去皮；甘草二两，炙；杏仁四十枚，去皮尖；生姜三两，切；大枣十枚，擘；石膏如鸡子大，碎　5. 不可下也　下之为逆　欲解外者　6. 昼日烦躁不得眠　夜而安静　不呕　不渴　无表证　脉沉微　身无大热者　干姜一两；附子一枚，生用，去皮，切八片　上二味，以水三升，煮取一升，去滓，顿服　7. 其人脐下悸者　欲作奔豚　茯苓半斤；桂枝四两，去皮；甘草二两，炙；大枣十五枚，擘　8. 反恶寒者　虚故也　芍药、甘草（炙）各三两；附子一枚，炮，去皮，破八片

9. 病仍不解　烦躁者　茯苓四两；人参一两；附子一枚，生用，去皮，破八片；甘草二两，炙；干姜一两半　10. 虚故也　不恶寒　但热者　实也　当和胃气　大黄四两，去皮，清酒浸；甘草二两，炙；芒硝半升　11. 必吐下不止　虚烦不得眠　若剧者　必反复颠倒　心中懊憹　若少气者　若呕者　栀子十四个，擘；香豉四合，绵裹　栀子十四个，擘；甘草二两，炙；香豉四合，绵裹　栀子十四个，擘；生姜五两；香豉四合，绵裹　12. 其人仍发热　心下悸　头眩　身瞤动　振振欲擗地者　茯苓、芍药、生姜（切）各三两；白术二两；附子一枚，炮，去皮，破八片　13. 脉反沉　若不差　身体疼痛　当救其里　甘草二两，炙；干姜一两半；附子一枚，生用，去皮，破八片　14. 阳脉涩　阴脉弦　法当腹中急痛　不差者　桂枝三两，去皮；甘草二两，炙；大枣十二枚，擘；芍药六两；生姜三两，切；胶饴一升

15. 其人如狂　血自下　下者愈　其外不解者　当先解其外　外解已　但少腹急结者　乃可攻之　桃仁五十个，去皮尖；大黄四两；桂枝二两，去皮；甘草二两，炙；芒硝二两

16. 因烧针烦躁者　桂枝一两，去皮；甘草二两，炙；牡蛎二两，熬；龙骨二两　17. 脉微而沉　反不结胸　其人发狂者　以热在下焦　少腹当鞕满　小便自利者　下血乃愈　所以然者　以太阳随经　瘀热在里故也　水蛭（熬）、虻虫（去翅足，熬）各三十个；桃仁二十个，去皮尖；大黄三两，酒洗　18. 热入因作　因作痞也　以下之太早故也　项亦强　如柔痓状　下之则和　大黄半斤；葶苈子半升，熬；芒硝半升；苦杏半升，去皮尖，熬黑　上四味，捣筛二味，内杏仁芒硝，合研如脂，和散，取如弹丸一枚，别捣甘遂末一钱匕，白蜜二合，水二升，煮取一升，温顿服之，一宿乃下，如不下，更服，取下为效，禁如药法　19. 七八日续得寒热　发作有时　经水适断者　其血必结　故使如疟状　发作有时　柴胡半斤；黄芩三两；人参三两；半夏半升，洗；甘草三两，炙；生姜三两，切；大枣十二枚，擘　20. 下利呕逆　表解者　其人漐漐汗出　发作有时　头痛　心下痞鞕满　引胁下痛　干呕短气　汗出不恶寒者　芫花，熬；甘遂；大戟　上三味等分，各别捣为散，以水一升半，先煮大枣肥者十枚，取八合，去滓，内药末，强人服一钱匕，羸人服半钱，温服之，平旦服。若下少，病不除者，明日更服，加半钱，得快下利后，糜粥自养　21. 脉结代　心动悸　甘草四两，炙；生姜三两，切；人参二两；生地黄一斤；桂枝三两，去皮；阿胶二两；麦冬半升，去心；麻仁半升；大枣三十枚，擘　22. 渴欲饮水　小便不利者　猪苓（去皮）、茯苓、阿胶、滑石（碎）、泽泻各一两

试题九

填空题

1. 脉促胸满者　2. 微寒者　桂枝三两，去皮；甘草二两，炙；生姜三两，切；大枣十二枚，擘；附子一枚，炮，去皮，破八片　3. 咽中干　烦躁　吐逆者　厥愈足温者　其脚即伸　胃气不和谵语者　重发汗　复加烧针者　甘草四两，炙；干姜二两　白芍药四两；甘草四两，炙　大黄四两，去皮，清酒浸；甘草二两，炙；芒硝半升　甘草二两，炙；干姜一两半；附子一枚，生用，去皮，破八片　4. 项背强几几　无汗恶风　葛根四两；麻黄三两，去节；桂枝二两，去皮；生姜三两，切；甘草二两，炙；芍药二两；大枣十二枚，擘　5. 心下有水气　干呕发热而咳　或渴　或利　或噎　或小便不利　少腹满　或喘者　麻黄（去节）、芍药、细辛、干姜、甘草（炙）、桂枝（去皮）各三两；五味子半升；半夏半升，洗　6. 时发热　自汗出　而不愈者　先其时发汗则愈　7. 身疼痛　脉沉迟者　8. 胃中干　烦躁不得眠　欲得饮水者　少少与饮之　令胃气和则愈　若脉浮　小便不利　微热消渴者　猪苓十八铢，去皮；泽泻一两六铢；白术十八铢；茯苓十八铢；桂枝半两，去皮　9. 胸中窒者　10. 心烦腹满　卧起不安者　栀子十四个，擘；厚朴四两，炙，去皮；枳实四枚，水浸，炙令黄

11. 往来寒热　胸胁苦满　嘿嘿不欲饮食　心烦喜呕　或胸中烦而不呕　或渴　或腹中痛　或胁下痞鞕　或心下悸　小便不利　或不渴　身有微热　或咳者　柴胡半斤；黄芩三两；人参三两；半夏半升，洗；甘草三两，炙；生姜三两，切；大枣十二枚，擘　12. 心中悸而烦者　桂枝三两，去皮；甘草二两，炙；大枣十二枚，擘；芍药六两；生姜三两，切；胶饴一升　13. 胸满烦惊　小便不利　谵语　一身尽重　不可转侧者　柴胡四两；龙骨、黄芩、生姜（切）、铅丹、人参、桂枝（去皮）、茯苓各一两半；半夏二合半，洗；大黄二两；牡丹一两半，熬；大枣六枚，擘　14. 脉沉结　少腹鞕　小便不利者　为无血也　小便自利　其人如狂者　血证谛也　水蛭三十个，熬；虻虫三十个，去翅足，熬；桃仁二十个，去皮尖；大黄三两，酒洗　15. 脉沉而紧　心下痛　按之石鞕者　大黄六两，去皮；芒硝一升；甘遂一钱匕　上三味，以水六升，先煮大黄取二升，去滓，内芒硝，煮一两沸，内甘遂末，温服一升，得快利止后服　16. 热结在里　复往来寒热者　无大热者　此为水结在胸胁也　但头微汗出者　柴胡半斤；枳实四枚，炙；生姜五两，切；黄芩三两；芍药三两；半夏半升，洗；大枣十二枚，擘；大黄二两　17. 发热　微恶寒　支节烦疼　微呕　心下支结　外证未去者　桂枝一两半，去皮；黄芩一两半；人参一两半；甘草一两，炙；半夏二合半，洗；芍药一两半；大枣六枚，擘；生姜一两半，切；柴胡四两　18. 胸胁满微结　小便不利　渴而不呕　但头汗出　往来寒热心烦者　柴胡半斤；桂枝三两，去皮；干姜二两；栝楼根四两；黄芩三两；牡蛎二两，熬；甘草二两，炙　19. 按之濡　其脉关上浮者　大黄二两；黄连一两；黄芩一两　20. 胃中不和　心下痞鞕　干噫食臭　胁下有水气　腹中雷鸣下利者　生姜四两，切；甘草三两，炙；人参三两；干姜一两；黄芩三两；半夏半升，洗；黄连一两；大枣十二枚，擘　21. 虽汗出不恶寒者　其身必重　短气　腹满而喘　有潮热者　此外欲解　手足濈然汗出者　此大便已鞕也　若汗多　微发热恶寒者　其热不潮　若腹大满不通者　勿令至大泄下　22. 瘀热在里　身必黄　麻黄二两，去节；连轺（连翘根）二两；杏仁四十个，去皮

尖；赤小豆一升；大枣十二枚，擘；生梓白皮一升，切；生姜二两，切；甘草二两，炙

试题十

填空题

1. 脉大、浮、数、动、滑　脉沉、涩、弱、弦、微　阴病见阳脉者　阳病见阴脉者　2. 阴脉不足　阳往从之　阳脉不足　阴往乘之　寸口脉微　名曰阳不足　阴气上入阳中　则洒淅恶寒　尺脉弱　名曰阴不足　阳气下陷入阴中　则发热　3. 则为减　则为芤　减则为寒　芤则为虚　寒虚相搏　则半产漏下　则亡血失精　4. 则为风　则为寒　风则伤卫　寒则伤荣　骨节烦疼　当发其汗　5. 又数大下之　病当恶寒　后乃发热　无休止时　欲着复衣　欲裸其身　阳微则恶寒　阴弱则发热　阳气微　大下之　阴气弱　阳气在表　胃中虚冷　以阳气内微　不能胜冷　欲着复衣　阳气在里　胃中烦热　以阴气内弱　不能胜热　欲裸其身　又阴脉迟涩　6. 木也　名厥阴　微弦　濡弱而长　自得濡弱者　得纯弦脉者　脉如弦直　是肝脏伤　7. 太阳受之　与少阴俱病　则头痛口干　烦满而渴　阳明受之　与太阴俱病　则腹满身热　不欲食　谵语　少阳受之　与厥阴俱病　则耳聋　囊缩而厥　水浆不入　不知人者　8. 热多寒少　脉微弱者　此无阳也　桂枝（去皮）、芍药、麻黄、甘草（炙）各十八铢；大枣四枚，擘；生姜一两二铢，切；石膏二十四铢，碎，绵裹　9. 汗多者　急下之　10. 必有蓄血　本有久瘀血　屎虽鞕　大便反易　其色必黑　11. 此为热越　但头汗出　身无汗　剂颈而还　小便不利　渴引水浆者　身必发黄　12. 两耳无所闻　目赤　胸中满而烦者　则悸而惊　13. 腹满而吐　食不下　自利益甚　时腹自痛　必胸下结鞕　14. 心烦　但欲寐　五六日自利而渴者　引水自救　少阴病形悉具　下焦虚有寒　不能制水　15. 口燥咽干者　急下之　16. 色纯青　心下必痛　口干燥者　可下之　17. 气上撞心　心中疼热　饥而不欲食

《金匮要略》篇

试题一

一、单选题

1. D　2. B　3. D　4. B　5. B　6. B　7. D　8. A　9. B　10. E　11. C　12. B
13. D　14. C　15. E　16. B　17. D　18. B　19. C　20. C　21. C　22. B　23. B
24. D　25. A　26. D　27. C　28. A　29. C　30. D　31. D　32. D　33. D　34. C
35. B　36. A　37. A　38. D　39. D　40. C　41. E　42. A　43. B　44. A　45. D
46. B　47. B　48. C　49. C　50. B　51. B　52. C　53. B　54. B　55. B　56. A
57. B　58. A

二、多选题

1. ABD　2. ABCD　3. ABCD　4. ABCDE　5. AC　6. ABCE　7. ABCE　8. ABC
9. ABCDE　10. ABDE　11. ABC

试题二

一、单选题

1．C 2．B 3．A 4．C 5．A 6．A 7．A 8．B 9．E 10．E 11．D 12．A
13．B 14．D 15．C 16．D 17．A 18．A 19．A 20．D 21．A 22．D 23．C
24．E 25．E 26．C 27．C 28．A 29．A 30．C 31．D 32．A 33．B 34．B
35．A 36．A 37．D 38．D 39．B 40．D 41．C 42．B 43．B 44．B 45．C
46．D 47．C 48．B 49．D 50．D 51．C 52．B 53．C 54．D 55．A 56．A
57．A 58．A

二、多选题

1．ABCDE 2．ABCD 3．ABCD 4．ACDE 5．AB 6．ABCDE 7．ABCE 8．BCE
9．ABCD 10．ABC 11．BDE 12．ABC

试题三

一、单选题

1．B 2．A 3．A 4．D 5．D 6．C 7．A 8．A 9．A 10．E 11．D 12．A
13．C 14．A 15．B 16．C 17．D 18．D 19．C 20．C 21．C 22．A 23．A
24．B 25．E 26．A 27．A 28．C 29．A 30．C 31．D 32．B 33．A 34．D
35．B 36．B 37．D 38．A 39．B 40．C 41．A 42．D 43．B 44．C 45．A
46．C 47．D 48．A 49．D 50．B 51．D 52．B 53．C 54．C 55．A 56．C
57．D 58．B

二、多选题

1．AC 2．ABCDE 3．BD 4．DE 5．ABE 6．ABC 7．ACD 8．ACDE 9．BCE
10．ACD 11．BDE 12．ABCDE

试题四

一、单选题

1．D 2．A 3．D 4．A 5．C 6．B 7．D 8．C 9．C 10．C 11．B 12．B
13．A 14．A 15．D 16．C 17．D 18．D 19．C 20．E 21．B 22．C 23．D
24．D 25．E 26．A 27．B 28．D 29．C 30．C 31．E 32．D 33．E 34．B
35．B 36．A 37．D 38．B 39．D 40．D 41．D 42．B 43．B 44．A 45．D
46．D 47．A 48．B 49．B 50．B 51．B 52．B 53．B 54．A 55．C 56．B
57．C 58．C

二、多选题

1．ABCE 2．BCD 3．ABCD 4．ADE 5．BE 6．ABC 7．CE 8．AD 9．BD
10．ABD 11．BCE 12．ABCD

试题五

一、单选题

1. D　2. C　3. A　4. B　5. D　6. B　7. E　8. A　9. B　10. B　11. D　12. D
13. A　14. E　15. B　16. D　17. D　18. A　19. E　20. C　21. B　22. D　23. A
24. C　25. D　26. D　27. B　28. E　29. D　30. B　31. A　32. D　33. A　34. D
35. C　36. B　37. A　38. B　39. C　40. D　41. B　42. C　43. B　44. E　45. C
46. A　47. C　48. D　49. C　50. A　51. B　52. E　53. D　54. E　55. D　56. B
57. D　58. C

二、多选题

1. ABC　2. CD　3. ACE　4. ABE　5. ABCDE　6. ABCD　7. ABDE　8. ABCD　9. ABC
10. AB　11. AE　12. AB

试题六

一、单选题

1. B　2. D　3. B　4. C　5. C　6. B　7. E　8. A　9. C　10. B　11. C　12. A
13. B　14. A　15. B　16. A　17. C　18. B　19. C　20. B　21. C　22. A　23. C
24. B　25. C　26. D　27. A　28. D　29. A　30. C　31. B　32. E　33. C　34. C
35. D　36. D　37. C　38. C　39. D　40. A　41. B　42. B　43. A　44. C　45. D
46. B　47. D　48. D　49. A　50. D　51. A　52. D　53. C　54. D　55. C　56. A
57. B　58. D

二、多选题

1. ABDE　2. BD　3. AB　4. ABC　5. ABCDE　6. ABC　7. ABC　8. ABD　9. AC
10. AC　11. ABC　12. ABCD

试题七

填空题

1. 杂病　2. 25　脏腑经络先后病篇　3. 杏子汤　黄连粉　胶姜汤　附子汤　4. 见肝之病　知肝传脾　当先实脾　5. 若五脏元真通畅　经络受邪　如脏腑　为内所因也　四肢九窍血脉相传　壅塞不通　为外皮肤所中也　房室　金刃　虫兽所伤　6. 日晡所剧者　麻黄杏仁薏苡甘草汤　7. 吐　下　发汗　百合地黄汤　8. 默默欲眠　蚀于喉为惑　恶闻食臭　甘草泻心汤　9. 牝疟　10. 肌肤不仁　即重不胜　即不识人　舌即难言　11. 脚肿如脱　12. 梦失精　手足烦热　小建中汤　13. 寸口关上微　尺中小紧　身体不仁　黄芪桂枝五物　14. 少腹拘急　小便不利者　15. 薯蓣丸　16. 肌肤甲错　两目黯黑　大黄蛰虫丸　17. 咽喉不利　麦门冬汤主之　18. 喉中水鸡声　19. 振寒脉数　时出浊唾腥臭　久久吐脓如米粥　20. 目如脱状　脉浮大者　21. 腹痛　往来寒热　22. 阳微阴弦　即胸痹而痛　23. 栝蒌薤白半夏汤　24. 薏苡附子散　25. 喘息咳唾　胸背痛　栝蒌薤白白酒汤　26. 不痛　痛者　舌黄未下　27. 浮而数　厚朴七物　28. 实　大柴胡　29. 呕不能饮食　上冲皮起　出

见有头足　大建中　30. 紧弦　温药下　大黄附子　31. 常欲蹈其胸上　先未苦时　32. 身体重　腰中冷　腹重如带五千钱　甘姜苓术汤　33. 水走肠间　痰饮　咳唾引痛　汗出而不汗出　疼重　溢饮　短气不得卧　支饮　34. 温药和之　35. 肾气丸　36. 水气　苦渴　37. 其脉自浮　骨节疼痛　其脉亦浮　胕肿　按之没指　不恶风　38. 脉浮身重　汗出恶风　39. 聂聂动　防己茯苓汤　40. 食即头眩　茵陈蒿汤　41. 风　痹　脾色必黄　42. 食谷即眩　谷气不消　浊气下流　小便不通　43. 阴伏　瘀血　44. 下血　此远血也　黄土汤　45. 下血　此近血也　赤小豆当归散　46. 下之　47. 头痛者　48. 胃反呕吐　49. 食已即吐　50. 似喘不喘　似呕不呕　似哕不哕　生姜半夏汤　51. 桃花汤　52. 按之即痛如淋　复恶寒　可下之　不可下也　大黄牡丹汤　53. 腹中疞痛　54. 胎动在脐上者　胎也　其癥不去故也　桂枝茯苓丸　55. 下瘀血汤　经水不利　56. 喜悲伤欲哭　甘麦大枣汤　57. 唇口干燥　温经汤

试题八

一、单选题

1. B　2. C　3. C　4. D　5. A　6. D　7. C　8. D　9. B　10. D　11. E　12. C
13. B　14. C　15. D　16. D　17. B　18. C　19. D　20. A　21. D　22. C　23. C
24. B　25. B　26. A　27. D　28. C　29. C　30. C　31. D　32. D　33. A　34. C
35. A　36. C　37. D　38. C　39. E　40. A　41. D　42. A　43. C　44. E　45. B
46. B　47. E　48. B　49. B　50. D　51. D　52. C　53. A　54. D　55. C　56. A
57. C　58. A　59. C　60. E　61. C　62. C　63. B　64. B　65. C　66. C　67. E
68. C　69. A　70. C　71. B　72. C　73. C　74. A　75. B　76. D　77. A　78. D
79. A　80. D

二、多选题

1. ACD　2. ABC　3. ABCD　4. AD　5. ADE　6. ACD　7. ABCD　8. AD　9. CD
10. ABCDE　11. ABC　12. ABCE　13. ABCD　14. ABC　15. ABCD　16. ACDE
17. ACDE　18. ABCDE　19. CD　20. ABCE

《温病学》篇

试题一

单选题

1. B　2. E　3. A　4. D　5. B　6. D　7. D　8. C　9. C　10. A　11. D　12. B
13. D　14. B　15. E　16. C　17. A　18. B　19. D　20. A　21. A　22. D　23. B
24. D　25. B　26. A　27. E　28. B　29. E　30. D　31. B　32. C　33. B　34. C
35. E　36. C　37. B　38. D　39. D　40. C　41. B　42. E　43. C　44. C　45. B
46. C　47. D　48. D　49. E　50. E　51. E　52. E　53. A　54. B　55. C　56. D
57. A　58. B　59. C　60. E　61. A　62. D　63. D　64. C　65. D　66. D　67. C

68. B　69. C　70. B　71. C　72. E　73. E　74. C　75. B　76. E　77. E　78. E

79. C　80. D　81. B　82. E　83. C　84. C　85. C　86. C　87. B　88. E　89. A

90. B　91. C　92. B　93. A　94. D　95. A　96. B　97. C　98. C　99. C　100. B

试题二

单选题

1. B　2. C　3. D　4. D　5. B　6. B　7. A　8. D　9. C　10. E　11. E　12. C

13. D　14. B　15. C　16. A　17. B　18. D　19. C　20. E　21. C　22. B　23. D

24. C　25. C　26. D　27. A　28. C　29. B　30. C　31. A　32. C　33. D　34. B

35. B　36. A　37. D　38. C　39. D　40. E　41. D　42. A　43. D　44. E　45. C

46. D　47. C　48. D　49. E　50. B　51. E　52. E　53. A　54. A　55. E　56. B

57. C　58. C　59. D　60. E　61. D　62. D　63. D　64. B　65. C　66. B　67. D

68. D　69. B　70. E　71. B　72. D　73. C　74. A　75. B　76. D　77. E　78. C

79. C　80. B　81. A　82. D　83. A　84. C　85. E　86. D　87. E　88. B　89. C

90. C　91. D　92. B　93. C　94. D　95. D　96. C　97. B　98. A　99. E　100. B

试题三

单选题

1. D　2. D　3. C　4. B　5. D　6. A　7. A　8. B　9. A　10. C　11. D　12. B　13. D

14. D　15. C　16. A　17. C　18. C　19. A　20. D　21. B　22. E　23. B　24. A

25. C　26. B　27. D　28. E　29. A　30. D　31. E　32. A　33. E　34. B　35. B

36. C　37. D　38. B　39. A　40. B　41. C　42. B　43. E　44. C　45. C　46. B

47. C　48. B　49. B　50. D　51. E　52. C　53. D　54. D　55. D　56. E　57. A

58. B　59. D　60. A　61. D　62. E　63. D　64. D　65. C　66. E　67. C　68. D

69. B　70. D　71. C　72. E　73. B　74. C　75. B　76. A　77. C　78. A　79. A

80. A　81. A　82. B　83. D　84. D　85. D　86. D　87. B　88. D　89. C　90. A

91. C　92. D　93. B　94. C　95. B　96. C　97. A　98. C　99. E　100. A

试题四

一、单选题

1. B　2. C　3. D　4. D　5. B　6. A　7. C　8. E　9. A　10. E　11. B　12. B

13. B　14. B　15. D　16. E　17. E　18. D　19. D　20. D　21. D　22. E　23. D

24. B　25. D　26. D　27. A　28. C　29. A　30. B　31. C　32. B　33. D　34. D

35. E　36. E　37. A　38. D　39. C　40. B　41. B　42. A　43. C　44. A　45. B

46. C　47. A　48. D　49. D　50. D　51. B　52. C　53. C　54. C　55. C　56. D

57. D　58. E　59. D　60. A　61. B　62. C　63. E　64. D　65. D　66. D　67. A

68. B　69. B　70. A　71. D　72. C　73. D　74. E　75. C　76. E　77. D　78. B

二、多选题

1. BD 2. BE 3. AE 4. AD 5. AC 6. AD 7. AC 8. BC 9. ACDG 10. ACG
11. ACDF 12. BDF 13. CDEF 14. ABDE 15. ABDE 16. ACF 17. ABEG 18. BDG
19. CDE 20. ABCE 21. BCDEG 22. ABCEF

试题五

单选题

1. C 2. B 3. D 4. C 5. D 6. E 7. B 8. D 9. B 10. C 11. C 12. C
13. C 14. D 15. C 16. B 17. B 18. E 19. A 20. C 21. C 22. A 23. A
24. B 25. D 26. B 27. D 28. A 29. D 30. B 31. C 32. C 33. C 34. B
35. D 36. D 37. D 38. D 39. E 40. C 41. A 42. D 43. D 44. D 45. E
46. C 47. B 48. D 49. E 50. A 51. C 52. E 53. A 54. E 55. E 56. A
57. B 58. E 59. C 60. B 61. E 62. C 63. D 64. E 65. D 66. B 67. D
68. B 69. B 70. B 71. E 72. D 73. D 74. C 75. C 76. D 77. B 78. E
79. A 80. B 81. A 82. C 83. D 84. D 85. D 86. D 87. C 88. D 89. D
90. C 91. D 92. D 93. A 94. C 95. E 96. D 97. E 98. B 99. C 100. D

试题六

填空题

1. 热不恶寒而渴　竹叶　牛蒡子　鲜苇根　香气大　2. 脉浮洪　舌黄　渴甚　大汗　面赤
恶热者　病退　不知　3. 气血两燔　生石膏　麦冬　4. 发斑疹　神昏谵语　发斑者　发
疹者　升麻　清宫汤　石膏　元参　犀角　莲子心　竹叶卷心　连心麦冬　5. 汗不止　烦渴
而喘　脉洪大有力　脉洪大而芤　身重者　喘喝欲脱　6. 夜寐不安　时有谵语　暑入　暑温
犀角　丹参　黄连　7. 喘促　薏苡仁　冬瓜仁　8. 骨节疼烦　但热不寒　得汗　9. 右脉
数大　伤手太阴气分者　沙参　象贝　香豉　10. 语声重浊　呼吸俱粗　舌苔老黄　日晡益
甚　传至中焦　浮洪躁甚　沉数有力　反小而实　得利　11. 大热大渴　不浮而躁　痰涎壅
甚　栝蒌　黄连　12. 正虚不能运药　新加黄龙汤　喘促不宁　肺气不降　左尺牢坚　神昏
舌短　无水舟停　生石膏　杏仁粉　13. 但头汗出　腹满　小便不利　栀子　生大黄

14. 面赤身热　头晕　得水则呕　胸下痛　水结在胸　15. 腹胀　小便不利　大便溏而不爽
五苓散　泽泻　16. 寒战热炽　骨骺烦疼　面目痿黄　防己　杏仁　17. 久羁　身热面赤
口干舌燥　沉实　手足心热甚于手足背

试题七

填空题

1. 但咳　桑菊饮　杏仁　连翘　日二服　2. 脉浮大而芤　汗大出　微喘　甚至鼻孔扇者
白虎加人参汤　散大　急用之　三钱　3. 心烦懊侬　起卧不安　欲呕不得呕　4. 咽痛喉肿
耳前耳后肿　颊肿　面正赤　外肿　甚则耳聋　大头温　普济消毒饮　连翘　马勃　僵蚕
板　蓝根　鲜苇根　5. 头微胀　目不了了　余邪不解　鲜荷叶边　丝瓜皮　6. 身重疼痛

舌白不渴　胸闷不饥　午后身热　病深不解　白通草　半夏　7. 形寒脉缓　经络拘束　白术
8. 寒从背起　伏暑所致　滑石　9. 或热或咳　玉竹　冬桑叶　生扁豆　花粉　10. 浮而促
麦冬　一时　11. 悉有而微　不浮　12. 稀水无粪　热结旁流　13. 无上焦证　不可行承
气　周十二时　调胃承气汤　元参　麦冬　细生地　14. 正虚不能运药　新加黄龙汤　喘促
不宁　右寸实大　时烦渴甚　内窍不通　津液不足　赤芍　黄连　15. 实证未剧　小便不利
黄连　元参　黄柏　16. 三九　滑数　不食不饥　心下痞　积实　杏仁　17. 灰滑　中焦
滞痞　四肢常厥　茵陈四逆汤　大腹皮　18. 身热身痛　汗多自利　皆在所忌　白蔻仁　连
翘　19. 夜热早凉　热退无汗　热自阴来　细生地　丹皮

《神农本草经》篇

试题一

填空题

1. 养命以应天　无毒　多服　久服不伤人　欲轻身益气　2. 相须　相使　相畏　相恶　相
反　相杀　相须　相使　相恶相反　相畏相杀　3. 甘　身热泄澼　乳难　胃中积聚寒热　益
精气　4. 微寒　魂魄　惊悸　邪气　明目　5. 苦　风寒湿痹死肌　止汗　除热　消食
6. 平　中风　暴热不能动摇　跌筋结肉　面黑皯　7. 伤中　虚羸　寒热邪气　益气力　长
肌肉　8. 骨间寒热　惊痫邪气　绝伤　五脏　杀蛊毒　9. 大风邪气　阴痿不起　强筋骨
增志　益气　10. 辛　杀鬼精物　蛊毒恶气　长阴　肥健　11. 热气目痛　眦伤泣出　明目
肠澼　阴中肿痛　12. 痈疽久败疮　大风癞疾　五痔鼠瘘　补虚　小儿百病　13. 甘　寒
热　利小便　止血　消瘀血　14. 咸　青盲　目淫肤赤白膜　眼赤痛　泪出　15. 辛　平
利水道　蛊毒　辟不祥　16. 平　大热　火疮　热烦　恶气　17. 辛　温　鬼物百精　蛊毒
疫疾邪恶　温疟　18. 苦　寒　五内邪气　热中消渴　周痹　19. 消渴　大热　呕吐　诸痹
诸毒

试题二

填空题

1. 臣　养性以应人　无毒有毒　斟酌其宜　遏病补虚羸　2. 散　水煮　酒渍　膏煎　兼宜
入汤酒　不得违越　3. 辛　风寒痹　咳逆上气　心孔　五脏　明耳目　出声音　4. 五脏
六腑寒热邪气　坚筋骨　长肌肉　倍力　金疮肿　5. 酸　寒湿痿痹　四肢拘挛　逐血气　伤
热火烂　6. 风寒所击　金疮止痛　贲豚　痫痉　疝瘕　7. 筋急拘挛　不可屈伸　风湿痹
下气　下三虫　8. 咳逆　头痛脑动　百节拘挛　风湿痹痛死肌　利九窍　9. 寒　寒热　八
疸　消渴　补中益气　10. 辛　五脏邪气　阴中寒热痛　癥瘕　血闭绝子　11. 温　风热死
肌　痂伤　口干舌焦　喉舌肿　水浆不下　12. 五劳七伤　茎中寒热痛　强阴　多子　妇人
癥瘕　13. 苦　不足　金疮痈　续筋骨　乳难　14. 心腹邪气　肠鸣幽幽　破癥除瘕　止烦
满　益气　15. 阴中肿痛　男子阴痿　湿痒　痹气　关节　16. 苦　平　风湿　寒热邪气
热结黄疸　17. 平　金疮止血　逐痛出刺　风痹　内寒　18. 平　惊悸　五脏　益气　风湿
痹　19. 邪气腹痛　血痹　坚积　寒热　疝瘕

试题三

一、填空题

1. 酸、咸、甘、苦、辛　寒、热、温、凉　有毒无毒　阴干暴干　时月生熟　2. 其源　病机　未虚　未竭　未乱　未散　必活　已成　半愈　已过　3. 苦　诸风　目欲脱　皮肤死肌　湿痹　4. 折跌绝筋　伤中　血瘕　长肌肉　寒热积聚　5. 辛　明目　益精　水气　癥疹痒　6. 甘　气癃　止痛　利水道小便　湿痹　7. 风寒湿痹　乳难　消水　养五脏　益气力　8. 伤中　痹　下气　五脏虚劳羸瘦　强阴　9. 平　五脏邪气　风寒湿痹　毛发令黑　心悬　10. 诸毒　杀蛊　蚑　疰鬼　螫毒　11. 温　恶血　癥结积聚　喉痹　乳难　12. 大风头眩痛　恶风　目盲无所见　周身骨节疼痹　烦满　13. 皮肤热　恶疮　痔　湿痹　下乳汁　14. 益气　咳逆上气　劳伤羸瘦　补不足　男子精　15. 苦　膀胱热　利小便　中益精气　耳目聪明　16. 苦　血积惊气　寒热　补中　肺气　17. 上气咳逆　结气　喉痹吐吸　利关节　补中益气　18. 胸胁逆气忧恚　惊邪恐悸　心下结痛　寒热烦满　咳逆　19. 中风　伤寒头痛　瘟疟　邪热气　癥坚积聚

《医学三字经》篇

试题一

填空题

1. 皆属肝　相火干　两动搏　2.《金匮》藏　垂方法　立津梁　有《千金》《外台》继　重《医林》　3. 痰饮援　葶苈饮　十枣汤　4. 撤其藩　补而温　肾气论　5. 续命雄　参附功　顾其名　思其义　6. 七情伤　上损是　归脾汤　二阳旨　下损由　房帏迹　7. 香苏专　失笑先　妙香诠　8. 平胃煎　二陈咽　理中全　9. 治分门　只贞元　龙雷奔　10. 属少阳　若回翔　亦无伤　势猖狂　小柴方　11. 明轻重　气血壅　调和奉　乌梅丸　苏合研　12. 冲脉干　加蜜安　仔细看　实可叹　分别看　属虚寒　独附丸　俱神丹　13. 有阴阳　阴水殃　阳水伤　元化方　加通防　加桂姜　萝积商　参术良　真武汤　《金匮要略》详　14. 五泻成　厥功宏　连芩程　芪附行　曲楂迎　参附苓　近天明　勿纷更　《内经》精　得其情　15. 重阴癫　动阳宣　痰宜蠲　石补天　痫病然　吐痰涎　历岁年　16. 寒热商　保生方　归芎乡　补血汤　艾火炀　失笑匡　生化将　俱平常　亦勿忘　长沙室

试题二

填空题

1. 须切记　热盛饵　寒湿试　2. 渐浸淫　红紫色　郑卫音　重脾胃　温燥行　升清气　3. 回生理　建中汤　《金匮》轨　4. 风气弭　干血已　能起死　5. 首中风　八方通　闭与脱　大不同　6. 回生理　建中汤　《金匮要略》轨　薯蓣丸　风气弭　干血已　7. 水气作　治痰略　宜斟酌　8. 阳光灼　时医错　水归壑　9. 渐浸淫　红紫色　郑卫音　10. 赤白痢　赤痢渍　白痢坠　须切记　热盛饵　11. 香苏专　失笑先　妙香诠　平胃煎　二陈咽

12. 治分门　只贞元　龙雷奔　痰饮援　葶苈饮　十枣汤　撤其藩　补而温　13. 辨虚实　七气疏　七物祛　三物锄　且踌躇　四旁如　大地舆　实难除　指南车　费居诸　14. 皆属肝　相火干　两动搏　眼纷繁　各分观　总一般　大黄安　鹿茸餐　求其端　正元丹　15. 皆热结　气与血　是秘诀　加味啜　肾气咽　名癃闭　江河决　16. 极变迁　有真传　太阳编　阳明编　少阳编　太阴编　少阴编　厥阴编　叹高坚　是真诠

试题三

填空题

1. 气血寻　颓顽麻　景岳箴　2. 更洋洋　越汉季　有南阳　六经辨　圣道彰　3. 难仿佛　少阳谓　平酸味　4. 火堪胃　为经纬　代赭汇　5. 四字求　主攻破　中病良　勿太过　6. 咳嗽生　肺最重　胃非轻　撞则鸣　风寒入　外撞鸣　7. 化中焦　中溉浇　外逍遥　8. 麻芍条　溢如潮　草姜调　9. 津液干　谷食难　左归餐　贲门宽　理一般　10. 化中焦　中溉浇　温肌腠　外逍遥　经道摇　麻芍条　溢如潮　草姜调　11. 动静商　热为殃　白虎汤　起贪凉　热逾常　切莫忘　有专长　从证方　久服康　防气伤　12. 皆属胃　时医贵　难仿佛　少阳谓　平酸味　胃热沸　下其气　火堪胃　为经纬　代赭汇　13. 归厥阴　气血寻　痃顽麻　景岳箴　加减斟　著《医林》　须洗淋　14. 水气作　治痰略　宜斟酌　细量度　视强弱　各凿凿　博返约　阳光灼　时医错　水归壑

试题四

填空题

1. 专主火　2. 动静商　热为殃　白虎汤　3. 阴宜补　阳勿浮　4. 三子备　名为类　5. 六味拟　八味使　6. 津液干　一服安　7. 六安行　虚劳程　8. 加清凉　加桂姜　9. 力倍强　独参汤　10. 寒湿试　死不治　11. 独得秘　补《金匮要略》　12. 香苏专　失笑先　13. 照诸篇　可回天　14. 妙转旋　建中填　15. 肾气论　泄奔豚　16. 治其源　主诸坤　17. 理中超　令痰消　18. 下血标　实翘翘　19. 参术良　真武汤　20. 道弗彰　祖仲师　21. 旨在兹　标本岐　22. 法外思　大神奇　23. 芦荟平　丹矾穿　24. 所因先　逆从连　25. 下窍泄　水源凿　26. 精愈涸　理脾恪　27. 佐黄柏　随补缀　28. 津液干　一服安　29. 别三般　治多端　30. 温清悬　方而圆　31. 治相伴　两解求　32. 丸散七　列第一　33. 功超轶　皆法律　34. 有神术　首特笔　35. 风疼疾　功与匹　36. 带下服　脏躁服　37. 诸不足　风气百疾　38. 脓血自愈　后重自除　39. 吐血不止　40. 青皮　麦冬　黄柏　41. 脾肾虚寒　五更泄泻　42.《内经》精　得其情　特丁宁　43. 下窍泄　水源凿　44. 津液干　别三般　45. 多伤寒　邪易干　46. 变多端　仔细看　47. 危而安　求太阴　48. 变风淫　即此寻　49. 二太擒　理蕴深　50. 陈皮、半夏、茯苓、炙草、生姜